医院

公共关系学

YIYUAN GONGGONG
GUANXIXUE

主 编／王 虹 严光菊
副主编／赵成文 李 彦 王启凤
参 编／陈 雁 彭 煦

U0248947

西南交通大学出版社
·成都·

图书在版编目（CIP）数据

医院公共关系学 / 王虹，严光菊主编. —成都：
西南交通大学出版社，2012.8（2016.1 重印）
ISBN 978-7-5643-1821-5

Ⅰ. ①医… Ⅱ. ①王… ②严… Ⅲ. ①医院 – 公共关
系学 Ⅳ. ①R197.322

中国版本图书馆 CIP 数据核字（2012）第 176434 号

医院公共关系学

王 虹 严光菊 主编

责 任 编 辑	吴 迪
特 邀 编 辑	邱一平
封 面 设 计	墨创文化
出 版 发 行	西南交通大学出版社 （四川省成都市二环路北一段 111 号 西南交通大学创新大厦 21 楼）
发 行 部 电 话	028-87600564　028-87600533
邮 政 编 码	610031
网 址	http://www.xnjdcbs.com
印 刷	成都蓉军广告印务有限责任公司
成 品 尺 寸	185 mm × 260 mm
印 张	17.125
字 数	426 千字
版 次	2012 年 8 月第 1 版
印 次	2016 年 1 月第 6 次
书 号	ISBN 978-7-5643-1821-5
定 价	32.00 元

前　言

　　20 世纪 80 年代初，公共关系理论开始传入我国，伴随着我国市场经济的飞速发展，公共关系作为一种新的经营管理思想和技术，被广泛地应用到各个领域。随着我国医疗卫生体制改革的深入和公众维权意识的觉醒，医院面临着前所未有的严峻挑战和改革机遇。医院公共关系在加强医学人文素质教育，构建和谐医患关系，塑造医院良好形象等方面表现出重要作用，逐渐得到各级各类医院的高度重视。医院工作者必须具备公关意识和一定的公关技巧。

　　编者作为医科院校教师，在"公共关系学"课程教学中，结合医科院校特点，积极吸取和借鉴近几年国内外公共关系学研究的最新成果，联系医院实际，将公共关系学基础理论与医院公共关系实务和医院公共关系案例相融合，重点突出医患关系协调、医院形象塑造、医院危机管理和医护礼仪等内容。为教学方便，历经 2 年，教师们将教学内容编撰成《医院公共关系学》一书，该书同时也是泸州市科技局课题"新医改背景下医院公共关系研究"的研究成果之一。本成果可供医科院校各专业作"公共关系学"课程教材，也可供医院管理者参考之用。

　　本书由王虹拟定编写大纲，编委会讨论后修订。王虹、严光菊担任主编，赵成文、李彦、王启凤担任副主编。全书共十章，内容及编写同志如下：第一章导论：彭煦；第二章医院公共关系的发展：陈雁；第三章医院公共关系主体、第四章医院公共关系客体：王启凤；第五章医院公共关系传播与媒介：赵成文；第六章医院公共关系形象管理、第七章医院公共关系危机管理：王虹；第八章医院公共关系协调：李彦；第九章医院公共关系工作程序、第十章医院公共关系礼仪：严光菊。全书各章节完成后由主编统稿编定。

　　本书的编写得到泸州医学院附属中医院党委办公室主任王泽琛同志的大力支持，深表感谢。

　　本书编写过程中参考和引用了众多作者的珍贵资料，在此谨向有关作者表示诚挚的谢意。

　　本书的编写得到泸州医学院各位领导和老师的关心、帮助与指导，在此一并表示感谢。同时感谢西南交通大学出版社对本书出版的大力支持。

　　由于我们对医院公共关系学的学习和研究水平有限，加上编写时间仓促，书中难免有不妥或疏漏之处，敬请广大读者、同仁和专家给予批评指正，以便进一步修订和完善。

编委会

2012 年 4 月

目　录

第一章　医院公共关系导论

公共关系学是一门涉及管理学、传播学、心理学、市场学、营销学等多种学科的边缘交叉学科，是一门综合性极强的应用性学科。它是在总结现代经营管理理论与实践的基础上，综合运用许多相关学科的研究方法和知识，研究社会组织和相关公众之间相互传播与沟通的行为、规律和方法的一门学问。在人类进入信息时代的今天，公共关系作为一种新的经营管理思想和技术，被广泛地应用到社会各个领域。随着我国医疗卫生体制改革的深入，医院面临着前所未有的严峻挑战和改革机遇，为了更好地适应体制的转变，在医疗市场竞争中站稳脚跟，医院管理者必须高度重视公共关系学原理在现代医院管理中的应用。

第一节　公共关系概述

一、公共关系的含义

"公共关系"是一个舶来词，最早出现于1807年美国《韦氏新九版大学辞典》中，其英文为"public relations"，简称PR，也有人把它叫做公众关系，简称"公关"。

正如许多新兴的边缘学科一样，公共关系学作为一门正在发展中的综合型学科，对其定义的界定和讨论依然是众说纷纭。其中有代表性的定义主要有以下几种：

1. 管理职能说

持这种观点的研究者，主要是从公共关系的功能特点角度出发强调了公共关系的作用是一种管理职能。

国际公共关系协会曾给公共关系作过如下定义：公共关系是一种管理功能，它具有连续性和计划性。通过公共关系，公立的和私人的组织机构试图赢得和他们有关的人们的理解、同情和支持——借助对舆论的估价，以尽可能地协调他们自己的政策和做法，依靠有计划的、广泛的信息传播，赢得更有效的合作，更好地实现他们的共同利益。

同类观点中比较有代表性的是美国人莱克斯·哈罗（Rex Harlow）博士的定义。他认为：公共关系是一种特殊的管理职能。它帮助一个组织建立并保持与公众之间的交流、理解、认可与合作；它参与处理各种问题与事件；它帮助管理部门及时了解公众舆论，并对之做出反应；它明确并强调管理部门为公众利益服务的责任；它作为社会变化趋势的监视系统，帮助管理部门及时掌握并有效利用社会变化，保持与社会变化同步；它运用健全的、正当的传播技能和研究方法作为主要的工具。此定义详细地说明了公共关系的主要功能和作用。

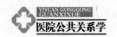

美国著名公关学者卡特李普（Scott M.Cutlip）和森特（Allen Centre）在《有效公共关系》中下了这样的定义："公共关系是一种管理职能，它确定、建立和维持一个组织与决定其成败的各类公众之间的互利关系。"

中国学者王乐夫等编著的《公共关系学》中指出：公共关系是一种内求团结、外求发展的经营管理艺术，它运用合理的原则和方法，通过有计划而持久的努力，协调和改善组织机构对内、对外关系，使本组织机构的各项政策和活动符合广大公众的需求，在公众中树立良好形象，以谋求公众对本组织机构的了解、信任、好感和合作，并获得共同利益。

这一类定义强调公共关系是一种特殊的管理职能，属于一种经常性与计划性的工作，不论公私机构或组织，均通过它来保持与相关的公众的了解、同情和支持，亦即审度公众的意见，使本机构的政策与措施尽量与之配合，再运用有计划的大量资料，争取建设性的合作，从而获得共同的利益。

2. 传播沟通说

持这种观点的研究者更多的是从公共关系的运作特点上来考虑，侧重于公共关系的传播属性，认为公共关系是社会组织与公众的一种传播沟通方式。

比较有代表性的是英国著名的公共关系学专家弗兰克·杰夫金斯（Frank Jefkins）和美国学者约翰·马斯顿（John Marston）。

弗兰克·杰夫金斯（Frank Jefkins）认为：公共关系是一个组织为了达到与它的公众之间相互了解的特定目标，而进行的各种有计划的沟通联络方式的总和，这种联络沟通处于组织与公众之间，既是向内的，也是向外的。无疑，杰夫金斯特别强调公共关系是由"各种有计划的沟通联络所组成的"，强调了公共关系在运动方式和手段上依赖沟通联络的特点。

约翰·马斯顿（John Marston）讲得更为坦率：公共关系就是运用有说服力的传播去影响重要的公众。

国外一些大型的百科全书或综合词典也从传播或沟通的角度来定义公共关系。

《美利坚百科全书》中的定义是：公共关系是关于建立一个组织同其既定公众之间相互了解的活动。

1981年出版的《不列颠百科全书》将公共关系定义为旨在传递有关个人、公司、政府机构或其他组织信息，并改善公众对于其态度的种种政策或行为。

《韦伯斯特新国际词典》认为：公共关系是指通过传播大量有说服力的材料，发展邻里的相互交往和估价公众的反应，从而促进个人、公司或机构同他人、各种公众及社区之间的亲善友好关系。

这一类定义强调的是公共关系的手段，把"传播"作为公共关系必不可少的一种工具，认为公共关系不能离开传播沟通。在我国也有大量研究者持这种观点，以至于与上述管理职能论构成势均力敌的管理学派和传播学派两大体系。

3. 社会关系说

国内外学者从社会学的角度来看待公共关系，认为公共关系是社会关系的一种，它具有改善内外关系，实现"人和"的功能。

我国台湾公共关系专家祝振华提出"五伦以外的人类关系，谓之公众关系""公共关系学，是以促进了解为基础，内求团结，外求发展的管理哲学"。所谓"五伦"，也称"五常"，中国封建社会以君臣、父子、夫妇、兄弟、朋友为"五伦"。

美国普林斯顿大学资深公共关系专家希尔滋（H. L. Chils）认为：公共关系是我们所从事的各种活动、所发生的各种关系的通称，这些活动与关系都是公众性的，并且都有其社会意义。

英国公共关系学会对公共关系所作的定义为：公共关系的实施是一种积极的、有计划的以及持久的努力，以建立及维护一个机构与其公众之间的相互了解。

日本公共关系专家田中宽次郎认为："公共关系就是良好的公共关系状态。亦即于社会保持良好的关系的技术。以企业的经营而言，若不能与外界社会保持良好的关系，就不可能持续经营下去。"

这类观点强调公共关系是一种公众性、社会性的关系或活动。认为"关系"体现公共关系的本质属性，公共关系是一种特定的社会关系，正确认识公众关系、处理公众关系是开展公共关系的出发点和归宿。

4. 咨询说

咨询说这类定义侧重于公共关系的决策咨询功能。最具代表性的是 1978 年 8 月世界公共关系协会通过并发表的《墨西哥宣言》中称："公共关系是一门艺术和管理科学，它分析趋势，预测后果，向组织领导人提供意见，履行一系列有计划的行动，以服务于本组织和公众的共同利益。"

5. 协调说

协调说又叫平衡说，认为公共关系主要是协调组织与公众之间的社会关系。如日本公关专家小林太三郎认为："公共关系就是维持企业的营利性和社会性之间的平衡。"

6. 形象说

形象说主要从塑造形象的角度揭示公共关系的本质属性，强调公共关系的宗旨就是为组织塑造良好的形象，以利于组织的发展。这类定义多见于我国国内学者的论著中，如熊源伟在其主编的全国通用教材《公共关系学》中说道："公共关系是社会组织为了塑造组织形象，通过传播、沟通等手段来影响公众的科学和艺术。"明安香在《塑造形象的艺术——公共关系学概论》中认为："公共关系是用传播手段塑造组织自身良好形象的艺术。"

以上种种关于公共关系的定义，或繁或简，或长或短，从不同角度不同层次描述了公共关系，都有其合理性。对这些定义进行总结和分析，对于我们深刻理解把握公共关系的本质属性有着巨大的帮助。公共关系作为一门学科，历史较短，从理论到实践都正在发展之中，而且又涉及不同的学科领域和不同的实践领域，因此对公共关系的定义有不同的表述是正常的。实际上各种定义之间并不矛盾，只是侧重点不同。这些定义都有助于我们去把握公共关系的本质属性。

通过对公共关系的核心概念和公共关系实务的核心问题的分析，确定公共关系的含义。本书对公共关系定义作了如下表述：

公共关系是社会组织为了寻求良好合作与和谐发展，通过形象塑造、传播沟通、利益协调等方式，同相关公众结成的一种双向了解、理解、信任与合作的社会关系。该定义强调公

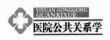

共关系的实质是组织与公众之间信息的双向交流与沟通，目的是塑造良好的组织形象，以赢得公众的理解、支持、信任与合作，从而为组织的生存发展创造最佳的社会关系环境。

二、公共关系的构成要素

组织、公众、传播沟通是公共关系的三大构成要素。

（一）社会组织——公共关系的主体

公共关系的主体是社会组织。社会组织是人们为了有效地达到特定目的，按照一定的宗旨、制度、系统建立起来的共同活动集体。包括政治组织、经济组织、军事组织、文化团体及民间组织等具体机构。

社会组织是公共关系的主体，其主体性主要表现在：

（1）社会组织是公共关系活动的发起者。任何社会组织自觉或不自觉地都要开展公共关系活动，以维持组织的生存、运行和发展。社会组织作为公共关系的主体，在公共关系活动中处于支配地位，起决定作用。他们是公共关系的发动者和策划者，是公共关系的实施者和控制者，是公共关系的评估者和组织者，在公共关系中起主导作用。

（2）社会组织是公共关系活动的利益主体。公共关系是为组织服务，对组织负责，追求组织的利益。社会组织开展公共关系的目的是为了赢得公众的理解、支持、信任与合作，为组织的进一步发展创造良好的、和谐的环境。公共关系工作的成效，将直接影响组织的利益。

（3）公共关系活动内容受组织目标制约。社会组织有一定的目标，而公共关系的目标是社会组织目标中的子目标、分目标。公共关系活动必须紧紧围绕着社会组织的总体目标来制定自身的特定目标。

（4）公共关系的形式与规模受组织内部结构的限制。组织公共关系机构的设置采取何种形式，是设置独立的公关部，还是隶属于宣传部或其他部门，或是聘请专职公关公司；组织公共关系活动的形式、规模大小等，都要受组织对公共关系的重视程度、组织规模的大小、组织机构的设置、组织的管理运行模式等因素的影响。

（二）相关公众——公共关系的客体

公众是公共关系传播沟通的对象，是公共关系的客体。所谓公众是指与社会组织的运行发生一定联系的，其成员面临着某种共同问题、共同利益的个人、群体和组织所共同构成的整体。

正确地认识公共关系客体，必须准确地理解和把握公众的含义。

1. 共同的利益关系是公众形成的基础

公众的形成是因为这类群体遇到了共同的问题，这一共同的问题对他们有着共同的利益关系，而共同的利益关系使他们有了共同的目标，因此联结在一起，成了社会组织公关工作的对象，即客体。共同的利益关系是维系这类群体的纽带，是形成这类公众的基础。

2. 与组织的相关性是公众产生的条件

公众是因面临共同的利益关系而形成的群体，这种利益关系的产生和解除又与一定的社会组织有着密切的直接关系，是因社会组织而产生的。随着社会组织对公众问题的解决，公众需求的满足，形成公众这一群体的共同利益关系也随之消失，组织与公众的互相依存的关系也不复存在，公众也就解体了。

3. 人群的集合是公众的存在形式

公众是一个集合性概念，它是人群的结合体。维系公众这一群体的利益关系，不是张三、李四个人的特殊利益关系，而是代表和反映着相当一部分人的共同利益关系。只有具备了那种相对普遍的利益关系，才能产生公众这种人群的结合形式。

4. 客观存在是公众的本质特征

公众对社会组织的生存、发展具有实际的或潜在的利害关系。社会组织的公共关系活动，就是要协调组织与公众之间的关系，给自身组织的生存与发展创造一个最佳的社会关系环境。公众是客观存在的，它作为社会组织传播交流信息的客体对象，与社会组织存在着客观的、不依其主观意志转移的关系。

（三）传播——公共关系的介体

传播是连接公共关系主体与客体的桥梁。所谓传播是指社会组织为了达到某种目标而运用现代化大众传播媒介和传播工具与公众进行信息、思想和观念传递的过程。

社会组织为了提高自身的知名度、美誉度，通常借助传播沟通的方式，即组织主体与公众客体之间信息的双向交流。一方面，社会组织可以通过传播媒介向公众传递组织的信息，社会组织要巧妙地运用传播媒介的传播作用，使传播媒介对组织内部发生的事情感兴趣，并加以报道，为组织和组织的产品进行宣传，帮助组织把信息输送给公众；另一方面，社会组织可以通过传播媒介收集到与组织有关的各种信息，尤其是关于公众对组织的形象评价、产品意见等方面的信息，这有利于组织了解公众的意向、要求，有的放矢地开展公关工作。公共关系工作的实质就是组织与公众之间信息的双向交流与沟通，目的是建立良好的组织形象，赢得公众的理解、支持、信任与合作，从而为组织的生存发展创造最佳的社会关系环境。

社会组织、公众、传播这三个要素存在于同一个社会环境中，并构成了公共关系，如图1.1所示。

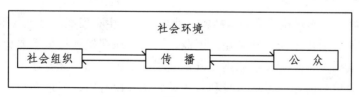

图 1.1

图 1.1 表示：社会组织通过媒介作用于各类相关公众，作用方式主要有塑造形象、协调关系、传播管理等；各类相关公众对社会组织产生认知、表示赞誉，与社会组织进行合作，形成互助互利的关系。

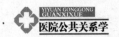

总之，公共关系的结构是由组织、公众和传播三个基本要素构成，要素与要素之间，要素与环境之间，是相互联系、相互作用的统一整体。在这个统一体中，社会组织是公关主体，起主导作用，公众是公关客体，起能动的反作用，传播是公关介体，起联系与纽带的作用。三者缺一不可，产生整体效应。它既是公关实体的表现形式，又是评价公关效果的主要指标，是公共关系得以存在和发展的基础。

三、公共关系的特征

（一）以公众为对象

公众是公共关系工作开展的对象，也是社会组织赖以生存和发展的基础。公众的态度和行为反映了公共关系目标的实现程度，是检验社会组织公共关系工作成败的最好尺度。可以这样说，没有公众，就没有组织。

公共关系活动的策划者和实施者必须始终坚持以公众利益为导向。公共关系是指一定的社会组织与其相关公众之间的相互关系。如果说，人际关系以个人为支点，是个人之间的关系的话，那么，公共关系则以组织为支点，是组织与其公众结成的关系。公共关系发展如何、良好与否，将直接影响社会组织的生存和发展。社会组织必须着眼于自己的公众，明确公共关系工作对象是公众，坚持公众至上原则。

（二）以美誉为目标

在公众之中树立组织的美好形象是公共关系活动的根本目的。如果说，搞好人际关系的目的是为了个人的生存和发展，那么搞好公共关系的目的就是为了使组织拥有良好的声誉，以利于组织的生存和发展。组织形象的美化，是公共关系活动追求的效果。

组织要在公众心目中建立起美好的形象，就必须要有正确的经营管理理念、合理的经营决策机制和创新精神，并根据公众、社会的需要及其变化，及时调整和修正自己的行为，不断地改进产品和服务，以便在公众面前树立良好的形象。可以这么说，良好形象是组织的无形资产，是组织生存和发展的出发点和归宿，组织的一切工作都是围绕公众展开，失去了社会公众的支持和理解，组织也将无法生存。

（三）以互惠为原则

公共关系是以一定的利益关系为基础的，社会组织要生存发展就必须要得到公众的支持，而要想得到支持就必须让公众得到利益。因此，社会组织在发展过程中要想持久地赢得公众的支持与合作，就要奉行互利互惠原则，既要实现本组织目标，又要让公众得益。

对于一个社会组织而言，追求自身利益的最大化并没有错，但很多组织在这一过程中却发生了迷失。有的为求得一时之利，损害公众利益，违背社会道义，最终失去公众信任，经济利益也会丧失殆尽。造成这种现象的根本原因就在于：利益从来都是相互的，从来没有一厢情愿的利益。人际交往过程中，人们常说："与人方便就是与己方便。"而对社会组织而言，只有在互惠互利的情况下，才能真正达到自身利益的最大化。

（四）以长远为方针

社会组织要想给公众留下不可磨灭的组织形象，必须经过长期有目的、有计划的艰苦努力。由于公共关系是通过沟通协调树立组织形象、建立互惠互利关系的过程。这个过程既包括向公众传递信息的过程，也包括影响并改变公众态度的过程，甚至还包括组织转型，如改变现有形象、塑造新的形象的过程。所有这一切，都不是一朝一夕就能完成的，必须经过长期艰苦的努力。因此，在公共关系工作中，公共关系组织和公关人员不应计较得失，而要着眼于长远利益，只要持续不断地努力，付出总有回报。如果说，广告和推销更多地考虑到眼前效果的话，那么，公共关系则主要着眼于长远效果。

所以，公共关系活动中的沟通要防止过分急功近利，要注意情感的价值与力量。事实上，目的性过于明确的利益化的沟通往往也不会带来好的效果，且难以履行公共关系的职责。

（五）以真诚为信条

公共关系要追求长久的美誉度，就必须以真诚为信条。

"真"指与客观事实相符合，与"假""伪"相对；"诚"指态度诚恳、诚实。

社会组织必须为自己塑造一个诚实的形象，才能取信于公众。精诚所至，金石为开；至诚可以移山；热诚能成万事；真诚能产生最大的说服力。唯有真诚，才能赢得合作。

追求真实是现代公共关系工作的基本原则，自从"现代公关之父"艾维·李（Ivy Lee）提出讲真话的原则以来，告诉公众真相便一直是公关工作的不二信条。尤其是现代社会，信息及传媒手段空前发达，这使得任何组织都无法长期封锁消息、控制消息，来隐瞒真相、欺骗公众。正如美国总统林肯所说，你可以在某一时刻欺骗所有人，也可以在所有时刻欺骗某些人，但你绝对不能在所有时刻欺骗所有人。真相总会被人知道。因此，公共关系强调真实原则，要求公关人员实事求是地向公众提供真实信息，以诚恳取得公众的信任和理解。

（六）以沟通为手段

没有沟通，主客体之间的关系就不会存在，社会组织的良好形象也无从产生，互惠互利也不可能实现。要将公共关系目标和计划付诸实施，只有通过社会组织与公众之间信息的双向交流和沟通来实现的。正是通过这种双向交流和信息共享过程，才形成了组织与公众之间的共同利益和互动关系。形象在沟通中塑造，美誉在沟通中提高，合作在沟通中促成，目标在沟通中实现，无形资产在沟通中建立与积累，因此，公共关系目标与价值的实现离不开沟通。

以上六个方面综合地、系统地、多角度地构成了公共关系的基本特征。公关意识以此为基础，公关工作由此而展开，公关职能由此而设定。所以有人说，公共关系内核小、外延大，即是此理。

四、公共关系与相关概念辨析

（一）公共关系与庸俗关系

庸俗关系就是平常所说的"拉关系""走后门"等庸俗的社会现象，它是一种非正常的、

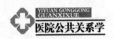

不健康的、庸俗化的人际关系。它以损公肥私，侵占他人利益及危害社会利益为特征，是一种赤裸裸的私利关系。由于公共关系引进我国的时间不长，人们对公共关系的含义理解得不够准确，一些人认为公共关系就是"拉关系""走后门"的学问，这就是把公共关系误解成了庸俗关系。庸俗关系和公共关系有着本质的区别，表现在以下几个方面。

1. 两者产生的社会基础不同

公共关系是市场经济条件下的产物。在激烈的市场竞争条件下，企业从对商品的竞争转向对公众的竞争，谁拥有公众，谁就能在竞争中取胜，而对公众的竞争实质上就是组织形象的竞争。所以，一个社会组织塑造良好的形象，构建良好的公共关系已成为其赖以生存和发展的必要前提；而庸俗关系则是生产力低下、卖方市场和经济落后的表现。当经济落后，商品数量短缺时，即使劣质产品和服务往往也供不应求，公共关系对于组织还没有成为需要；同时，人们的活动范围也局限于狭小、固定的地域，从而使社会关系具有浓厚的宗族关系、地域关系的性质，人们习惯于生活在同族、同乡的熟人世界中，并对外人产生排他性，局外人想从这个关系网中分享一份利益，获得某些商品或服务，就必须与其中的某个人建立关系，"拉关系、走后门"的根源就在于此。

2. 两者代表的利益不同

公共关系将组织利益和公众利益有机地结合在一起。公共关系所追求的是组织在公众心目中的良好形象，强调通过组织的政策、行动来赢得公众的理解和支持。任何一个组织，只有在组织利益和公众利益相互协调、互利互惠的前提下才能得到发展，因此，组织利益和公众利益是一致的。而庸俗关系背离广大公众的利益，所追求的是小团体特别是个人的私利，甚至为了一时的既得利益，不惜损人利己、损公肥私，危害社会和公众的利益。

3. 两者的手段不同

公共关系活动以事实为基础，利用大众传播媒介，通过双向信息交流，协调组织与公众的关系，以取得公众对组织的了解和支持。因此，公共关系人员是光明正大地采用公开的、合法的、符合社会道德准则的手段来塑造组织的良好形象，实现组织与公众的共同利益。而庸俗关系为逃避公众舆论的谴责和法律的制裁，总是采取隐蔽的、不正当、不合法的手段进行私下交易，通过投机钻营以达到不可告人的目的，如行贿受贿，徇私舞弊等，因此被形象地称为"走后门"。

4. 两者性质不同

公共关系作为一种状态是客观存在的，作为一种活动是组织与公众之间的必要沟通，它对于组织的生存和发展具有重要意义，因此公共关系已成为现代组织应予重视、研究和应用的一门新兴管理学，而庸俗关系则是一种不正之风，它损害了国家和集体的利益。我们应借反腐倡廉之机，对之进行坚决抵制、反对和肃清。

（二）公共关系与人际关系

在理论与实践上一直存在着将人际关系与公共关系混淆的困扰，有学者认为公共关系就是人际关系，就是人的关系。我们列出了人际关系种类表和公共关系、人际关系对照表，从关系的主体、客体、中介传播手段、产生基础、产生年代背景、学科研究对象、运作内容、学科发展与专业化程度等 8 个方面进行了辨析。

首先是区别：

（1）公共关系与人际关系同属"社会关系""人的关系"，但公共关系≠人际关系。公共关系的主体是组织；人际关系的主体是个人。

（2）公关的客体是公众；人际关系的客体是人与人群。

（3）公关要用一切手段传播；人际关系主要用人际手段。

（4）公关的产生基础主要是业缘；人际关系的是血缘、地缘、业缘、趣缘。

（5）公关概念产生于 1903 年，职业产生于 1903 年；人类伊始就有人际关系。

（6）公关运作内容广，沟通信息，联络感情，转变态度，引起行为；协调利益，塑造形象，管理危机，传播公关意识，设计 CIS，等等；人际关系主要为自身发展的物质交换和交友的精神需求、感情交流。

（7）公共关系研究组织与公众间关系的发展规律及公共关系职能、技巧等规律；人际关系研究人与人关系的发展规律。

（8）公共关系历史短，普及快，专业化程度高，有正式的行业协会、社团；人际关系历史长，普及面广，专业化程度低，无正式的行业协会、社团。

其次是公关与人际关系存在交叉、包容关系：

（1）两者产生的基础都包括业缘关系。

（2）主体中公关的组织＝人际关系的正式群体。

（3）人际传播是公关手段之一。

（4）公关是从广义的人际关系演化而成，要借助相关理论研究。

公共关系的知识与人际关系的知识相互促进，互为补充，共同发展。但随着时间的推移，公关的发展，人际关系越来越难以包容公共关系，公共关系已成为更加独立完整的领域。

（三）公共关系与广告

公共关系与广告是两门交叉学科，公共关系与广告的相近之处：都以传播特别是大众传播为主要的工作手段。

一般情况下，人们提到的广告大都指商业广告，即广告主为了扩大销售、获取赢利，以商业的方式利用各种传播手段向目标市场的广大公众传播商品或服务的经济活动。而公共关系与之在目的、手段、效果上都存在差别。

1. 目的不同

商业广告是向消费者或客户介绍企业产品的品质、价格及服务的特色，其目的在于销售产品和推销服务。于是，人们把商业广告的直接目的称之为"让人买我"。企业开展公共关系活动一般来说不是针对企业的某一种特殊的产品和服务，而是针对于整个企业的形象和信誉。它通过传播活动来告诉消费者或其他公众该企业的历史、现状和未来以及企业的经营目标和方针，其直接目的是使公众对企业产生信任感和依赖感，从而为企业的市场竞争提供一种良好的社会基础。用一句通俗的话来说，企业公共关系活动的直接目的是"让人爱我（组织形象）"。

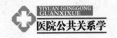

2. 手段不同

广告传播的原则是通过提高信息的刺激强度与重复率，变换信息的对比度和新鲜度，来刺激消费者或客户的感觉器官，使其通过感性认识及倾向性的深化，达到产生购买的欲望和行为。为了达到这个目的，广告宣传可以采用虚构和夸张的手段与方法。公共关系活动不能采用这种虚构和夸张的手段和方法，它所遵循的只是"以事实为根据"的传播原则。公关人员成功的诀窍，不在于运用文学的、艺术的传播方式或哗众取宠、耸人听闻的表现手法，而在于善于选择适当的时机，采用适当的形式，通过适当的媒介，把有新闻价值的信息及时地、准确地传递给特定的公众。夸张与虚构不仅不能引起公众对企业的好感，反而会适得其反，给企业公众造成一种不诚实、不可信的感觉，这对于树立企业的良好形象有百害而无一利。

3. 效果不同

随着企业对自己社会责任的日益重视，企业的广告活动也开始注重社会效应。但无论如何，广告的效果更直接地体现在企业的经济效益上。因此，通过对企业的经济效益的直接分析，就可以在短期内测量出企业的广告宣传效果。企业公共关系活动的目的尽管最终也是要提高企业的经济效益，但它更直接地还是体现在企业的社会效益上。成功的公关使组织具有良好声誉，组织因此而受益无穷，但所得益处却难以用简单的硬指标来衡量，它既是社会效益也具有整体效益。

公关与广告存在着上述区别，但二者亦有密切联系，其主要表现在：公关需要借助广告形式，而广告业务也需要公关思想作指导。出于全局性的考虑，开展公关工作也经常需要做广告，即所谓"公关广告"，通常采取"形象广告"或"公益广告"的形式。但这种广告不是推销企业的具体产品或劳务，不是以收费性的商业宣传来创造经济效益。形象广告是企业向公众展示企业实力、社会责任感和使命感的广告，通过同消费者和广告受众进行深层的交流，增强企业的知名度和美誉度，产生对企业及其产品的信赖感。公益广告是"免费推销"某种意识和主张，向公众输送某种文明道德观念，以提高他们的文明程度，获取良好的社会效益的广告，当然，其最终目的也是企业通过它树立自身良好的社会形象，巩固品牌。

（四）公共关系与商业营销

市场竞争的激化，使越来越多的企业逐渐认识到，要想在市场竞争中取胜，必须把公共关系活动同市场营销活动有机地结合起来，统一有效地予以运用，执行大市场营销观念。因此，公关作为一种推销手段越来越受到工商界的重视和运用，但公关与一般的商业营销也有着很大的区别：

1. 商务营销与商务公共关系所涉及的范围不同

一般商务营销活动比较局限于赢利性的商务组织或生产流通领域，最多不过是经济领域内，但是商务公共关系活动所涉及的是社会任何一个组织与公众的关系。除了营利性的商务组织外，还可以涉及政府、学校、宗教、慈善机构等非纯粹营利性的组织和行为方面，这些远远超出了经济领域。在这一点上商务公共关系活动比起营销活动的社会性更广泛，应用范围更广阔。

2. 商务营销与商务公共关系所要达到的活动目的不同

一般商务营销活动更直接的目的是为了扩大市场、销售产品，从而进一步扩大盈利，产生经济效益。商务公共关系是为了树立组织形象，产生良好的公众信誉，从而使商务组织获得发展。二者的着眼点不同：市场营销在物，强调想方设法把组织的产品卖出去；公共关系在人，更加注重公众对组织的态度和看法。

3. 商务营销与商务公共关系在手段上存在着差异

一般商务营销所采用的手段是价格、推销、广告、包装、装潢、商标、产品设计、分销渠道等。这些手段都紧密地围绕着产品或服务销售的目的。商务公共关系所采用的手段是宣传资料、各种专题活动，如记者招待会、展览会、听证会，接待、商务公共关系广告、员工气质及公众留下的形象等。

（五）公共关系与新闻宣传

公共关系与新闻宣传都要依靠传播媒介，使信息为更多的人共享。

新闻宣传通常是组织将中心工作、新举措、新措施、新经验、新成就通过新闻媒体传播出去向公众说明情况、讲清道理，以使公众了解、信任并支持某项政策或行动的一系列活动。

公共关系是社会组织运用传播手段使自己与相关公众之间形成信息的双向交流，使双方达到相互了解和相互适应的目的。

新闻宣传工作必须树立公关意识，创造良好的环境和人际关系以提高效果；同时，公共关系也需要利用新闻宣传的效果，提高组织的知名度和美誉度。但二者之间有着显著差异：

（1）公共关系活动的对象是有关公众，对组织负责，而新闻宣传的对象是广大群众，对社会负责；新闻宣传是由权威性的部门进行的，而公共关系的宣传是由社会组织进行的，公众可以自由选择。

（2）新闻宣传是偏重于单向灌输式的传播，旨在控制公众；而公共关系是双向的沟通，既有向外的信息传递也有向内的信息输入和反馈，旨在说服公众。

（3）公共关系为了达到宣传组织的目的，常常采用的"制造新闻"的做法。公关人员在不弄虚作假的条件下，为争取使本企业成为新闻报道的重点，常常要针对社会公众和新闻界的兴趣，有计划、主动地"制造"出一些新闻，以吸引新闻界和社会公众的注意。

相对于一般的新闻宣传而言，这种"制造新闻"的特点在于：

（1）它是由公关人员主动策划和安排的，不是偶然发生的，因而更符合本组织的需要。

（2）由于经过加工，这种新闻往往更富有戏剧性，更能迎合公众的兴趣，吸引公众的注意力。

（3）在前两点的基础上，"制造新闻"的效果往往较突出。作为新闻报道重点的组织常常成为人们一时交谈的中心，从而提高了组织的知名度。

公共关系经常借助新闻宣传来开展工作，同样要遵守新闻报道的原则，即必须以事实为基础说话，不能自吹自擂。所以公共关系新闻也必须具有真实性、及时性以及新闻性。

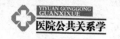
第二节 医院公共关系概述

现代公共关系产生于 20 世纪初的美国，它是当时资本主义社会经济、政治、科学技术、文化等诸多条件综合作用的结果，是社会发展到一定阶段的必然产物，是社会文明进步的必然结果。20 世纪 80 年代初，公共关系作为一种新的经营管理思想和技术传入中国，经过 30 多年的发展，逐渐受到各行各业的重视，全员公关得到了史无前例的关注。

20 世纪 80 年代末，随着经济发展和改革开放的深入，我国医疗卫生事业得到了较快的发展，给医院管理提出了新的要求，公共关系这一企业管理职能成为医院管理科学开始重视和研究的新课题。90 年代起，随着我国公众维权意识增强，信息传递渠道增多，医患纠纷呈逐年增长的趋势，尤其是 2003 年中国"非典"的爆发，更使各级医疗组织意识到了公共关系危机管理的重要性。21 世纪开始，随着我国医疗体制改革的逐步推进，多元化医格局逐渐形成，医疗市场竞争激烈，医院的形象塑造意识逐渐增强。公共关系理论开始被真正运用到医院管理实践中，成为医院塑造形象、化解危机、提高医疗服务质量的重要手段。

一、医院公共关系的含义

医院作为社会医疗服务组织，在进行医疗服务活动过程中，必然要与内部及其周围的社会组织和个人，如医院职工、外部病人、新闻机构、金融部门、工商税务等发生联系。如何使医院工作与周围环境相协调和适应，即求得医院内部、外部公众对医院工作的了解、支持和合作，更好地满足公众对医疗的需求，使医院工作产生较大的社会效益和经济效益？怎样树立医院在社会上的良好形象、较高的知名度和美誉度？这一切都需要借助于公共关系这门管理技术来实现。

医院公共关系作为公共关系的一种特殊形式，它既体现了公共关系的一般本质，又有不同于一般公共关系的特殊性。医院公共关系的特殊性表现在医院担负着防治疾病、救死扶伤、保障人民身体健康的神圣职责。医院最主要的外部公众是患者，患者为了诊治疾病与医院发生密切联系。医院运用公关等手段，通过信息的传播沟通，加强医院与患者公众的信息交流，充分调动医务人员的积极性和创造性，增强其责任心，密切其与患者的关系，并取得患者的信任和配合，不断提高医疗服务质量，改善服务态度，维护患者的利益，维护良好的医院形象和信誉。在开展医疗活动的过程之中，也应满足患者和医院的双方利益，实现医院的服务宗旨，完成救死扶伤、保障人民身体健康的任务。

医院公共关系含义的表述很多，归纳起来主要是指医院在医疗服务过程中，为塑造医院良好形象和信誉，有目的、有计划地运用传播沟通手段，同相关公众建立相互理解、信任、合作与支持的关系，促进医院总目标实现的一种管理职能。医院公共关系反映了医院这一特定组织与社会公众之间的社会关系状态，反映了社会公众对医院的认识、评价、支持与合作的程度和趋势。

二、医院公共关系的职能

医院公共关系工作在我国才刚刚起步，相当多的医院还没有专门的公共关系机构。随着社会的发展和人们对医疗卫生需求的提高，医院建立专门的公共关系组织机构将成为必然趋势。医院公共关系机构的主要职能有以下几种。

（一）采集信息，监测环境

采集和利用信息是医院开展公共关系活动的基础。及时准确地捕捉信息，进行市场预测，为决策提供依据，是提高决策水平的前提。当今社会，医院的生存和发展对信息有很大的依赖性，因而充分掌握信息，了解和把握环境的变化情况，自然就成为医院公共关系的首要职能。

医院公共关系机构收集的信息，是指与医院经营决策和形象信誉相关的各类信息。具体包括三个方面内容：

（1）医疗服务市场供求趋势信息。很多医院希望能够通过与众不同的医疗服务，获得市场先机，尽可能地争取到患者。因此，这就必须了解患者需要什么形式和内容的医疗服务，采取座谈、走访、问卷等形式了解患者的需求信息和市场的供给情况，将这些资料整理、分析、研究，把握医疗服务市场的供求趋势。

（2）社会公众对医院的评价和希望。主要是收集公众对医院形象、医疗服务、员工待遇等方面的评价和期望。通过内部员工和外部公众满意度的调查，收集公众对医院知名度和美誉度的评价与建议、对医院医疗技术、服务质量、医德医风、医药价格、就医环境等方面的评价、意见和建议及员工对福利待遇、职业规划是否满意等信息，得出内外部公众对医院的真实评价。

（3）医院自身状态和社会环境条件。自身状态信息包括本医院各种基本信息、本医院的竞争或协作对象的各种基本信息。主要采集医院经营状况、医疗指标完成情况、各科室医疗技术的现状、核心竞争力等信息。医院社会环境信息包括与医院生存和发展有关的政治、经济、法律、科技、自然环境、社会舆论等方面的状况、变化、发展趋势等信息。

准确的信息搜集能大大提高医院对自身及其所处环境的了解和把握，是公共关系其他职能实现的基础。

（二）咨询建议，决策参谋

医院公共关系采集信息的目的是为医院决策提供咨询建议。要求公共关系部门在组织决策时，能向决策层和决策职能部门提供有关公共关系方面的情况和意见，行使决策参谋的职责。

当前医院规模日益扩大，专科分工不断细化，整体决策目标常常被分解为各职能部门、各科室的具体决策目标。各个职能部门、各科室的决策者更多的是从本部门工作的角度出发进行决策，难以从全局的角度、从公众的角度去整体决策。咨询建议要求医院公共关系人员向医院领导和管理部门提供工作方面的可靠的情况说明和意见，从公众利益出发，对各职能部门的决策目标进行综合评价，依据公众需求和社会价值及时修正可能导致不良社会后果的决策目标，协助医院领导考虑复杂的社会因素，平衡复杂的社会关系，从医疗的

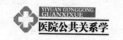

目标、患者公众和整体环境的角度评价决策的社会影响和社会后果。使组织决策目标既反映组织发展的需求，也反映社会公众的需求。医院公关人员不是决策者，但对于决策者有着重要影响。

（三）平衡利益，协调关系

医院作为一个系统，内部各部门各要素之间，医院与外部公众之间，常常由于各自的利益、各自的着眼点不同而产生矛盾、摩擦，甚至对抗。这种不协调会造成不应有的消耗，甚至导致医院的危机。因此，公共关系的平衡利益、协调关系职能就显得格外重要。

任何直接或间接受到医院行为影响的组织或个人，以及任何直接或间接影响医院行为的组织或个人，都是医院公共关系组织机构要协调的对象。

（1）协调与患者和家属的关系。医院应努力创造条件，为病人提供高质量的医疗技术服务和亲切、周到的护理服务，创造清洁舒适的医院环境。同时，还要设身处地地站在患者的角度来观察医院工作中的不足，及时与患者进行沟通，善于听取病人对医院的批评和建议。对工作中发生的纠纷和争执，在查清事实的基础上，双方应充分交流意见，以取得患者的谅解和合作。

（2）协调与政府及上级主管部门的关系。政府是对社会进行统一管理的国家权力执行机构，医院是在各级政府管辖范围内活动，政府对医院的各项活动有管理和制约作用。因此，医院要及时了解和分析政府与上级主管部门颁布的各项政策和法令，在力所能及的情况下应经常参加政府与上级主管部门举办的各项活动，并与其保持经常的信息交流，及时反映医院的工作成效，并在遇到困难时争取政府与上级主管部门的了解和支持。

（3）协调与社区公众的关系。医院的社区关系是指医院与所在区域的其他社会组织（如街道居民委员会、企事业单位、社会团体等）之间的睦邻关系。医院在工作中要尽力满足社区的期望和要求，不断改善医院的就医环境，扩大医疗服务范围，积极参加社区组织的各种社会公益活动，虚心听取社区群众意见。同时要接受社区群众监督，通过社区的广泛支持来推动医院各项工作的进一步发展。

（4）协调医院内部员工的关系。医院是一个完整的组织系统，为了工作和任务的需要，设置了若干科室和不同层次的工作人员。协调好医院工作人员和各个科室之间的关系，是保证医院整个系统协调运行、完成医疗任务和其他各项工作任务的重要条件。因此，医院公共关系部门一定要树立整体观念，通过健全工作制度，明确职责范围，主动沟通，善于发现矛盾并及时处理矛盾，加强科室之间的横向联系和紧密衔接，相互配合与支持，使全院工作形成一个有机的整体。

（四）传播沟通，塑造形象

医院公共关系的目标就是通过与公众的双向沟通，树立良好的医院形象，增进公众对医院的了解，扩大医院的知名度、信任度和美誉度，在激烈的市场竞争中，为医院赢得更多的公众支持和良好的舆论基础。所以传播沟通、塑造形象成为公共关系工作的基本职能。

医院形象是医院的行为、实力和特征的外在体现以及被公众认可的程度。良好的医院形象可以为医院赢得更多的支持和资源，增强竞争力，并能使职工产生强烈的自豪感和归属感。

医院公共关系机构承担着医院形象的设计、塑造、管理和维护的艰巨任务。医院是服务于社会，实行救死扶伤的公共场所，因此医院与社会、医护人员与病人之间有着非同一般的密切关系。要想在社会公众中树立美好的医院形象，必须在公众与医院之间形成畅通的双向沟通和情感交流。一方面应及时让公众知道医院的各类信息，使公众了解医院；另一方面，医院要随时了解公众目前对医院持何种态度，为什么会有这种态度，对此不断改进医院的各项工作。这就需要在医院与公众之间架设一条信息通畅的桥梁，充分发挥医院公共关系的传播沟通功能，以此协调和改善医院的对内对外关系，建立融洽的社会关系，使医院在公众中树立起良好的形象。

（五）教育引导，拓展市场

医院公共关系活动的最终目的，就是通过形象塑造，赢得公众对医院的信赖，为医院的经营创造一个良好的环境，吸引患者前来就医，以此扩大医院的服务，提高医院的综合效益。这就需要持续地对公众进行教育引导，不断拓展市场。

医院公共关系的教育引导职能主要表现在对内、对外两个方面。

对内，医院公共关系的主要职能是进行全员公关教育，传播公关意识，传授公关技巧，进行知识更新。不仅对每个员工进行教育引导，更要说服医院领导接受公关思想。通过公关教育使员工树立形象塑造意识、尊重公众意识、真诚互惠意识、危机公关意识等，从整体上提高医疗服务质量，赢得公众支持，提高医院美誉度，争取更多的市场份额。

对外，医院公共关系主要是对公众进行教育引导。当前医患纠纷产生的一个重要原因是公众医学知识欠缺而引发误会。医疗属于技术性、专业性极强的行业，部分病患对医学不甚了解，尤其是对医学的局限性认识不够，对医院的期望值过高，过分依赖医生，认为医院能医治百病。对此，医院必须对其进行教育引导，使其能正确对待当前医学在某些领域的无能为力以及病患的个体差异所带来的同病异治和疗效差异等现象，从而有效处理好医患关系，进一步维护医院的现有市场。

另外，随着医学科技的发展、新药品、新诊断技术、新治疗技术、新检查治疗仪器设备等出现，需要通过医院公共关系的教育引导来培育市场。公众不可能了解那么多的新产品，需要不断地对其进行适用症、疗效、注意事项等方面的教育和引导，使病患了解并认同此项目，从而拓展医院医疗服务市场。

（六）科学预警，危机管理

一个组织机构与内部或外部的各种关系引发各种各样的矛盾在所难免，能够妥善处理这些公共关系矛盾，是创造和谐融洽的经营管理环境的关键。任何组织都可能有危机事件的出现，所以危机预警机制也就应运而生。我国医院系统的危机预警机制起步较晚，2003年"非典"的爆发和广泛传播以及后来形成一部分医院在公众心中的不良形象，不能不说与缺乏危机预警机制紧密相关。在突发事件的情况下，积极主动的公共关系行为可以及时消除社会公众对医院产生的不良情绪。医患矛盾是在医院所发生的最常见的公共关系纠纷。

在经营管理过程中，及时发现问题，运用公共关系原则，让问题在最初发生的时间段里得到解决是最经济、最高效的危机事件处理原则。有些医院在发生患者的投诉事件之后，以为依靠法律手段可以解决一切问题。但是即使通过法律程序证明医院不承担责任，医院在诉讼过程中也要承担巨大的经济、人力和精力的付出，甚至会受到社会的种种非议和指责，这些损失是法庭上的胜诉所不能补偿的。因此，建立医院在社会公众中的美誉度要依靠医院的公共关系。对于一些医院因在服务过程中出现的问题而引发的医患矛盾，就更应该积极主动解决。危机事件一旦发生，医院公共关系人员应该迅速行动起来，协助医院领导妥善解决纠纷，通过有效的危机公关的方法和技巧，向政府、媒体、公众提供及时且真实的危机事件信息，赢得政府、媒体和公众对医院行为的理解和支持。同时采取有效措施，控制事态，安抚救助，查明原委，了解真相，表明态度，引导舆论，处理善后，消除影响。实现"转危为机"，使妥善处理危机事件变成塑造医院良好形象的契机。

总而言之，医院公共关系所起的作用是非常重要的。它对内增强了医院内部的凝聚力，职工同心协力，各部门工作协调发展；对外树立了医院良好的形象，为医院的发展提供了良好的外部条件。这些都依赖于医院公共关系组织机构来完成，随着社会的发展和人们对医疗卫生需求的提高，医院建立专门的公共关系组织机构将成为必然趋势。

三、医院公共关系的模式

（一）宣传型公共关系

所谓宣传型公共关系，指运用大众传播媒介和内部沟通的方法，开展宣传工作，树立良好医院形象的公共关系模式，目的是广泛发布和传播信息，让公众了解医院，以获得更多的支持。这种模式的主要做法是：利用各种传播媒介和交流方式，进行内外传播，让各类公众充分了解医院，支持医院，进而形成有利于医院发展的社会舆论，使医院获得更多的支持者与信任者，达到促进医院发展的目的。此种公共关系模式，根据宣传对象的不同，又可具体地分为向内部的宣传和向外部的宣传。

1. 向内部的宣传

向内部的宣传是公共关系人员最经常进行的工作之一。它的主要对象是医院的内部公众，如员工、业务合作伙伴等。宣传的目的是让内部公众及时、准确地了解与医院有关的各方面信息，如医院的现行方针和决策、医院各部门的工作情况、医院的发展成就或困难和挫折及正在采取的行动和措施、外界公众对医院的评价等。向内部的宣传可采用多种形式和手段，主要有：医院报纸、职工手册、黑板报、宣传橱窗、电视、多媒体显示屏等交流手段，以及座谈会、演讲会、讨论会等。

2. 向外部的宣传

外部宣传的对象包括与医院有关的一切外部公众，目的是让他们迅速获得对医院有关的信息，形成良好的舆论。外部宣传的形式有两种：一种是自主性的宣传，包括举办技术交流会、公开演讲等；另一种则是借助大众传播媒介的宣传，具体有两种做法：一种是利用广告进行宣传。另一种是不必支付费用的宣传，其形式最易为公众及医院本身所接受，如新闻报道、专题通讯、经验介绍、记者专访等。

宣传型公共关系的特点是：主导性强，时效性强，传播面广，快速推广组织形象。

（二）交际型公共关系

交际型公共关系是在无媒介的人际交往中开展公共关系的模式。以人际接触为手段，与公众进行协调沟通，为医院广结良缘的公共关系活动。它是公共关系活动中应用最多的一种模式。目的是通过人与人的直接接触，进行感情上的联络，建立广泛的社会关系网络，形成有利于医院发展的人际环境。交际型公共关系活动可以分为团体交往和个人交往。团体交往包括招待会、座谈会、工作午餐会、宴会、茶话会、联谊会、现场参观团队、考察团、团拜和慰问等。个人交往有问诊交谈、电话回访、上门拜访、祝贺、信件往来、个别参观、定期联络、问候等。

所以，交际型公共关系活动实施的重心是：创造或增进直接接触的机会，加强感情的交流。它的特点在于：有灵活性，即利用面对面交流的有利时机，充分施展公共关系人员的交际才能，达到有效沟通和广结良缘的目的；人情味强，以"感情输出"的方式，加强与沟通对象之间的情感交流。一旦建立了真正的感情联系，往往会相当牢固，甚至超越时空的限制。

（三）服务型公共关系

服务性公共关系是一种以提供优质服务为主要手段的公共关系活动模式。目的是以实际行动来吸引公众，感化人心，获取社会公众的了解和好评，建立自己的良好形象。对于一个医院或者社会组织来说，要想获得良好的社会形象，宣传固然重要，但更重要的还是在于自己的工作，在于自己为公众服务的程度和水平。医院应依靠向公众提供实在、优惠、优质的服务来开展公共关系，获得公众的美誉度，离开了优良的服务，再好的宣传也必将是徒劳的。

服务型公关的特点是以行动作为最有力的语言，实在实惠，最容易被公众所接受，特别有利于提高组织的美誉度。

（四）矫正型公共关系

矫正型公共关系又称危机公关，是指医院在遇到问题与危机，公共关系严重失调，医院形象受到损害时，为了扭转公众对医院的不良印象或已经出现的不利局面而开展的公共关系活动。其目的是对严重受损的医院形象及时纠偏、矫正，挽回不良影响，转危为安，重新树立医院的良好形象。近年来随着公众维权意识加强、信息来源广泛、媒体负面导向等原因，医患纠纷呈上升趋势，医院常常陷入信任危机之中，危机管理已经成为医院公共关系工作的重要课题。

矫正型公共关系的特点：及时发现，及时采取应付措施，妥善处理，以挽回损失，重新确立起组织的形象和声誉。

（五）社会活动型公共关系

社会型公共关系是医院通过举办各种社会性、公益性、赞助性的活动，来塑造良好医院形象的模式。它实施的重点是突出活动的公益性特点，为医院塑造一种关心社会、关爱他人的良好形象。目的是通过积极的社会活动，扩大医院的社会影响，提高其社会声誉，赢得公

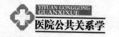

众的支持。实践证明：经过精心策划的社会型公共关系活动，往往可以在较长的时间内发挥作用，显示出潜移默化地加深公众对医院美好印象的功能，取得比单纯商业广告好得多的效果。

社会活动型公关的特点是社会参与面广，与公众接触面大，社会影响力强，形象投资费用也高，能同时较有效地提高知名度和美誉度。

四、医院公共关系的原则

公共关系既是一门科学，又是一门艺术。因此，成功地开展医院公共关系活动不仅要掌握一定的公共关系原理、方法和技巧，而且还必须遵循一定的基本原则。

（一）患者至上原则

坚持患者至上原则是由医院的神圣职责所决定的。在我国，《全国医院工作条例》第一条指出："医院是治病防治、保障人民健康的社会主义卫生事业单位"。医院不能以营利为目的，即使是民营医院，也必须贯彻救死扶伤，人道主义精神。尤其是随着社会的发展和进步，"生物—心理—社会"医学模式替代了生物医学模式，更强调对患者的尊重，以人为本。这就要求医院在公共关系工作中，必须坚持以病患为中心，坚持患者至上原则。

坚持患者至上原则也是医院本身生存发展的客观需要。医院的存在就是为患者提供服务，医院的发展也是建立在患者对医院的满意度基础之上，医院利益与患者意义应该是一致的。在现代市场经济条件下，医院之间的竞争，其实就是对患者源的竞争。只有精湛的医技，高品质的服务，良好的口碑才能够使医院立于竞争的不败之地。要做到这一切都要求医院必须把患者当成"上帝"，所有工作围绕为患者服务展开，患者利益高于一切的思想必须深入医院文化之中。这要求医院公共关系工作要把患者的利益、愿望、要求作为出发点和落脚点，时刻站在患者的角度来考虑问题。

（二）实事求是原则

医院公共关系信息采集必须坚持实事求是。事实和信息是医院公共关系工作的基础。掌握客观、真实的事实是进行预测、决策的关键，全面、客观地掌握有关事实，对医院公共关系活动的开展具有决定性的作用。这就要求医院公关人员在调查、收集有关医院形象、公众舆论、竞争对手、政府政策等信息时，既不能文过饰非，报喜不报忧，也不能道听途说，偏听偏信，抱有先入之见。必须尊重事实如实报告，必须杜绝主观随意性，力求事实的公正与真实，以避免将不准确的信息传递到决策层，导致决策偏差。尤其是在医疗纠纷中，医院履行举证责任时，必须坚持实事求是，不能弄虚作假。要求公关人员必须从事实的广度、深度全面把握客观事实。

医院公共关系信息传播必须坚持实事求是。为了让公众更多地了解医院，信任医院，医院必须将组织的信息及时传递给公众。实事求是原则要求医院传递给公众的信息必须是真实可靠的。这就要求医院公关人员在宣传医院实力、通告媒体信息时，必须实事求是，切不可任意夸大或刻意隐瞒。

（三）医患双赢互利原则

长久的合作关系必须是建立在互利互惠的基础之上。为患者服务是医院的宗旨，治好病、少花钱是病人择医的心理基础。医院展开公共关系工作，必须以更好地满足广大群众医疗保健需求，兼顾医院自身利益为出发点。公众利益、社会效益和医院效益并重，在不损害公众利益和社会利益的基础上谋求自身的发展。

坚持双赢原则必须做到：第一，要对患者负责，实际解决由医院行为引起的问题，同患者一起承担社会问题的责任；第二，要对医院负责，协助医院完成自身既定的任务，把医院生存、运行、发展建立在满足患者利益需求的前提下；第三，必要时即使牺牲医院的眼前利益，也一定要优先满足患者利益，这是医院公共关系的战略要求，也是医院救死扶伤的神圣职责所决定的。总之，医院公共关系工作在保证组织自身目标圆满完成的同时，要善于平衡医患的利益，当医院利益与患者利益相抵触时，公共关系强调医院的利益服从患者利益。

（四）医患真诚沟通原则

医院的持续发展离不开医患真诚沟通。医院公共关系工作的职能之一是广泛收集公众对医院医德、技术、服务、价格、环境等形象要素的评价和期望，作为医院制订下一步发展计划的依据。这一沟通过程中必须遵循真诚原则，才能赢得公众的支持、信任与合作，才能最广泛地收集到最真实的信息。唯有真诚，才能赢得合作与发展。

和谐医患关系的构建离不开真诚沟通。有资料报道，当前医患纠纷产生的一个重要原因在于医患之间缺乏有效沟通、真诚沟通。由于医学技术的专业性较强，在医患关系中，患者的命运掌握在医生手中且完全信赖医生，他们渴望了解自己的病情，希望得到详细解释，更需要医生在情感上给予支持。这就要求医生在医患沟通要充满感情，态度要真诚、耐心，对于患者的关怀要发自内心，要认真聆听患者陈述并有所表示，切忌冷漠对待或随意打断患者的陈述，避免因对医师医德的不满而引发对医师技术的怀疑，从而引发医患纠纷。

（五）医院全员公关原则

医院是提供医疗服务的事业单位，其服务性质要求必须展开全员公关。医院医护人员直接面对病患的服务方式，使医生护士直接成为医院与外部公众联系的触点，每一名员工都是医院的窗口。医院全体员工的言行举止直接影响医疗服务的质量和医院的形象，从而自觉不自觉地对医院公共关系活动产生积极或消极作用。因此，要求医院所有员工把自己的言行都看成是医院树立形象的重要组成部分，从我做起，从小事做起。

医院全员公关，是指通过对医院全体成员的公共关系教育和培训，提高公共关系意识，形成浓厚的公共关系氛围，使医院所有员工积极参加公共关系活动，并按照公共关系的要求开展工作。也就是说，医院公共关系的传播不只是医院管理者和公关人员的事情，而是全体职工共同的责任和义务。医院员工的一切言行举止都会影响医疗服务质量和医院的形象，对医院公关目标产生影响。为此，必须做到如下三点：第一，决策层、领导者必须重视公共关系工作，并为之创造一切有利条件；第二，医院所有员工必须树立公共关系意识，把公共关系工作视成份内之事，按照公共关系的和规范严格要求自己；第三，医院内部必须营造浓厚

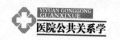

的公共关系氛围，凡是为医院赢得声誉的言行，都应该得到崇高的评价和奖赏；凡是有损医院形象的言行，都应该作为形象事故来处理，使重视公共关系在医院内部蔚然成风。

思 考 题

1. 简述公共关系的定义及构成要素。
2. 简述公共关系的特征。
3. 什么是医院公共关系？医院公共关系有哪些职能？
4. 列举医院公共关系的模式。
5. 简述医院公共关系的原则。

【案例分析】 上海瑞金医院获最佳公共关系案例大赛金奖

在 2004 年中国国际公共关系大会上，上海瑞金医院申报的"医疗卫生体制改革影响下医院品牌的建设与推广——瑞金医院品牌建设案例"获得金奖，开创了卫生事业单位获此大奖之先例。

正如国际关系学院副院长郭惠民教授在点评中说的那样，"瑞金医院成为首次获得公关金奖的医疗机构，表明该院重视品牌的研究、塑造与维护，重视品牌向社会与公众传播。""由于瑞金医院的获奖，公共关系业内人士看到我国医疗机构也开始关注我国的市场经济建设进程，并积极地参与到了市场竞争中。"

瑞金医院李宏为院长做了"公共关系与医院品牌建设"的主题演讲，介绍了瑞金医院获得第二届"中美 21 世纪医学论坛"的主承办权后，利用这个平台，搭建了一个公关舞台，精心策划并以公共关系为核心，展开事件营销，充分借助媒体的推广作用，广泛而有效地树立并强化了医院的品牌形象，提升了品牌的知名度和美誉度。他强调了品牌战略中公共关系的作用和地位，即"公共关系能树立品牌"。他指出，以公共关系作为品牌营销的核心，乃是因为公共关系是进行消费者沟通和教育的最佳载体。

论坛后 1 个月，瑞金医院普通门诊量比论坛前的一个月激增 20%，特需医疗服务的就诊人数与论坛前同比激增 15%，这样的增长幅度和就诊人数都是前所未有的。论坛的成功，成为瑞金医院在市场竞争日益加剧的经营环境下成功策划并运用公关策略和实践营销的范例之一。通过论坛，国外医疗机构和医疗研究机构与瑞金医院达成国际临床医疗合作项目 2 个，与国内其他医院达成合作项目 2 个；达成人员出国培养计划项目 6 个。正在洽谈的国际合作、交流项目以及人才培养计划项目的数量也增加了。显而易见，瑞金医院在承办高规格国际学术论坛时借助公共关系的推介作用，成功地实施了品牌的营销战略。同时，李宏为在该文中还指出，医院的形象和医院的社会责任，实际也是公共关系的范畴。在日趋激烈的医疗市场竞争中，人们首先注意到的是各家医院的市场占有率、份额，继而又看到巨大的市场需求。面对激烈的竞争和巨大的市场，公共关系具有医院品格和形象告知的功能，即通过公关策划，达到以诚信换取人心，以人心换取市场的目的；同时以公关的手段，促进医疗这个特殊的行业行使保障公民健康、维护社会稳定的职责。

综上所述，在竞争对手日益趋多、竞争由低层次向高层次转变、由单一的竞争向多角度、多方位的综合性竞争转变的行业背景中，瑞金医院在国内率先建立医疗市场部并下设公共关系职能，将公共关系作为提升品牌影响力、扩大市场份额、培育顾客忠诚度的手段，达到了很好的传播效果。

附：上海瑞金医院品牌建设案例

项目主题：医疗体制改革影响下医院品牌的建设与推广。

项目主体：上海第二医科大学附属瑞金医院。

项目执行：上海第二医科大学附属瑞金医院。

获奖情况：第六届中国最佳公共关系案例大赛医疗行业类金奖。

项目背景

在医疗行业引入市场化运作，在各医疗卫生机构推行现代化、科学化、企业化管理是必然趋势。瑞金医院为了在新的医疗市场格局中占据龙头地位，适时地提出了"质量建院、人才立院、科教兴院"的办院方针和"数字化医院、人性化服务、创新科技、生态院容"的发展方向，其目的只有一个：为人民群众提供优质上乘的医疗和相关服务。

项目策划

- 理念：

建院 95 年的瑞金医院是国有三级甲等综合性教学医院，其品牌的影响力在国内首屈一指，主要归功于强大的学科综合优势，使其临床医疗、学术研究、人才培养等被广大病人看好，为业内人士赞赏。为了延续这一品牌效应，瑞金医院借助国际会议和媒体，再次放大品牌影响力。

- 目的：

（1）向社会公众传递信息：瑞金医院医疗学术水平、临床医疗水平等能够与发达国家接轨。

（2）以论坛为公关舞台，提升品牌在公众中的声望，增强公众对医院忠诚度。同时，借此开发新的高端的市场领域。

（3）向医疗发达国家和地区医疗界传递信息：我国医学基础研究、临床医疗、医学教育和医学伦理研究等有令人瞩目的成就，而瑞金医院则是其中的代表。

（4）向国内医疗界同行传递信息：瑞金医院将与国内同行结成战略合作伙伴关系，在共同应对医疗卫生领域改革开放所带来的竞争压力，尤其是外资及国外医疗资源对国内医疗市场的争夺的同时，通过广泛的国际合作获取、挖掘、共享并利用国外先进成果和经验，谋得共同发展。

（5）向瑞金医院的广大员工传递信息：能够组织承办如此高规格论坛，是所有瑞金人的骄傲，引发员工的自豪感、使命感和敬业精神，以增强其可持续发展的原动力，并以此获得整体竞争实力的提高。

- 活动策略：

（1）拟订媒体推广时间表。

（2）调查国内外 30 余家媒体（涵盖平面媒体、影像媒体、网络媒体）的覆盖面、受众群体、媒体风格等，并拟订相应的新闻稿，最大限度地提高论坛知晓率，进而提高瑞金医院出现的频率，在一定时间内吸引受众的注意力。

（3）设立商务平台

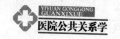

项目执行

- 媒体方面

（1）召开新闻发布会，邀请全国主要的新闻媒介参加，公布瑞金医院承办第二届"中美21世纪医学论坛"会议的有关消息，形成一定宣传规模和强度；在发布会前后，尽可能充分地与媒体沟通，增加媒体记者对论坛会议的认同感。

（2）持以电视、日报、晚报为主体，广播、大众刊物、专业刊物相结合的媒体策略方针，精心遴选各个地区的有影响的媒介及适合的版面、栏目，做到有的放矢。

（3）精心设计宣传范围和内容，组织专业人员组成新闻稿写作指导班子，从会议重要新闻、会议过程中的重要事件、与会人员中的热点人物、公众关心的热点话题、学术界和公众关心问题，从不同角度撰写新闻稿，引导记者形成有利于论坛会议的报道思路，同时对瑞金医院的相关领域予以大力宣传。

- 其他方面

（1）选用有创意的会展公司对主会场、分会场进行包装，处处体现出瑞金医院品牌相匹配的氛围和格调。特别注重从细节入手，让人感到既大气又细腻。

（2）招募志愿者，从医院领导到在读研究生，人人参与，单个面试。对聘用者进行培训，并安排对口接待参会嘉宾，体现瑞金细致周到的礼遇风格。

（3）制作论坛期间的 VCD，汇集三天来的精彩活动，并在闭幕式上播出，让嘉宾欣喜地从银屏上看到自己的身影。

项目评估

（1）瑞金医院在承办"中美21世纪医学论坛"的运作中，采用现代化、科学化的大型会议组织策略和运行模式，充分借助媒体的推广作用，广泛而有效地树立并强化了医院的品牌形象，提升了品牌的知名度和美誉度。论坛召开后一个月，瑞金医院普通门诊量比论坛召开前的一个月激增20%，特需医疗服务的就诊人数与论坛会议前同比激增15%，这样的增长幅度和就诊人数都是前所未有的。

（2）论坛的成功，成为瑞金医院在市场竞争日益加剧的经营环境下成熟策划并运用公关策略和事件营销的范例之一。论坛期间，国外医疗机构和医疗研究机构与瑞金医院达成国际临床医疗合作项目 2 个，与国内其他医院打成类似合作项目 2 个；与瑞金医院达成人员出国培养计划项目 6 个。正在洽谈的国际合作、交流项目以及人才培养计划项目的数量也在增加。

（3）激发了医院员工作为瑞金人的自豪感、使命感和敬业精神，为瑞金医院在竞争日益激烈的今天和未来保持和发展其国内医疗领域的龙头地位打下了最可宝贵的、坚实的精神和文化基础。

（4）论坛结束后，对与会代表进行问卷调查结果表明：97% 的认为论坛组织和内容极佳，同时表示非常愿意再次收到请柬，参加由瑞金医院组织、承办的类似会议。

（5）媒体策略的实施效果上，科学、合理的媒体组合以及充分地媒体介入使本次论坛会议对瑞金医院的宣传作用得以充分发挥和释放。"论坛"前后，瑞金医院先后在全球 60 余家媒体（20 余家是主动寻求合作的）的支持下，刊载各类新闻稿 300 余篇。

（6）2004年，第三届"中美21世纪医学论坛"原定在美国举行，但中美部分医学界专家、中国旅美医生协会，以及会展公司要求在上海举行，并希望依然由瑞金医院承办。由此，瑞金医院借助媒体的推广作用，通过承办高规格国际学术论坛透视出的品牌效应显而易见。

点评： 强烈的公关意识促进了瑞金医院的品牌建设，善于利用医疗领域的重大事件，并转化为医疗机构公关的重要资源，是瑞金医院参与举办第二届"中美21世纪医学论坛"的主要出发点，同时周密的组织实施和公关传播计划，确保该项目成为瑞金医院公共关系活动中的一个亮点。针对特定对象——国际医疗界著名专家和医师的有效传播，以及利用重大活动的对外传播，使瑞金医院从中受益匪浅。

（资料来源：华夏医界网 http：//bbs.hxyjw.com/thread-16876-1-1.html）

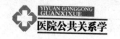

第二章　医院公共关系的发展

第一节　古代公共关系的起源

作为一种职业和一门学科的现代公共关系是19世纪末20世纪初才产生和发展起来的，但公共关系作为一种客观存在的社会关系和一种思想与活动方式却源远流长。由于社会历史条件的限制，在此之前人们没有也不可能系统认识和把握公共关系状态及其变化的一般规律，因而人类早期还没有严格意义上的公共关系，只是在人们的各种社会活动中表现出一定的公共关系意识和趋向。因此，就其性质来讲，它是一种类似于公共关系的"准公共关系"；就其历史归属来讲，它可以是公共关系史前史或"前公共关系"，正是人类早期的这种"准公共关系"或"前公共关系"，为现代公共关系思想的产生奠定了坚实的基础，并为现代公共关系事业的发展创造了必要的社会历史条件。

一、古代西方公共关系溯源

公共关系的源头可追溯到古代社会人类文明开始的地方——古埃及、古巴比伦、波斯等国家。当时的统治者虽然更多的是依靠国家机器——军队、监狱等暴力工具来维护他们的统治，但舆论手段的运用在处理与民众的关系上仍然具有很重要的地位。虽然"公共关系"这个名词几千年前根本没有出现，但在当时，它作为人类的一种实践活动却已有之。

考古学家发现，早在公元前1800年，伊拉克政府官员就发布农业公告，告诉农民如何播种灌溉、如何对付地里的老鼠、如何收获庄稼等，这与现代社会中某些农业组织公关部的宣传材料很相似。古希腊的民主政治导致公众代表会议和陪审团制度的形成，它为公众表达自己的意见提供了一个舞台，而这种变化所产生的舆论导向在当时有着非常大的影响。

公元前4世纪，古希腊出现了一批从事法、道德、宗教哲学研究与演讲的教师和演说家，他们在当时被称作诡辩家，他们的演讲技巧被称为诡辩术，而其中，苏格拉底、柏拉图和亚里士多德是他们的代表。亚里士多德运用严谨的思维逻辑和科学的方法写出《修辞学》，强调语言修辞在人际交往和演讲中的重要性。他认为，修辞是沟通政治家、艺术家和社会公众相互关系的重要手段与工具，是寻求相互了解与信任的艺术；他还提出在交往沟通中，要用感情的呼唤去获取公众的了解与信任，要从感情入手去增强演讲和劝服艺术的感召力和真切可靠性。为此，西方的一些公共关系学者视亚里士多德的《修辞学》为人类历史上最早的公共关系著作。

古罗马时代，人们更加重视民意，并提出"公众的声音就是上帝的声音"。整个社会都推崇沟通技术，一些深谙沟通技术的演说家往往因此而被推选为首领。据记载，古罗马的独裁统治者恺撒就熟稔沟通技巧，面对即将来临的战争，他通过散发各种传单来展开大规模的宣传活动，以此来获得人民的支持。他甚至为此还专门请人写了一本记录他功绩的纪实性著作《高卢战记》，后来该书成为一部纪实性的经典之作广为流传。这些活动，堪称古代社会公共关系实践活动的典范。

二、中国古代类公共关系活动

中国古代公共关系的萌芽是从春秋战国时出现的。在当时社会，由于国家分裂，各种势力不断重新组合，造成了一种社会动荡不安的政治氛围，这在客观上为各种思潮的发端提供了现实的土壤。

春秋战国时期，秦国宰相商鞅推行变法，为了取信于民，特地在城南门外放了一根三丈长的木头，并贴出告示说：谁能将此木头扛到北门，赏其10金。围观的人不相信如此轻而易举的事能得到如此高的赏赐，结果没人肯出手一试。于是，商鞅将赏金提高到50金。重赏之下必有勇夫，终于有人站出来将木头扛到了北门，商鞅立即赏了他50金。第二天，许多希望这样轻松得到赏金的人又聚集到城门口，但这时没有了木头，而贴出了政府变法的公告。变法因商鞅"行必信，言必果"，从而在民众心目中树立了威信，这可以看成是一次成功的公关策划，在历史上被称为"立木为信"。

各种思想、言论的冲撞与吸收，终于造就了"百家争鸣、百花齐放"的文化盛世。如：齐国孟尝君为代表的"四君子"，家里都养了成群的门客，这些门客在当时主要起提供参谋意见、收集信息情报和外交说服的作用。上述门客的种种功能和今天公共关系部的功能有着惊人的相似之处。《文心雕龙·论说》曾云："战国争雄，辩士云涌，纵横参谋，长短角势；《转丸》聘由巧辞，《飞钳》优其精术。一人之辩，重于九鼎之宝；三寸之舌，强于百万之师。"战国的游说，以闻名中外的合纵连横之术为最高境界。

此外，在那时人们的日常交往中，自觉的公共关系意识和思想得到一定程度的体现。孔子在《论语》中说："有朋自远方来，不亦乐乎！"孟子说："天时不如地利，地利不如人和。"这些都同现代公关活动的基本原则和追求目标基本一致。当然，这些自觉的公共关系意识带有很大的随意性，并且这种意识很分散，不具有普遍性。因此，从严格意义上来讲，它只是公共关系的萌芽活动。

到了明清时期，公共关系思想开始进入商业活动中。如酒店门口悬挂的、写着"酒"的旗帜，店铺门上的"百年老店"招牌，人们经商活动中遵循的"和气生财"准则，都是公共关系思想在商业活动中的运用。到了这一时期，人们甚至还有了朦胧的形象意识，已经懂得良好的企业（店铺）名称对顾客的正面影响。民国初年，钱彭寿把他研究字号命名的心得写成一首七律诗：

> 顺裕兴隆瑞永昌，元亨万利复丰祥。
> 泰和茂盛同乾德，谦吉公仁协鼎光。
> 聚益中通全信义，久恒大美庆安康。
> 新春正和生成广，润发洪源厚福长。

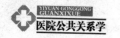

这 56 个字迎合了人们追求吉祥美好的愿望，也反映了古代人的公共关系意识。

总的来说，公共关系是一门实践性艺术，它最初的表现形式是古人无意识的实践活动。无论是古希腊，还是古中国；无论是张仪、苏秦的纵横之术，还是郑和的下西洋，在当时的社会环境中都不可能产生像现代这样系统的公共关系理论。通观古代公共关系，可以发现一些共同的特点：首先是盲目性；其次是经验性；最后是低层性。古代的公关活动主要形式是人际传播，其层次、范围都很小。古代的"公共关系"只能算是一种"准公关""类公关"。

第二节　现代公共关系的产生与发展

公共关系作为一种全新的思想，一种科学而系统的理论，一种新型的职业，发端于 19 世纪末 20 世纪初的美国。它一诞生便被世界上大多数国家承认和接受，并迅速发展起来，有其深刻的社会历史背景。

一、现代公共关系产生的历史条件

（一）美国的"国情"与公共关系

美国是一个多民族的移民国家，经过独立战争、南北战争直至 20 世纪初，三权分立的政治体制得到较为稳定的确立。19 世纪末至 20 世纪初，美国已由自由资本主义向垄断资本主义发展，社会人际关系出现了深刻的变化。美国经济"托拉斯"化，企业成败更重要的取决于企业是否有社会信誉，是否具有良好的形象。

（二）政治气候——从专制到民主

大工业社会后，民主政治的典型特点是依靠代议制、纳税制和选举制实现其管理。在这样的民主政治下，政府与公众的关系，更多地表现为民主协商、民主对话、民主监督，而且经常使用的手法是通过传播媒介促进沟通与交流。民主政治取代专制政治，为公共关系提供了孕育生长的温床，加之社会环境与政治制度对公共关系产生了迫切的需求。

（三）经济土壤——从自然经济到市场经济

20 世纪初，美国经济从自然经济过渡到市场经济，生产社会化程度越来越高。一方面，生产的高度社会化使企业分工越来越细，协作规模越来越大，企业与各种社会关系之间存在着千丝万缕的联系，必须运用公共关系来减少摩擦，增强联系；另一方面，美国的市场经济经历了由"卖方市场"向"买方市场"的转变。社会现实迫切需要用公共关系去增进企业与公众之间的相互理解与合作，需要用公共关系去塑造组织形象，提高组织声誉，从而去争取市场、争取顾客、争取方方面面的支持。

（四）文化氛围——从理性到人性

美国民族的文化核心围绕着三个特征，即个人主义、英雄主义和理性主义。在社会文化意识上，美国人注重人性，尊重个人的文化观念；在管理上，资本家也认识到工人不是机器、不是"经济人"，而是有情感、有需要的"社会人"。因此不得不在管理中重视工人的情感、尊严，与工人进行平等对话，改善劳资关系。现代公共关系的兴起，适应了美国社会人性化和软管理的迫切需求。

（五）技术力量——超越时空的传播技术

社会的不断发展，各种各样的传播沟通技术与理论突飞猛进，印刷技术日益普及并提高；报纸杂志遍及千家万户，传递到世界的每一个角落；电子技术的不断进步带来了广播、电影、电话、电视等电子传播媒介的普及；电脑进入人们的日常生活，人造通讯卫星使地球变小了。交通与信息传播手段的日新月异，为人们进行大范围的交往提供了可能性，也为现代公共关系的产生与发展提供了技术条件。

二、现代公共关系的产生过程

（一）单向吹嘘式的公共关系——巴纳姆时期

美国风行起来的各种组织的报刊宣传活动被认为是公共关系的真正源头。19 世纪 30 年代，在美国报刊史上由《纽约太阳报》领头掀起了一场以大众读者为对象，大量印发通俗化报刊的"便士报运动"，这场"便士报运动"给那些急于宣传自己、为自己制造神话的公司、组织以可乘之机。当时，不少公司和财团雇佣专人炮制煽动性新闻，为自己作夸大和虚假的宣传。而报刊则为了迎合某些读者的恶趣味，也乐于接受并发表。这种配合，便出现了当时的报刊宣传代理活动。当时最具有代表性的人物就是菲尼尔斯·巴纳姆（Phines·T·Barnum）

菲尼尔斯·巴纳姆是这一时期最有代表性的报刊代理人，因制造舆论宣传，推动马戏演出而闻名于世。巴纳姆的信条是"凡宣传皆是好事"。他是一家马戏团的老板，利用报纸为自己的马戏制造过不少神话。诸如：马戏团里有一位名叫海斯的黑人女奴，161 岁，曾在 100 年前养育过美国第一位总统乔治·华盛顿；马戏团里有一位矮小的汤姆将军，他当年曾率领一批侏儒，赶着马车去觐见过维多利亚女王等离奇的故事。于是，人们抱着好奇心纷纷到马戏团一探究竟，结果马戏团的票房收入猛增。当这种骗局被揭穿之后，报刊的宣传活动就受到了人们的批评。因此，在公共关系发展史上，这一时期又被称为"公众被愚弄的时期""反公共关系的时期"或"公共关系的黑暗时期"。后来，人们以此为鉴，明确了在公共关系活动中必须奉行诚实、公正和维护公众利益的原则和精神。

此外，1882 年，美国律师、文官制度倡导者多尔曼·伊顿在耶鲁大学法学院发表题为《公共关系与法律职业的责任》的演讲。在这篇演讲中，他首次使用了"公共关系"这一概念。1897 年，美国铁路协会编的《铁路文献年鉴》也第一次正式使用了"公共关系"这一名词。

总之，这一时期的公共关系活动已带有一定的组织性和较为明确的目的性。

（二）单向传播式的公共关系——艾维·李时期

1903 年，美国著名记者艾维·李（Ivy Lee）在美国开办了一家正式的公共关系事务所，标志着现代公共关系的问世。该公共关系事务所是顺应历史发展的潮流而产生的。

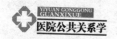

在 19 世纪下半叶，美国由自由竞争向垄断集中，美国 3/5 的经济命脉都掌握在垄断巨头手中，这些垄断巨头分布在铁路、矿山、石油、金融等领域，为了自己的利益，不惜牟取暴利，损害公众的利益，无视社会道德，引起社会公众的强烈不满。于是，整个社会的阶级矛盾激化，各个阶层和集团之间的利益冲突也愈益尖锐，整个社会都充满了对工商巨头的敌意。在此情况下，终于爆发了以揭露工商企业的丑闻和阴暗面为主题的新闻揭丑运动——一些有责任心的记者专门收集、报道工商巨头的丑闻。这一运动在现代新闻史上被称为"揭丑运动"，也叫"扒粪运动"。

在 1903—1912 年近 10 年的时间里，各种报纸杂志上发表的此类文章达两千多篇，从而使许多大企业和资本家声名狼藉。垄断财团最初试图使用高压手段来平息舆论。起先他们对新闻界进行恫吓，提出要起诉，说新闻界犯了诽谤罪；继而，又以不再在参与"揭丑运动"的报刊上登广告相威胁。当这些都未奏效时，他们又变换手法，以贿赂为武器，一些大财团和大公司公开雇用记者创办自己的报刊，仿效 19 世纪报刊宣传活动的手法，杜撰有利于工商巨子们的耸人听闻的神话和"新闻"，遮掩自己公司和企业中出现的种种问题，结果适得其反，公众对垄断财团的敌意反而与日俱增，于是，以"说真话""讲实情"来获得公众信任的主张被提了出来，并越来越得到工商界一些开明人士的赞同，"象牙塔"被"玻璃屋"所取代（"象牙塔"——企业家们按自己的企图建成一个个独立封闭的企业；"玻璃屋"——提高企业的透明度，实行门户开放）。艾维·李就是"说真话"的社会思潮的主要代表人物。

艾维·李曾是《纽约日报》《纽约时报》和《纽约世界报》的记者。他针对巴纳姆式宣传活动的局限性，提出了"说真话"的宣传思想。他认为一个企业、一个组织要获得良好的声誉，不是依靠向公众封锁消息或者欺骗行为来愚弄公众，而是必须把真实情况披露于世，把与公众利益相关的所有情况都告诉公众，以此来争取公众对组织的信任。

1903 年，艾维·李开办了一家正式的宣传咨询事务所，从而成为向客户提供公共关系咨询并收取费用的第一位职业公共关系人员。

1906 年，他又向新闻界发表了阐述其活动宗旨的《原则宣言》，成为反映他基本思想的重要文献。

实际生活中，他也做得很出色。在洛克菲勒财团面临公共关系极端恶化而声名狼藉时，他为其提供了成功的咨询，建议洛氏财团邀请劳工领袖协商解决劳资纠纷，广泛进行慈善捐赠，改变自己在公众心目中的不良形象，取得了良好的效果。但艾维·李的咨询还存在许多不足，比如，他从未进行过公众舆论的科学调查，而只是凭经验，凭直觉来进行工作，对此，有人认为他的工作只是艺术。

但是，"说真话"和"公众应该被告知"是他的《原则宣言》中总结出来的著名的经验性主张，为公共关系理论的发展和体系的完善打下了基础。因此，被人们誉为"现代公共关系之父"。因此前面我们所提及的报刊宣传活动与后来 20 世纪的"揭丑运动"共同推进了公共关系发展的步伐。

（三）双向沟通式的公共关系——伯内斯时期

艾维·李是现代公共关系的创始人，但他的公共关系实践却被认为"只有艺术，无科学"，这就是说，他虽然有丰富的公共关系实践检验，但没有系统而科学的公共关系理论。真正为公共关系奠定理论基础，使现代公共关系科学化的，是另一位现代公共关系的先驱——美国著名的公共关系顾问爱德华·伯内斯。

1913年，伯内斯（1891—1995）曾受聘于美国福特汽车公司担任该公司的公共关系经理。第一次世界大战结束后，他和夫人在纽约开办了公共关系公司，1923年，他出版了论述公共关系理论的著作《舆论明鉴》，在该书中，第一次提出了"公共关系咨询"的概念，该书也成为公共关系学的第一部经典性著作。同年，他在纽约大学首次讲授公共关系课程。之后，又于1925年写了教科书《公共关系学》，1928年写了《舆论》，从而使公共关系的基本理论和方法成为一个较为完整的体系。他是公共关系走向正规化、科学化的关键人物。

伯内斯公共关系思想的一个重要组成部分就是他提出的"投公众所好"的主张。他认为：首先应该了解公众喜欢什么，对组织有什么样的期待和要求，在确定公众价值观和态度的基础上，进行有组织的宣传工作，以迎合公众的需要。明确肯定了公共关系的重要职责之一是要向组织提供政策咨询，而不仅仅是向社会做宣传，他提出公共关系的整个活动过程，应当包括从计划到反馈，最后到重新评估等8个基本程序。总之，伯内斯在理论上做出的贡献，对公共关系学科的形成及发展具有划时代的意义。

此外，在1924年，美国的《芝加哥论坛报》发表社论强调指出："公共关系已成为一种专门职业，它既是一种管理艺术，也是一门科学，社会各界都必须重视公共关系。"因此，有人认为，这一社论的发表既是公共关系科学化的标志，也是现代公共关系理论和实践系统化的标志。

（四）双向对称式的公共关系——现代时期

20世纪50年代以来，公共关系的实践和理论研究都进入了一个全新的现代发展时期。1955年，国际公共关系协会（简称IPRA）在英国伦敦正式成立，第一批会员包括欧、美、亚、非各大洲的各个国家和地区。这标志着公共关系已作为一门世界性的行业而独立存在。这一时期，以卡特利普、森特和杰夫金斯为代表的一大批公共关系专家和大师，在理论和实践上把公共关系推向一个新的历史发展阶段。

在前人研究的基础上，美国的卡特利普和森特提出了一种公关新模式，即"双向对称"模式。在他们看来，公共关系的最终目的是要在组织与公众之间建立一种良好和谐的关系。因此，这需要一方面把组织的想法和信息传播给公众，另一方面又把公众的想法与信息反馈给组织，唯其如此，一个组织才能求得双向沟通和对称平衡的最佳生存和发展的环境。

卡特利普和森特把这种"双向对称"的模式集中反映在1952年出版的《有效的公共关系》中，因此这部著作被称为公共关系领域的"圣经"。

弗兰克·杰夫金斯是英国著名的公共关系专家，主要负责科技公共关系，他曾是英国公共关系协会顾问。1968年，他开办了公共关系学校，讲授公共关系、广告和市场等方面的课程，他不仅实践经验丰富，而且学识渊博，在许多方面都颇有建树，主要著作有《广告学》《市场学、广告学和公共关系辞典》《有效的公共关系设计》《公共关系学》等。这些书丰富和发展了公共关系理论，促进了当代公关事业的发展。

与此同时，公共关系的实务活动在全世界不同国家和地区也得到突飞猛进的发展，公关教育的事业也有了相应的发展。至今为止，美国已有400多所大学开设了公共关系课程。

总之，公共关系在其历史发展过程中，由巴纳姆、艾维·李、伯内斯到卡特利普、森特

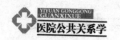

和杰夫金斯，是一个日趋成熟和不断完善的过程。严格说来，20 世纪 50 年代以后，公共关系的面貌才发生了巨大的变化，才真正走上科学和职业道德规范化的发展道路。

三、现代公共关系在国外的发展

（一）美国公共关系的发展

美国是现代公共关系的诞生地，也是公共关系发展的中心。1960 年，美国公共关系的从业人员达到了 10 万人，职业公共关系公司 1 350 家，75% 的企业设立了公共关系部。而到了 1985 年，公共关系从业人员达到 15 万人，公共关系公司超过 2 000 家，85% 的企业设立了公共关系部或者长期外聘公共关系顾问。美国最大的公共关系公司之一的伟达公司，已有 50 多年的历史，雇佣了 2 000 多名员工，在全世界设有 52 个办事处和 67 家联营公司，1986 年的收入就达到了 1.2 亿元。

到 2009 年，公共关系职业化已逾一百年。美国公共关系研究者认为公共关系的演变至少有 4 个趋势：一是大机构的增长以及他们对于公众责任的认知与公共关系传播；二是社会中利益团体不断增加的变化、冲突和对抗与公共关系渗透；三是传播技术的迅速发展和民众自我意识的提高对公共关系的期待；四是全球民主的推进与公共关系日益结合。随着公共关系实践的发展，近年来，超过 2 000 个新闻传播项目里设立了公共关系研究方向的人才培养项目，公共关系理论研究成果也显得集中和突出。

（二）欧洲公共关系的发展

在欧洲，早在 20 世纪 20 年代，公共关系就已传入英国，但起初公共关系被接受得很慢。这主要是由于欧洲经济上垄断的特点以及传统的经营管理思想的阻碍。多数的企业拒绝公开他们的财产和管理作业的情况，不让职工和社会了解企业的活动。另外，在很长的一段时期里，欧洲的新闻界对公关抱有怀疑的态度。他们怀疑公关活动是一种欺骗报刊、诈取免费广告的伎俩。不少报刊拒绝在报道中使用企业的字眼，在广告的购买上也给予限制。这种抗拒心理起初虽很强烈，但在世界竞争面前，眼看美国做法的成功，欧洲各国再也不能漠然和无动于衷，模仿美国经营方法的心理也自然产生。欧洲企业界、新闻界态度的转变，使欧洲的公共关系事业在 20 世纪四五十年代迅速地发展起来。

20 世纪四五十年代，欧洲的几个主要资本主义国家都先后组织了全国性的公共关系组织，其中最大的是 1948 年在伦敦成立的英国公共关系协会（IPR）。第一位会长是泰伦兹爵士。现该组织成员已发展至拥有 50 个国家和地区（主要是以英联邦国家和地区为主）。到 70 年代中期，各种公共关系机构在英国已约有 5 400 个，法国约有 2 000 个，联邦德国约有 1 000 个，意大利约有 850 个。英、法、意等国也都先后设置了公共关系的高等教育课程或专业。1959 年，于比利时成立了由比利时、英国、希腊、荷兰、联邦德国等国参加的欧洲公共关系联盟（CEPR），它是目前欧洲公关组织的中心，现已拥有了 142 个以上的集体会员。

（三）亚洲等其他国家公共关系的发展

公共关系传入亚洲是从日本开始的。1931 年，日本出兵侵占中国的东三省，受到世界各国的谴责而退出国际联盟。日本为争取国际舆论的支持派人到处活动做宣传为侵略行径解脱。当时有一家叫高尔德的公司承接日本宣传业务，并代为制定一个公共关系计划。日本国内正式推行公关管理，是在第二次世界大战之后，在驻日美军总部的建议下，日本政府军中开始设立"广报科"。最早向社会提供公共关系服务的是日本最大的广告公司电通公司。

1967年，泛亚太平洋地区公共关系联盟于夏威夷的檀香山成立。它包括了澳大利亚、印度、日本、新西兰、菲律宾等国家和我国台湾地区的公关组织及来自这些国家和地区的会员。1959年，泛美公共关系联盟在墨西哥城成立，美国和大多数的拉丁美洲国家的代表出席了大会。1975年，在国际公关协会的赞助下，在肯尼亚首都内罗毕举行了第一届全非公共关系工作会议。至此，全球的公共关系事业已蔚为大观。

（四）国际公共关系协会

国际公共关系协会（IPRA）于1955年在英国伦敦成立。当时只有来自16个国家的数百名公关专家参加了协会。现在这一组织已拥有60个国家的会员。协会的宗旨是交换国际消息、经验和思想，改进技巧和道德标准，并确切地增进公众的了解。1961年在维也纳召开的第二届世界大会制定并通过了《国际公共关系行为规则》。1965年在希腊雅典召开的第三届世界大会，又通过了《国际公共关系协会世界大会行为规则》。1978年在墨西哥世界大会上通过的《墨西哥宣言》，对公共关系职业规范化和交流都起了积极的推动作用。该会设立"金纸奖"和"总统奖"，出版了不定期的《国际公共关系协会通讯》和季刊《国际公共关系协会评论》。该协会在世界各地积极开展工作，为世界公共关系事业的发展做出了巨大的贡献。

第三节 公共关系在中国的兴起与发展

一、公共关系在中国的兴起

20世纪50年代初，我国香港地区设立了公关部。1953年，我国台湾地区的有关当局设立了新闻发布机构，接着其所属的大型企事业机构建立了公共关系管理部门，1956年"中国公共关系协会"在台湾地区成立。1958年，中国台湾地区有关当局颁布《各级政府行政机关及公营事业推进公共关系方案》，在所属机构全面推行公关管理。1987年，台湾有关当局宣布解禁，台湾公共关系渗入社会的各领域，进入全面快速发展的新时期。

20世纪80年代初期，公共关系随着改革开放的大潮被引进了社会主义中国，和我国改革开放的社会主旋律一拍即合，形成了强大的社会冲击波，吸引了我国的企业界、学术界对其的关注、思索和尝试。

30多年间，公共关系从沿海特区迅速地向全国各地蔓延推广。当前中国的公共关系事业已初具规模，展示出强大的生命力和可喜的发展前景。回顾30年来的发展历程，中国公关事业大致上经历了4个发展阶段：

第一阶段：拿来主义时期（20世纪80年代初—1986年）

现代公共关系真正进入中国大陆可以说是姗姗来迟，起初作为舶来品引进的公共关系多

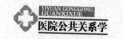

以模仿和照搬国外的理论和操作规则占主流，所以基本上只能算是"拿来主义"时期。突出表现在以下几个方面：

（1）公关部挂牌，公关从业人员出现。早在20世纪60年代的我国台湾与香港，主要是一些跨国公司在台湾的分公司，纷纷把母公司的体制和管理方式引进台湾和香港，并在企业设立公关部。随之公共关系理论和实务迅速流行开来。20世纪80年代初，公共关系开始传入中国大陆地区，主要是在沿海改革开放最早的深圳特区的一些外商独资或中外合资企业中率先出现，这些公司在运作过程中均参照了其海外母公司经营管理模式，设立了公共关系部，招聘培养了一大批公关从业人员，开始了早期的公共关系业务。紧接着在广东、汕头、佛山、北京等地的中外合资企业公共关系部也开始陆续出现，特别集中在宾馆，饭店等行业，公共关系部的作用尤其突出。如广州的白天鹅宾馆、中国大酒店、北京长城饭店可以说是20世纪80年代早期中国公共关系发展的典范。他们参照合资企业国际规范化的管理，导入了公共关系的管理职能，并设立了相应的公共关系机构，演绎了一个个精彩的中国特色的公共关系经典案例。

1984年，广州白云山制药厂，成为国内第一家率先成立公共关系部的国有企业，并投入120万元开展公共关系活动。随后，白云制药厂便一发不可收拾，举办了广州"白云杯"城市国际足球邀请赛，将广州歌舞团也收为白云制药厂麾下。白云制药厂的声名也随着足球和歌舞团的南征北战而扬名长城内外。此后，我们的国有企业纷纷仿效，一时间大江南北的公关部如雨后春笋般蓬勃生长。

中国早期的公关从业人员在这些或洋或中的公关部里开始出现，一个崭新的职业群体开始浮出水面。

（2）国际著名公关公司抢先登陆中国市场。随着我国改革开放向纵深发展，中国吸引了全世界关注的目光。美国之音曾报道说"中国是一块肥沃的公关市场"，国际公关界摩拳擦掌地冲入中国市场。捷足先登的是世界上最早诞生（1927年）也是当今世界第二大公关公司的伟达公关，1984年率先在北京设立了办事处。1985年8月，世界上最大的公共关系公司博雅（成立于1930年，掌门人曾任美国公众咨询委员会副主席）也向中国投来了热情的目光，我国新华社下属的中国新闻发展公司与之联手成立了中国第一家公共关系公司——中国环球公共关系公司在北京诞生。实际上截至20世纪90年初，在中国大陆有影响且有一定规模的外资（含合资）公关公司基本上就只有这两三家。然而他们带来的新思路、新的国际操作规范都极大地催发了我们本地公关公司的出现和成长。

第二阶段：自主发展时期（1986—1993年）

20世纪80年代中期的中国，公共关系作为拿来的事业经过本土的消化吸收已有了良好的发展势头和逐渐被社会接受与认知的氛围，并且逐渐走上了职业化和学科化的道路。

首先，行业协会辈出，职业网络出现。1986年1月，中国大陆第一个公共关系民间团体——广东地区公共关系俱乐部成立，这是中国第一个公共关系的机构。同年6月第一家由官方组织的公关机构——上海市公关协会成立。1987年6月22日，中国公共关系协会在北京成立，这标志着公共关系在中国得到了正式确认和接受，至此，公共关系事业的发展进入了一个崭新的发展时期。紧接着，深圳、北京、浙江、天津、南京、四川等地先后成立了省市级的公共关系协会、学会、研究会等社团组织。1991年4月26日，中国国际公共关系协会在北京成立。这些学会在 20 世纪 80 年代中期积极发展会员，进行公共关系基本知识的培训与传播，对于推进公共关系事业的普及，促进公共关系职业的规范化，完善公共关系学科化做出了卓越的贡献。

其次，公关出版物种类丰富，学术成果推广快。中国公关事业的发展与 20 世纪 80 年代中期趋向火热的公关学术成果的翻译、出版、推介有直接关系。我国大陆第一部公共关系学专著，是 1986 年中国社科院新闻研究所公关课题组编著的《公共关系学概论》（塑造形象的艺术）。1994 年 8 月，我国最大的一本公关巨著，550 万字的《中国公共关系大辞典》问世。在这段时期，大量的公共关系译著、专著、教材、辞典也纷纷出版。在大众传媒方面，各种公共关系报纸、杂志不断问世。专业性的公共关系传播媒介的发展，极大地推动了公共关系的普及和向纵深发展。

再次，公关培训活跃，教育层次多样化。自 20 世纪 80 年代中期开始，公共关系的培训异常活跃，这阶段公共关系的教育培训开始初具规模，规范化、系统化的正规职业教育和学历教育逐步形成。1985 年 1 月，深圳市总工会举办的公共关系培训班是我国有史以来第一家，同年，北京师范大学、北京大学等相继开设公共关系讲座。1985 年 9 月，深圳大学首先设立了公共关系专业，开设公共关系的必修与选修课程，从此，公共关系开始步入高等学府的讲坛。1987 年，国家教委正式把公共关系列入行政管理、企业管理、市场营销、广告学、新闻学等专业的必修课，全国大约有 300 多所大学开设了公共关系课程。1994 年，经国家教委批准中山大学创办了我国第一个公共关系本科专业，同时在行政管理专业的硕士点招收公共关系研究方向的研究生。

第三阶段：职业化时期（1993—1999 年）

1993 年 4 月，中国国际公共关系协会在第一届理事会第三次会议上提出了"开拓、建立和发展中国公关市场"的战略构想，同年 7 月，柴泽民会长在《公共关系报》头版又发表了题为《中国公共关系市场——一个值得研究的新课题》的文章，掀开了中国公共关系市场的热烈讨论，对本地公关服务市场的建设和发展产生了重大的推动作用。

进入 20 世纪 90 年代以后，随着中国经济的快速发展和中国市场成为世界瞩目的热点，国际著名公关公司纷纷抢滩中国市场。1993 年起，爱德曼（Edelman）、福莱希曼（Fleishman-Hillard）、宣伟（Shandwick）、奥美（Ogilvy）等公关公司相继进入中国市场，这些公司绝大部分在全球公关业的排行榜上名列前 10 位。

20 世纪 90 年代中期，更多的国际公关公司进入中国市场，同时关于中国公关市场发展的讨论激发了本地公关专业服务市场的出现，大批本地公关顾问公司纷纷涌现，特别是随着本地客户专业服务需要的猛增，公关顾问服务市场逐步形成。由此，无论是公共关系从业人员的职业地位得到政府认可，还是公关顾问机构提供专业服务的经营规模、市场规模、从业人数，均显示了公关顾问服务市场的形成，一个新型的职业——公共关系业即将诞生。

相关链接：中国公关顾问服务市场的形成和发展的原因

- 中国改革开放特别是市场经济体制的确立提供了政策环境和市场环境。在这种环境下，以市场为导向的服务需求为公关顾问服务提供了舞台。
- 中国 IT 市场的迅猛发展直接刺激了公关顾问服务的市场需求。作为世界新兴产业的 IT 产业特别重视信息传播和市场推广工作，因为高科技产品需要对消费者作大量的技术说明、教育引导，需要迅速建立用户市场，同时高科技产品的不断涌现和更新换代需要大量市场活动的配合。

- 跨国公关顾问公司带来了先进的服务理念和实务经验，对中国市场起到了很好的示范效应和教育作用，同时也培养了一批专业化的公关顾问队伍。
- 本地公关顾问公司在提供市场活动等服务的同时，注重专业发展研究和专业人员的训练，不断提升服务质量和服务手段，经营规模和客户群体得到迅猛发展。
- 专业服务经营的财富效应吸引了一大批优秀人才加入这一服务市场，伴随着这一市场的发展而学习、成长，共同推动市场的发展和壮大。
- 特别要指出的是，中国国际公共关系协会在这一市场的形成和发展过程中，扮演了倡导者、推动者、组织者和管理者的角色，发挥了行业指导、行业服务、行业协调和行业监督的作用。

（资料来源：《公关顾问服务市场的形成与发展》，http://www.xianwang.net/mb/gg/2119.html，2009-11-08）

第四阶段：理性稳健发展时期（2000年至今）

进入新世纪，我国的公共关系事业经过20几年跌宕起伏、风风雨雨的发展历程，开始步入一个较为稳健的持续发展的新阶段。

首先，公关管理进入中国社会的各个领域。经过20几年的发展，公共关系管理已日益渗透到社会管理的各个领域，进入到了各种形式的企业和经济实体，并已扩展到各种社会组织和行业。如企业公司、社会团体、科研机构、银行、学校、党政部门和警察军队，等等。在这些领域或部门，都成立了具有公共关系管理功能的机构，或在某些已有的机构中扩充了公关管理功能。人们已越来越重视运用公共关系手段来保障和促进自身的发展。国家形象、政府形象、新闻发言人制度、警察公共关系、财经公关、投资者关系、企业并购、危机管理等，都已进入我国公共关系管理的议程。

其次，公共关系咨询业已进入较为成熟、相对稳定的发展阶段。据中国国际公共关系协会2003年度行业调查显示，目前全国提供公关顾问服务的专业公司数量超过1 500家，公关顾问人员人数超过15 000人，整个行业的年营业收入达到33亿元人民币，并且以每年30%以上的速度快速增长。截至2002年3月，全球排名前20位的国际公共关系公司有一半进入了中国，它们采取各种扩张策略，积极开拓中国市场。这已成为新世纪中国公关业与国际公关业进一步融洽的标志。2008年北京奥运会和2010年上海世博会的召开，更加有力地推动了我国公共关系事业的全面发展，迅速崛起的中国的公共关系事业将对全球公共关系业产生巨大的影响。

再次，公关教育基本形成立体多维的学历和非学历交叉并存的局面。中国公关教育经过20多年的风风雨雨，目前已形成了专业公关教育、课程公关教育和职业公关教育3个不同的类别。其中公共关系学历教育包括中专、大专（高职）、本科、硕士与博士几个层次，基本建立了较为完善的、相互衔接的学历教育体系。非学历职业教育包含党校、干校、职教等提供的公关课程教育；高校、协会、企业提供的公关职业资格培训、各级公关师资格培训、企业内部的公关培训以及各种公关专题讲座等。规范的学历教育与证书教育（国家级公关职业资格认证），是当今公共关系教育的主体，也使得现阶段的公关教育呈现规范化、专业化和标准化的特点。

二、中国公共关系行业现状及其特点

今天，在公共关系学术领域里，我们已欣喜地看到中国的学者几乎与国际同步，正在探索整合传播战略、策略性传播战略、战略性公共关系管理、公共关系与品牌价值创造等公共关系的前沿理论研究课题。公共关系研究在国内重大事务中的作用不断增强，高等院校、行业协会、专业公司、政府部门、企业公司正携手开展具有独立的、创新性的重大研究项目。

近年来，中国国际公共关系协会致力于公共关系研究在国家重大活动中发挥作用的努力，协会主持的"抗击'非典'危机管理"、北京"申奥"、上海"申博"、"国际贸易与公共关系高层论坛"等研讨活动均得到国家有关部委的肯定和企业界的高度评价，在国内外产生较大影响。复旦大学和清华大学已经进行一年多的"政府新闻发布会效果评估研究项目"，从理论与实践的层面对政府公共关系发展提供实质性支持。复旦大学的"2008奥运会：中国对外形象传播战略研究""2010世博会：上海形象传播战略研究"、复旦大学新闻学院启动的"985国家科技创新：公共卫生事件与大众传播研究项目"、北京奥美号称投资百万在清华大学新闻传播学院设立国家形象研究室，等等。这些都显示着我国公共关系研究正由初期的引入阐释、探索发展，走向独立、创新研究的新阶段。

（一）中国公共关系行业的现状

1. 企业公共关系方兴未艾

在激烈的市场竞争中，各级各类企业已充分认识和体会到公共关系在企业品牌塑造中的重要作用，纷纷组建和完善公关职能部门，策划实施了众多经典案例。

（1）外资企业。

至2007年年底，外商投资企业已超过61万家，利用外资7 200亿美元，在世界排名第4。外资企业对公关认知度高，内部公关机制健全，有的企业还分别设立了政府事务和公共关系2个部门，专业水平较高，在实施企业社会责任（CSR）方面经验丰富，在2008年的抗震救灾中，在奥运的体育营销中，都有很好的案例，外资企业本土化程度也在不断提高。

（2）私营企业。

至2007年底，全国私营企业已有538.7万家，占中国法人企业的60%以上，中国的私营企业是市场经济的产物，在企业竞争逐渐从产品，价格、技术转向品牌的市场环境下，私营企业较快地接受了公共关系理念，绝大部分规模以上的私营企业设立了公共关系部门或品牌中心。随着企业的不断壮大，在品牌传播、危机管理等方面都创造出了一些优秀案例，一批有影响的民族品牌开始走向国际市场，如海尔、联想、爱国者等。目前，私营企业的公共关系专业程度有待进一步提高。

（3）国有企业。

随着改革开放的深化，国有企业虽然数量在减少，但企业的竞争力和影响力却在提升。2007年财富500强企业中，中国国有企业有19家榜上有名。由于国企多年来发展在计划经济的大环境下，市场竞争意识和公共关系理念不强，公关专业的管理和服务介入较晚，随着企业的股份制改革和"走出去"国际化战略的实施，企业对公共关系的认知和实施水平不断

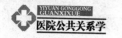
提升，尤其是通过第 29 届奥运会合作伙伴和赞助商计划的实施，如国家电网公司在奥运合作伙伴中提出奥运社会责任理念。

2. 政府公共关系渐行渐热

近年来，以胡锦涛同志为总书记的党中央在执政理念、应对突发危机事件、国家形象对外传播等方面，都有了很大的改善。

（1）危机管理能力不断提高。在 2003 年抗击非典的关键时刻，果断地推行政府新闻发言人制度，由卫生部如实发布疫情相关信息，之后国务院并出台了危机事件突发应急措施。在"5·12"汶川大地震中及时、公开发布真实信息，在国内国际社会的抗震救灾工作中发挥了重要作用。

（2）在国内提出以人为本、构建和谐社会的执政方向。政府对一些涉及人民群众利益的重大问题如医疗体制、水电交通费用等开始听证；一些政府部门开始设立公共关系专门机构，运用公共关系来加强与公众的沟通，如公安系统采用公关手法改善警民关系等。

（3）在国际上更加注重国家形象展示。2011 年 1 月 17 日，由中国国务院新闻办筹拍的《中国国家形象片——人物篇》在美国纽约时报广场大型电子显示屏上滚动播出，中国各领域的杰出代表和普通百姓在片中逐一亮相，让美国观众了解一个更直观、更立体的中国国家新形象。有外媒称：这是中国国家公关时代的到来。

3. 专业公关市场快速发展日趋成熟

政府、企事业单位、民间团体等组织机构对公共关系的需求造就了国内公关市场的快速发展，也为公共关系理论与实践相结合提供了平台，为专业公关公司的服务开创了市场空间。进入 21 世纪的 8 年，公关服务产业的年均增长率超过 35%。2007 年，据对北京、上海、广州等国内主要城市公关市场的调查结果，公关公司数量超过 3 000 家，营业额超过 100 亿元人民币，公关公司之间的兼并收购、资产整合、战略合作时有发生，经过近几年的优胜劣汰之后，公关公司整体专业水平和规范化程度持续提高。

相关链接："奥运"与"世博"为中国公关注入催化剂

2008 北京奥运会的成功举办，2010 上海世博会在上海的举行，都以世界级的国际公共关系理念和实践大大促进了中国公共关系实现跨越式的发展。中国公共关系在这两大世界顶级盛事背景下，呈现了中国公共关系市场持续多年保持 30% 以上的年增长率。为了在竞争中获取更大的优势，在"奥运年"和"世博年"的大洗牌中，公关公司的发展模式也变得越发清晰。

中国国际公共关系协会提供的中国公关行业调查报告显示，近年来，中国大陆公共关系市场继续保持快速增长势头。估测 2010 年度中国公共关系市场年营业额超过 1 亿元人民币。尽管世界遭遇了巨大的金融危机，但是，在"世博经济"的强势拉动下，中国大陆公共关系市场仍将保持非常强劲的增长势头。

在行业规模受奥运会促动增长的情况下，2007—2008 年发生了多起公关公司并购与重组的事件。2007 年 9 月，世界最大的独立公关公司爱德曼国际收购中资公关公司帕格索斯，帕格索斯正式成为爱德曼集团的子公司。3 个月后，2007 年 12 月，爱德曼国际（中国）又与中资公关公司远海鹰结成战略合作伙伴关系。2008 年 1 月，中国传播业的旗舰品牌宣亚国际又与全球最大的整合传播集团宏盟集团结成战略联盟。近两年的公关行业的战略重组，在世博会背景下，更是有进一步加快的趋势。

多起并购与重组的案例都有一个特点，那就是中外合作。这并不是国内外公关巨头们的一时兴起。2008年北京奥运会的成功举办昭示着中国不但打开了国门，同时也开始大步地向国际舞台迈进。外资公关公司看好中国市场，因此希望借力中资公关公司破除"水土不服"的弊病；中资公关公司看好外资公关公司的实力与品牌，希望能借此提升自己，以打入国际市场。可以预见，在"世博效应"影响下，这种互助双赢式的合作将会越来越多。

（资料来源：孟建．走向世界的中国公共关系——对中国公共关系发展问题的若干思考[J]．广播电视大学学报（哲学社会科学版），2010（2）．）

（二）现代中国公共关系行业特点

1. 行业增长迅速，大城市仍是市场重心

中国国际公共关系协会（CIPRA）行业调查报告显示，中国大陆公关市场（不包括港澳台地区）增长势头强劲。

一直以来，北京、上海、广州都是中国公关市场重心。据中国国际公共关系协会估计，以上三个市场占据市场份额达60%以上；其中北京市场占主导地位，中国公关行业排名前10位的国际公关公司，在华业务总部绝大多数设在北京，而90%以上的公司在上海、广州设立了分公司或办事处。由于许多外企在华总部的迁入。因APEC会议的举办，以及成功申办2010年世博会，上海市场成为另一个亮点。但地区经济发展差距使中国公关行业发展不平衡的大量事实表明，最近几年中国地区差别，即沿海省份及其他边远地区的差别非但没有缩小，反而在扩大。目前中国已经是世界上地区差距较严重的国家之一。这些差距不仅表现在GDP的增长上，也表现在社会发展上。虽然二、三级城市的公关市场已经启动，但地区经济发展的差别使中国的公关市场无法平衡发展，中西部地区的行业滞后现象还将长期存在。目前。每个省份均设立了职业培训点和公关员考点。但多数地区，尤其是中西部地区，无论是职业培训还是上岗考试，都只有省会城市才有培训点和考点，这与公关在中国的迅速发展势头极不相称。

2. 国际公关公司与本地公关公司各领风骚

国际公关公司纷纷逐鹿中原，极大地推动了中国公关市场的发展，在加速了中国公关业专业化、职业化、国际化进程的同时，也加剧了市场竞争良好的经济前景和市场环境，使国际公关公司纷纷看好中国市场，试探进入中国市场的各种途径。博雅、奥美、爱德曼、凯旋先驱、宣伟等一大批公关巨头冲入中国市场。他们或与中资公司联营，或在北京等地设立办事机构和业务点。中国加入世贸组织后，在华设立独资公关咨询机构成为可能，一些国际公关公司开始以独资公司形式进入中国市场。作为中国首家外资独资公关企业，科闻一百国际公关公司将北京作为在中国展开工作的总部。国际公关公司通过收购本地公关公司实施本地化战略成为一种发展趋势，奥美收购西岸就是范例。国际公关公司为中国同行带来了最先进的技术手段、国际职业规范和标准，推进了中国公关市场的发展，并对中国公关市场的专业化、职业化、国际化起到了积极的作用。本地公关公司出手不凡，连续几年高速增长，通过近几年的发展，本地公关公司的服务趋于系统化，开始全面涉足公关、广告、营销领域。一些优秀的本地公关公司，如中国环球、蓝色光标、海天网联、宣亚智杰脱颖而出，在业务规

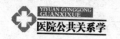

模、服务品质、公司实力以及内部管理上开始与国际公关公司抗衡。

根据中国国际公关协会调查，排名前 10 位的国际公关公司获得了超过 80% 的客户满意度，而前 10 位的本土公关公司则只获得了 60% 的客户认可。在《传播》杂志进行的中国公关公司表现力调查中，本土公关公司在"整体满意度"上的表现也和国际公司存在明显差距。企业在选择公关公司时把"专业性、专业领导团队和投资回报率"作为首要考察的目标，而本土企业在这三个方面都差得较远。

3. 公关市场热点转移，业务范围不断拓展

中国本地的公关公司 90% 以上以 IT 客户为主，全球经济衰退尤其 IT 业的衰退给中国的公关市场发展带来了巨大压力。2002 年是本地公关公司业务转型的一年。汽车、通讯及日常消费品成为市场热点；财经传播、医疗保健公关也受到了重视，公共关系的触角在诸多领域蔓延。随着市场竞争的不断加剧，越来越多的中国企业开始重视公共关系的作用。据业内人士分析：国际公司一般只做单纯的公共关系咨询业务，比如媒体关系、企业战略咨询、政府公关等，但国内公司的业务范围却更为广泛，如会展、宣传资料制作，等等，在很多本土公司内部都专门设有这样的部门。

4. "公关员"成为职业新宠，但高级公关人才匮乏

1999 年 5 月，劳动和社会保障部首次将"公关员"列入《国家职业分类大典》。2000 年 12 月 3 日，全国举行第一次公关员职业资格上岗考试，"公关员"职业资格认证工作从此受到普遍关注。较丰厚的薪酬吸引着更多新人加盟。以 2010 年公关行业调查数据显示：年平均工资水平为 8 181 元/月（比 2009 年的 8 441 元减少了 3.1 个百分点）。客户经理平均月薪 9 135 元（与 2009 年同比下降 6.5%），大学生转正平均月薪 3 335 元（与 2009 年同比增长 12.3%）。然而，公关高级专业人才和高级管理人才依旧严重缺乏，从而制约着公关行业的发展。

相关链接：2010 年公关行业发展分析

2010 年，随着全球经济转暖，我国经济快速增长和结构调整加剧，公共关系市场再次迎来快速增长的发展势头，全年增速超过 25%，比上个年度增长了 5 个百分点。调查显示，90% 的公司肯定 2010 年市场发展，只有 10% 公司认为表现一般。

过去一年中，中国公共关系市场无论宏观面还是微观面均发生了深刻变化。从宏观面来看，中国经济快速增长、结构调整加剧、公共关系需求旺盛并在行业内推动营造了良好的市场氛围；微观面来看，各公司加大转型力度，积极开拓新兴市场和业务，强化内部管理和成本绩效，由单一服务向整合服务发展，取得了可喜的成绩。调查显示，网络公关服务规范、行业相关标准出台、绿公司行动计划、蓝色光标上市等重要举措有力地推进中国公共关系行业的更加积极、健康的发展。

展望 2011 年，公共关系行业将承接当前的良好发展势头，继续快速增长。调查显示，95% 的公司均看好 2011 年的公关市场，只有 5% 的公司认为一般或不太好。

我们预测，2011 年公共关系服务市场将继续保持 25% 以上年增长速度，快速消费、汽车、IT、医疗保健、金融等业务市场仍将是主要服务领域，网络公关、事件营销、城市营销、CSR 等新兴服务将占有更多的市场份额，而政府、非营利组织，特别是城市的公共关系服务需求将形成新的增长点。

我们认为，随着中国经济的强劲发展和国际地位的提高以及改革开放的不断深入发展，公共关系服务需求的不断激发，公共关系行业将迎来又一轮井喷式的发展，公共关系公司将继续加大整合和转型力度，由大到强，由沿海城市向中心城市，由单一服务向整合服务发展。同时，随着蓝色光标成功上市的示范效应，公共关系行业的资本运作和业务整合不断加剧，更多的投资和机构进入这一服务领域，促进行业向更大规模化发展，人力资源的竞争将更加剧烈。

（资料来源：《中国公共关系业 2010 年度调查报告》）

三、中国公共关系行业的发展趋势

对于中国公共关系专业发展来说，有两个重要特征或者趋势值得高度关注。

（1）随着中国经济持续高速增长，中国已经成为全球公共关系的重要市场。这也是国际公司最近几年在中国大肆扩张的核心因素。失去中国市场对任何人来说都是灾难，而这个趋势势必极大地推动专业程度的快速发展。

（2）以互联网为代表的新媒体将重塑媒体格局，从而也从根本上改变公共关系行业的格局。这将是中国公共关系从业者们的历史性机遇。中国在互联网发展的许多方面都走在世界的最前列，我们的网络人口已经是世界第一，对于公共关系行业来说，其沟通方式和传统媒体存在巨大的差异，基于互联网的声誉管理、传播沟通乃至营销推广，从受众到内容到效果评估对所有人都是全新的课题，大家基本上在同一条起跑线上。如果我们把握好机会，在数字媒体传播领域建立我们的竞争优势是完全可能的。其中以蓝色光标、迪思、宣亚为代表的中国本土公司在数字媒体传播上的实践方面甚至已经超越国际公司。在这个领域，我们不仅仅拥有业务规模的优势，还同时拥有专业优势。数字媒体传播已经成为公关公司毋庸置疑的蓝海，谁在这片新的海洋中的专业发展具备更强的能力，谁就拥有未来。

第四节 医院公共关系的兴起与发展

医院承担着为广大人民群众提供医疗服务的责任，与人们的日常生活和生命健康息息相关，是构建和谐社会不可或缺的重要环节。然而现代医院面临着各种纵横交错的社会关系，医院与公众彼此利益相关，又同在一个环境中生存，难免产生一些误解、问题、矛盾和冲突，甚至可能产生公共关系危机事件，轻则影响医院正常的工作生活秩序，重则危及医院的生存和发展。因此非常需要运用公共关系的理论和方法与社会公众进行沟通、协调，通过构建和谐的医院内外公共关系，达到提高医疗水平和促进医院健康发展的目的。

一、现代医院公共关系的兴起

现代公共关系学产生于 19 世纪末 20 世纪初的美国，它是当时美国经济、政治、文化、科学技术等诸多条件综合作用的结果，是社会文明进步的必然产物。20 世纪 80 年代初，公

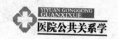

共关系作为一种新的经营管理思想和技术传入中国。近30年来，公共关系这门年轻的学科已逐渐在我国遍地开花，各行各业都开始注重形象管理，追求无形资产，组织文化、品牌形象、全员公共关系等得到了史无前例的关注。

1988年，鲍学温撰文表示，公共关系这一企业管理职能已开始成为医院管理科学需要重视和研究的新课题。进入21世纪，公共关系理论被真正运用到医院管理实践中，这一时期医院公共关系的重点是塑造医院外部形象，一般通过组织会议、提高服务水平等方式来进行医院公共关系管理。

1988年，在安徽医科大学管理学院和同济医科大学卫生管理培干中心，举办了健康教育专业，讲授了卫生事业中的公共关系，并在报章杂志上开始刊载有关公共关系的专业文章，各省、市也相继成立了公共关系协会，在电台广播和出版物中，也逐步开播了公共关系的节目和出版专业书刊。这对促进我国医院公共关系的发展起着重要的作用。

20世纪90年代起，随着我国公众维权意识增强，信息传递渠道增多，医患纠纷呈逐年增长趋势，尤其是03年中国"非典"的爆发，更使各级医疗组织意识到了公共关系危机管理的重要性。本世纪开始，随着我国医疗体制改革的逐步推进，多元办医格局逐渐形成，医疗市场竞争激烈，医院形象塑造意识逐渐增强。公共关系理论开始被真正运用到医院管理实践中，成为医院塑造形象、化解危机、提高医疗服务质量的重要手段。

二、我国医院公共关系发展的背景

（一）医院引入公共关系是市场经济导致的必然

在我国，医院长期被当做纯福利性质单位，"独家办，大锅饭，一刀切，不核算"的弊端严重制约着医院的发展。随着我国社会主义经济体制由计划经济体制向市场经济体制转变，市场这只看不见的手的调控作用也越来越明显。市场经济要求社会组织将自己置于市场的环境下，实现资源的有效配置，接受市场的挑战和考验。医院虽然有别于工商企业，但也同企业一样被推向了市场。医院既是以劳务方式向群众提供健康服务的经营者，又是从服务过程中参与社会商品经济活动的经营者。群众有权利自由选择医院，致使医疗活动已逐步形成了买方市场。如今，企业、军队、私人都在办医院，并且随着我国加入WTO，国外知名医院、医药公司纷纷进入我国，要瓜分中国医疗市场这个大蛋糕。所以国内许多医院的经营管理者已经开始感到市场竞争的现实性和残酷性，以及需尽快提高自身竞争力的重要性和紧迫感。

（二）医院引入公共关系是医院管理模式转变的要求

医院管理模式的转变势必要求管理理念的更新和管理手段的现代化。处于社会大环境中的医院与社会各界有着千丝万缕的关系，如何协调好这些关系，使医院处于最优发展状态，是医院管理者必须考虑的问题。公共关系理论强调"运用沟通手段，内求团结，外求发展，达到组织的最佳发展状态。"医院管理中应用公共关系无疑会改善医院与社会公众的关系，塑造医院良好的形象，使医院走上良性循环的发展道路。

（三）医院引入公共关系是医学模式转变的需要

随着现代医学模式的转变，医院的服务内容进一步拓展开来。从治疗服务到预防服务的扩大，从生理服务到心理服务的延伸，从技术服务到社会服务的迁移，从院内服务向院外服务全方位的拓展，从单纯为病人服务到为健康人服务等的意识转向，这些变化都对医务人员提出了更高的要求，对医院管理本身也提出了新的挑战。公共关系从本质上讲是"塑造形象，协调沟通"，医院工作中应用公共关系就是在医院管理过程中运用传播、沟通手段，树立个性化的医院形象，协调医院内外公众的关系，促进内外各方的理解、信任和支持。它恰恰涉及生物、心理、社会医学模式中心理和社会的方面。医院应该及时调整工作思路，注入公共关系的管理模式，注重医院与病患、与社会公众的协调沟通，突出新医学模式中心理和社会的作用，使医院管理适应新的医学模式的要求。

（四）医院引入公共关系是社会公众的意愿

医院为社会公众提供的商品是服务，那么消费者在医院所消费的也就是这种医疗服务。随着消费者消费观的不断变化，消费者对医院提供的医疗服务也就提出了更新的要求。市场经济制度在我国确立以来，保险由企事业单位转嫁给了社会。现在有的单位虽然仍然有对口的医院，但这种计划经济的残余必将被市场经济的自由择医趋势所取代。因为人从出生到死亡都要与医院打交道，医疗行业可以说是与社会公众的生活息息相关的行业，社会公众更是把目光聚焦到了医院。选择什么样的医院，选择怎样的医护人员，使自己得到最优的医疗服务也是公众的权利，而医院要取信于社会公众，就必须协调好与社会公众的关系，树立起医院的形象，打造好医院的品牌。

三、我国医院公共关系的现状与发展

第一阶段：医院公共关系的萌芽期（1988—2000年）

随着我国公共关系活动的日趋深入，其影响和作用已跨越了传统的企业、商业的范围，逐步渗透到各个事业单位。特别是卫生事业，面对社会全体公众，尤其是医院和社会公众有密切的关系，医院管理走向科学化的过程，也感觉到公共关系的迫切需要，医院组织与其内部公众和外部公众的联系，应该纳入公共关系的轨道，使之正常地发挥作用，这对促进医院发展，取得社会公众的信任和支持是分不开的。

直到2000年，我国提倡社会大卫生观念，要求卫生工作应该让社会多部门参与，应该有社区群众参与。医院工作也要为社区服务，因此医院公共关系工作事实上已经在开展着。特别是在医学模式由生物医学模式向生物、心理、社会医学模式转变，医院要扩大服务，由个体扩大到群体，由院内扩大到院外，由生理扩大到心理，由治疗扩大到预防，由技术服务扩大到社会服务等，这些因素加强了医院公共关系工作的开展的必要性。如我国推行的"2000年人人享有卫生保健"全球战略，全面开展城乡居民的初级卫生保健工作，由政府负责协调和承诺任务，动员全社会各部门共同参与卫生保健工作。这一时期，医院的公共关系活动深入到了社会各个层次，但值得注意的是，作为医院本身并没有主动实施任何公关的活动的意识，而是在政府的号召下被动响应相关与"社会公众相联系"政策而已。

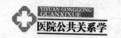

而在这一时期，在美国许多大型医院，均设立有公共关系部，并配备公共关系专业人员从事医院公共关系工作。许多医院公共关系负责人，在医院大厅，迎接和欢送病人，并对来院就诊的病人进行信息传播，使病人了解和顺利接受医生的检查和诊治，同时组织医院工作人员共同为开展医院公共关系工作，承担义务，向病人进行必要的有关疾病诊治和预防保健的医学指导，听取病人的要求，更好地满足病人的需要，做好医院的公共关系工作。

第二阶段：我国医院公共关系发展期（2000年至今）

1. 医院公共关系理论的发展

医院作为一个系统，各部门、各要素间有着内在的联系，同时又与外界环境发生着物质、能量、信息的交换，内部各子系统、各要素间以及医院与外部环境间的协调非常重要。

对于医院内部关系，有学者提出，管理层必须善于疏导和缓解职业应激和负性情绪，改善员工的心理环境，注意他们的行为和心理管理，将管理方法从"单向灌输，机械检查型"转为"双向沟通，耐心指导型"。管理部门应该通过不同形式，了解下层最关心的问题，听取其意见和建议，在和谐的气氛中进行引导，在情感的延伸与交流中提高认识，从而达成共识。

对于医院与外部关系，史一焱等人于2002年发表的《浅议公共关系学在医院管理中的重要作用》一文中认为，在那一时期，医院在对外公共关系方面，实际上处于"半隔离"状态，医院需要与有关部门共同磋商来解决问题，不同部门各有各的政策。如果协调不好，受到损失的往往是医院。因此，他提出从沟通的角度来看，医院是最应该开展公共关系的行业部门之一。本书认为医院公共关系理论的发展对开展医院公共关系的实际工作起重要的作用。

2. 医院公共关系的实践活动

（1）以危机公关为重点。

在这一时期"非典"作为重要的历史事件对中国医院公共关系的发展起着举足轻重的作用。2003年"非典"事件之后，国务院、国务院各部委和地方政府开始广泛确立新闻发言人制度，通过传媒向公众介绍政府的政策，通报某事件的真实情况，就某事件某个问题说明政府所持的立场和采取的措施，并回答传媒的提问。2005年，国务院要求大型医院建立健全新闻发言人制度，继续完善突发事件新闻发布机制。卫生部从2006年1月起，每月10日上午10：00在卫生部新闻发布厅召开新闻发布会（如遇节假日向后顺延），就国内外相关卫生事件进行通报。在做好定时发布的同时，根据需要，不定时开展突发公共卫生事件或其他重大卫生工作的新闻发布工作。卫生部新闻办公室具体负责发布会的组织和协调工作。

当然，目前我国医疗行业新闻发布制度仍没有广泛建立，即使有些医疗机构开展了新闻发布会活动，但仍不够规范。

卫生部新闻发言人毛群安于2007年年初建议医院建立新闻发言人制度，让媒体帮助医院把信息传达给公众。也有人认为媒体在医患矛盾加剧的过程中，起到了推波助澜的作用。例如：2007年3月19日，某媒体刊登题为《用茶水当做尿液样本送检，医院竟化验出"发炎"》的报道，称记者乔装成患者，将事先准备好的茶水当做尿样送到杭州10家医院检测，结果有6家医院检测出"阳性"，即"茶水"有"炎症"。此事引发医疗界和社会广泛关注。4月10日，卫生部新闻发言人毛群安在新闻发布会上正面回应：让医院的尿检程序去检验茶水，无异于打乱了有具体运行环境设定的电脑程序。大家相信该新闻策划的出发点是希望改善医疗服务质量，但由于不了解医疗服务，结果事与愿违。卫生部组织专家研究认为，该报道有悖于媒体记者职业道德的规范要求，是误导公众，不利于维持正常的医疗秩序，不利于构建和谐的医患关系。此次事件很快得以平息。2007 年以后，许多医院意识到建立医院与新闻媒体沟通机制的重要性。

值得注意的是，在这一时期医院公共关系的实践还局限于在一些重大的医疗事件发生前后或出现了有损医院形象的突发事件之后，通过新闻媒体，介绍医院在医疗事件中的社会责任，澄清事实，从而协调紧张的医患关系，处理医疗纠纷。因此本书认为这一时期的医院在公共关系的管理上依旧是被动的，是建立在危机处理基础上的，通过密切与媒体的关系来应对危机公关。

（2）医院公共关系职能部门开始组建。

《2007 年对广州市医院管理中的公共关系状况调查》一文中，通过对调查结果的分析表明：不同级别的医院公共关系管理存在明显差异：一个医院的级别越高，其公共关系意识越强，服务理念也越好。但在设置专门的公关部门和医院级别之间无差异，在这项对广州市 103 家不同医院的调查中，仅有 34.2% 的医院建立了公关部门。

相关链接：2007 年对广州市医院管理中的公共关系状况调查

对广州市不同级别的医院抽取医生、护士、医院管理人员进行了调查和分析，研究了广州市各医院目前的医院公共关系的状况，为推动我国医院的管理与改革工作，提高医院的管理水平提供参考。

调查来自广州市 103 家不同级别的医院的医生、护士、医院管理人员 320 名。发放问卷 320 份，回收 305 份，回收率为 95%。采用自行设计的《广州市医院公共关系的现状调查表》，内容包括医院的基本情况、服务理念、医院公共关系的现状等。

首先，对不同级别的医院公共关系的差异情况进行调查。在对不同级别医院的医院公共关系进行调查时，发现在已设立专门的公共关系部门的医院中，三级医院占 72.3%，二级医院占 18.8%。在调查邀请上级参与医院活动时，可以看出，三级医院占 67.4%，二级医院占 22%。在医院参加的义诊活动中，三级医院占 70.1%，二级医院占 23.4%。在参与疾病宣传的活动中，三级医院占 67.3%，二级医院占 23.1%。在设立专门的公共关系部门、上级参与医院的活动、医院参加义诊及参与疾病宣传的活动，不同级别的医院有显著差异。而在医院是否已经设立突发性事件的专线电话的调查中，已经设立了专线电话的三级医院占 57%，二级医院占 30.9%，一级医院占 12.1%。不同级别的医院在设立突发专线上无明显差异，这说明各级医院公共关系的危机管理意识不强，危机公关工作水平有待提高。在调查中发现，医院的等级与医生对待病人的态度、护士对待病人的态度及科室导诊服务工作呈正相关，由此看出，一个医院的级别越高，其公共关系意识越强，服务理念也越好。

从调查中发现：在设置专门的公关部门方面，不同等级医院无差异。这说明不同等级的医院在机构设置方面的意识都比较缺乏。而在上级参与医院活动、义诊、疾病宣传方面有显著差异；在设立突发事件专线方面，不同等级的医院有差异，这说明医院的等级越高，管理水平越高，公共关系意识较强，危机管理意识也较强。对可能转化为危机的事情有预见性，医院的公共关系状态也较好。

其次，对医院设立公共关系部门的情况进行了调查。通过分析发现已经设立了专门的公共关系部门的医院占 34.2%，没有设立的医院占 65.8%。在调查医院设置专职的人员来拓展业务是否有必要时，77.4% 的医务人员认为有必要，只有 2% 的人认为没有必要。而在调查一些由专门的公关部门担任的工作时发现，接待来访的工作有 53.6% 的医院是由医院办公室负责的，由医务科负责的占 21.2%，由党委办公室负责的占 5.5%。编印刊物的工作 28.3% 是由医院的党委办公室负责的，由医院办公室负责的占 22%；回应投诉更多是由医务科处理的，占 63.4%；投稿报道的工作 25.2% 是由医院的党委办公室负责的，22.7% 的医院是由医院办公室来处理的。

这一调查结果表明，医院公共关系工作在我国才刚刚起步。基本上处于一种松散的组织状态，相当多的医院还没有设置专门的公共关系机构，医院的公共关系分别由医院办公室、医务科等各职能部门分别承担。

（资料来源：谭一笑. 广州市医院公共关系状况调查分析[J]. 中国医院管理，2007（4）.）

（3）医院公共关系实务全面展开。

随着医疗市场竞争的加剧，医院在经营管理中越来越意识到公共关系的重要性，充分发挥公共关系在医院营销、形象塑造、危机管理、沟通协调等方面的重要作用，医院公共关系实务全面展开。

① 医院公关营销兴起，重视医院品牌建设。

公关活动是医院重要的营销手段。随着医疗市场竞争的日益激烈，展开恰如其分的公关营销活动是医院品牌建设的一个重要方面，医院甚至把"客户"理念逐步引入到了医院管理中。有的医院成立了专门的客户服务中心，使医院的战略中心从关注"医疗服务产品"向"关注客户"转变，客户已经成为医院获得社会效益和经济效益最重要的资源。"保持客户，赢得客户"的理念成为医院经营的宗旨。着眼长远发展，医院必须向就医的顾客提供更好的优质服务和人文关怀，全面贯彻和体现"以客户为中心"的服务理念，为就医顾客提供诊前、诊中、诊后等完善、全面、高品质的一体化服务，这样才能保证医院的生存与发展。

例如：在 2004 年 6 月的中国国际公共关系大会上，根据对上海 3 个社区的抽样调查（样本量为 2 000 人）表明，有 55.4% 的被调查公众认为瑞金医院为公众更信赖有责任和信誉的医院，另外 28.1% 的调查公众认为该医院是以技术见长的医院，16.5% 的公众认为该医院具有优良服务态度。以此，上海瑞金医院申报的"医疗卫生体制改革影响下医院品牌的建设与推广——瑞金医院品牌建设案例"获得金奖。这表明我国已有医院在品牌研究、塑造与维护，重视向社会与公众传播方面取得了令人瞩目的成绩。

② 医院公关的重心逐步转向为医院形象塑造。

在医疗市场竞争异常激烈的今天，医院为了不断发展和扩大自己的市场份额，都非常注重塑造、强化自身的形象，因为特定的医院形象对患者及社会公众的心理有着特定的影响作用。医院在社会公众的心目中具有良好的形象，就可以大大增强医院的市场竞争能力。

目前，医院公关的主要手段有：印制各种教育宣传资料，通过采用科学引导和教育的方式，让公众了解医疗机构的产品和服务；聘请医院形象大使，通过他（她）们的活动推动医院的品牌形象；策划医院新闻通过医院公关人员创造出对医院、医疗服务或有关医务人员的有利新闻（如：向社会宣传医院取得的重大成就、受到的表彰）；举办相关公益活动，如针对某些公益事业捐赠金钱、义诊活动、特殊救治等以提高其公众信誉；利用医疗相关事件，通过安排一些特殊的事件来吸引公众的注意，如新闻发布会、健康进社区宣讲活动、特殊手术、特殊疾病的诊治等。

这表明医院开始积极地开展正面的公关，已经不再停留于突发事件以后危机公关的层面了，它引导社会公众对医院形成正确认识，建立医院在公众心目中的形象，不仅对医院的可持续发展具有积极的推动作用，而且可以更进一步改善医患关系。

③ 信息化管理被引入医院公关关系的管理中。

在医疗改革的大背景下，医院管理者的竞争意识和危机感不断增强，在努力实现"被动等待——主动服务患者"观念转变的同时，也不断尝试和创新各种管理理念和工具来吸引和留住病人。

首先，医院网站建设是一个重要的表现形式。医院通过自己的网站建设，在网上与社会公众或患者互动，不仅能使社会公众快捷地了解医院的特色和专长，更有利于社会公众或患者与医院之间信息交流，也有利于提升医院的品牌形象.

其次，随着医疗市场竞争的加剧，HCRM（Hospital Customer Relationship Management）系统开始引入医院公关关系的管理中。它的主要目的是通过建立 HCRM 系统，想方设法为客户提供全方位的、满意的服务，以维持和保留现有客户，吸引潜在客户，去提高医院的核心竞争力。

综上所述，作为社会组织一员的医院，它与社会环境之间的关系十分密切，医院能否生存与发展，组织目标能否实现都与这些社会关系密切相关。比如与政府及上级主管部门关系，与患者、媒体、同行关系，与社区关系，等等。医院与他们的关系是客观存在的、不容回避的。因此，如何运用公共关系手段与其进行良好的沟通，以求得相关公众的支持、理解、信任、合作，成为医院管理者面临的一个重要课题。

医院公共关系尚处于一种有待发展的状态。医院公共关系活动更多还停留在自发阶段，缺乏周密的调查和计划，没有明确的指导思想，目的较模糊，内容比较单一。医院虽然为保障大众身心健康做了大量工作，然而在公众、媒体的评价中，我们依然能感受到公众对医院的信任危机，可以说医院的公共关系一定程度上还处于不良状态。因此，医院公共关系工作的开展，无疑具有相当的紧迫性和巨大的工作空间。自觉的公共关系工作的开展，应当提到医院日常管理工作上来。

思 考 题

1. 评析菲尔斯·巴纳姆"凡宣传都是好事"和"愚弄公众"的观念。
2. 为什么艾维·莱德拜特·李被誉为"现代公共关系之父"？
3. 论述我国公共关系发展的几个阶段。
4. 论述我国医院公共关系的发展背景。

【案例分析】 某市中心医院举行患儿救治状况的新闻发布会

2009 年 9 月 16 日下午，某市中心医院召开"食用某奶粉患儿救治情况"新闻发布会，就医院在救治患儿的措施向媒体记者做了详细介绍。光明日报记者站，某日报、晚报等 8 家媒体的记者参加了此次新闻发布会。由文化中心主任主持，医院院长及副院长，医务部主任参加了发布会。

某院长根据卫生部办公厅和省卫生厅下发的通知要求，介绍了医院当前对"食用含三聚氰胺奶粉性婴幼儿泌尿系统结石"的紧急诊疗工作方案。医院成立由院长任命组长，各分管副院长及各部门办主任为成员的领导小组，一切工作从切实保护儿童身体健康，维护社会稳定的大局出发，落实岗位责任，严格监督检查，做好组织、人员、设备、物资等方面的调配，随时应对突发患者特别是重症患儿的救治。在对患儿的诊断治疗上，医务人员严格按照卫生部制定的诊断标准科学诊断、严格鉴别、防止误诊、漏诊，对确诊患儿实施免费治疗。将检查、治疗情况每日10时准时向上级主管部门报告。院长强调，对食用该品牌婴幼儿配方奶粉的婴幼儿应及时到医疗机构就诊以便早发现、早诊断、早治疗。采取科学的内科保守治疗，可以很快治愈，请广大市民不要过于恐慌。目前医院已经初步筛查了3 600名儿童，确诊2名患儿，没有过重的症状，一般情况良好。院长还就各媒体记者的提问做了详细说明。

新闻发布会后各大媒体广泛进行了宣传和报道，不仅消除了奶粉事件对群众造成的恐慌心理，该市中心医院还得到了广大市民的交口称赞。

1. 思考：根据案例分析，在面对突发事件时，医院是如何应对的？
2. 讨论：医院在处理该事件时，还有什么地方不足之处，请提出具体的建议。

第三章　医院公共关系主体

　　随着我国医药卫生体制改革与构建和谐医患关系逐渐步入关键时期，公共关系在医院处理与患者、政府、新闻媒体等各方面的关系中开始发挥越来越重要的作用。医院公共关系作为公共关系学科的一个分支，其主体与政府、企业、事业单位等有共同性，但也有一定的差异性。因此，要使医院公共关系在医院事业的发展中充分发挥其应有的作用，就必须了解医院公共关系主体的含义、要素，掌握医院公共关系机构的职能，熟悉医院公共关系工作人员所应具备的基本素质和能力。

第一节　医院公共关系主体的含义和要素

一、医院公共关系主体的含义

　　主体是相对于客体存在的，在哲学上是指对客体有认识和实践能力的人，是客体的存在意义的决定者。一般来说，公共关系是由三大要素组成的，即主体（社会组织）、客体（公众）和中介（传播媒介）。公共关系的主体是指发动、组织、实施和控制公共关系活动的社会组织团体。它是公共关系任务的执行者，是实现公共关系功能的实施者。因此，医院公共关系的主体是医院，它是医院公共关系工作的发动者、实施者和控制者。医院公共关系主体包括实质主体（医院），以及实施主体（医院的公共关系专门机构和公共关系工作人员）。在各种公共关系活动中，医院总是居于主体地位，策划开展各种公共关系活动。

二、医院公共关系主体的要素

　　医院公共关系主体要有效地开展公共关系活动，还必须具备公共关系意识、公共关系机构和公共关系工作人员三大要素。缺少了这三个基本要素中的任何一个，就不可能成为真正意义上的医院公共关系主体。因为只有真正意义上的公共关系主体，才能自觉地、有意识地开展公共关系工作。

（一）公共关系意识

　　公共关系意识又称公共关系观念。从人类发展的进程中可以发现，人类的差别主要来源于观念上的差异，因此，对于公共关系主体来说，公共关系意识是至关重要的。公共关系意

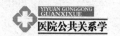

识是指人们对医院公共关系的本质、特点、运行措施和目的等的看法和认识。只有具备了正确的指导思想，并用其武装头脑，增长知识，支配行为，才能自觉地开展公共关系活动，也才能成为真正的公共关系主体。否则，仅仅是被动地采取行动，不能够取得良好的效果。

（二）公共关系机构

公共关系机构主要是指医院专门从事公共关系工作和管理公共关系工作人员的职能部门。特别是随着市场经济的深入发展，公共关系的职业化特点越来越明显，因此，医院需要有专门的部门来从事公共关系工作，开展公共关系活动。公共关系机构不但可以增强医院公共关系管理工作的专业性，而且还能为医院公共关系人员提供相关的培训，普及和强化医院的公共关系观念，使公共关系工作人员更专业、更称职。因此，公共关系机构的存在是医院公共活动开展的指挥机构，发挥着不可替代的重要作用。

（三）公共关系工作人员

公共关系工作人员是公共关系活动的具体组织者、实施者，包括专职公共关系人员和事实上担负或兼任公共关系工作的人员。一个医院除具备了公共关系意识和机构外，还需要有人负责实施和操作，将公共关系工作落到实处，这就涉及具体的工作人员。在公共关系实践中，公共关系主体常常是由组织团体中的某些人代表主体开展公共关系活动，行使公共关系主体的权力。也就是说，公共关系人员是公共关系主体的代表者，如果没有一批从事公共关系工作的人员，医院当然无法成为名副其实的公共关系主体。

总的来说，医院公共关系主体构成的三个要素是相互联系，密不可分的。只有公共关系人员具有了公共关系意识，并通过公共关系机构进行公共关系管理，由公共关系工作人员负责开展和实施公共关系活动，才是一个完整的公共关系主体。因此，公共关系意识、公共关系机构、公共关系工作人员三者之间是相互联系、相互影响、相互促进的关系。

第二节　医院公共关系主体的意识

公共关系的目的是内求团结、外求发展，即通过公共关系的主体与公众之间发生各种社会互动，形成良好的社会关系，以促进医院的成长与发展。医院公共关系是医院通过对自身形象的认识和定位，从而开展医院与工作人员、患者、政府、新闻媒体等公众之间的交流、沟通，以获得大家的理解、支持、信任与合作。医院公共关系主体的意识是医院顺利开展公共关系工作的基础，对医患关系的改善来说将起到非常重要的作用。因此，公共关系主体首先要具备相应的观念或意识，其次才是开展具体的公关活动。

一、服务意识

社会是一个有机联系的整体，各个组织间相互联系，密不可分。医院是以诊疗疾病、照料病人为主要目的的医疗机构，是运用医学科学和技术，对病人、特定人群或健康人群提供医疗、预防、保健和康复等服务的场所，通过医务人员的集体协作，以达到保障人民健康的目的。医疗卫生服务体系的构建、发展、改革与管理，是政府和广大人民群众最为关心的关系国计民生的大事，也是我国卫生工作的重点之一。而且，随着医学模式的转变，医院在为就医顾客提供高水平的物质性服务时，还必须提供精神方面的服务，因此，无论从适应现实的竞争环境，还是满足患者就医的医疗需求，都要求医院必须树立全新的服务理念，满足就医患者各个方面的需求。

医院公共关系主体的服务意识包括：

（1）医院的服务承诺。它意味着服务的标准化和无差错的准时完成工作的能力。如对待急诊病人，医院能够快速地按照有关程序处理好病人的问题。

（2）帮助患者并迅速提供服务。让病人等待，特别是无原因的等待，会对医院质量的感知造成不必要的消极影响。在医院，必要的等待是不可避免的，排队的现象司空见惯；就医的过程过于重复和复杂，诊室的布局不清晰，转弯抹角，这样就自然会影响病人对医院服务质量的感知。这就需要我们医院的管理人员在提高医疗服务质量时特别加以注意。

（3）医院的员工所具有的知识、礼节以及表达出自信与可信的能力。主要有如下的特征：完成服务的能力，对患者的礼貌，与患者有效的沟通等。

（4）设身处地为患者着想和对患者给予特别的关注。作为医院的服务人员来说，这一点尤为突出，因为所有患者到医院来都是寻求某种帮助的，更需要得到特别的关注。

由于医院是社会医疗的主要形式，而卫生事业具有极强的社会公益性，无论是公立医院还是私立医院都要以治病救人为目的。所以，作为公共关系的主体，医院必须要为其公众提供良好的医疗服务，应该具备服务意识，不断地为病人提供优质服务。一方面，通过不断传播医院的理念以及治病救人的事例扩大其知名度；另一方面，通过提升医院自身的医疗水平和服务水平来提高美誉度，即让人民"看好病"。

二、质量意识

质量是医院的生命。医术不好的医院是不被人们重视的。医院如果不能及时治愈患者的疾病，就不会吸引更多的患者。如果医院滥用药品，经常发生医疗事故，更是会让患者望而却步。因此，医院的质量不仅影响医院的患者就医情况，还左右着患者对医院的印象和评价，甚至还关系到患者的生命安全。按照消费心理学的原理，当顾客在遇到不满意的服务或者是购买了不合格的产品后，他们中很大部分人会采取抱怨行为，在自己的朋友、亲戚、同学、同事之间口口相传。俗话说"好事不出门，坏事传千里"，这种一传十、十传百的人际传播形式，在公众之间具有较高的可信度，极易在患者和人群中产生诸多不良影响。医院是通过为社会公众提供医疗护理服务，来赢得广大公众的理解、信任、合作和支持，以塑造良好的组织形象。对医院来说，医疗服务就是医院的产品，其质量好坏，将直接影响到医院的自身形象。只有保证质量，医院才能使内部工作人员对组织充满自豪感、荣誉感、归属感，团结内部，凝聚人心；对外部公众才能增强吸引力，塑造良好形象，赢得信任和支持。医疗服务质量涉及医院的整体声誉和形象，是医院的核心，因此，医院的质量更多地体现在医疗服务质量上。

社会上常见的医患问题和矛盾主要集中在看病贵、看病难和医疗纠纷的处理上。一方面，多年来我国实行"自收自支、自付盈利"的管理体制，鼓励了公立医院的创收冲动。尽管近年来国家实行基本药物制度，规定基本药物"零差率"；卫生部也要求相关医院降低"用药收入比重"。但是，一些医院却私下提高了"设备检查收入比重"，多开大型设备检查，导致病人"过度检查"，造成"过度医疗"现象屡禁不止，患者看病贵等问题难以得到缓解。此外，部分医护人员工作责任心不强，没有摆正服务心态，对患者和家属的态度比较冷淡，不愿意多予解释和沟通；部分医护人员工作不够尽责，医院就诊病人较多等情况容易导致医疗事故层出不穷，医疗纠纷难以处理。另一方面，患者和家属由于缺乏医疗常识，易产生"医学万能"的想法，对医院寄予过高的期望，最后导致医患信任危机，医患矛盾加剧。

高质量的医院不仅能使医护人员获得荣誉感、自豪感，强化内部职工的凝聚力，还能增加对外部人才的吸引力；而质量低劣的医院往往人心涣散，对外部人才更无吸引力。质量是外求发展的基础。只有高质量的组织才能赢得外部公众，才有现实的发展条件，才有远大的发展前程；低质量的企业是很难得到外部公众的合作、理解与支持的，即使得到了也会很快失去。所以，要构建和谐的医患关系就应该提高医院的质量。一是应该树立以病人为中心的工作理念，多为患者着想。教育医护人员要合理使用各项辅助检查，尽量用医保范围内的药，节省病人的费用。二是要规范医疗程序和标准，减少误诊事故和手术事故，降低医疗纠纷发生的机会。三是要加强医护人员与患者和家属的沟通、交流，通过平实、简洁、易懂的语言让他们了解治疗过程中的问题，理性看待医学有限的现实。

三、形象意识

在市场经济竞争日益激烈的今天，无论是企业、事业单位，还是政府部门，良好的组织形象都是其最重要的无形资产，它关系着组织的生存和发展。组织形象是公众对组织的整体评价和反映，它既有内容的因素，也有形式的因素。任何组织要想获得社会公众的认可，占有一席之地，都必须提高自己的知名度和美誉度，塑造良好的组织形象。

社会组织的完整形象 CIS（Corporate Identity System）可以看做是理念识别系统 MI（Mind Identity）、行为识别系统 BI（Behavior Identity）、视觉识别系统 VI（Visual Identity）的综合体。总的来说，组织形象应是真、善、美的统一，是要把自己的内在精神理念透过具体的行为活动展现出最美的效果。对医院来说，组织形象既包括内在的要素，如医院的病房、病床设施，医疗设备，人员配备，医生医术，医院的规章制度，医院文化等；也包括医务人员的外在形象、服务态度、医院的名称、形象识别系统等外在要素。如果一所医院服务态度好，患者康复快，疾病治愈率高，就会在社会上形成良好的声誉，使病人情愿千里求医。因此，医院公共关系的目标就是在公众中树立崇高的信誉和良好的形象。

然而，由于医院这一主体的特殊性，它与人们的日常生活和生命健康息息相关，与社会公众彼此利益相连，日常互动和交往的过程中难免产生一些误解、问题、矛盾、纠纷和冲突。因此，医患矛盾是医院发生的最常见的公共关系纠纷，特别是在社会转型期，各种社会矛盾都有可能在医院的医疗服务过程中暴露出来。据卫生部统计资料显示，2006 年，全国医疗暴力事件共发生 10 248 件，到 2010 年陡增至 17 243 件。例如，2011 年 9 月 15 日，北京某医院耳鼻喉科主任徐某被其患者砍成重伤，其后，该医院的部分医生罢诊抗议；8 月，南昌市某医院患方家属与医院保安共 100 余人互殴，致 15 人受伤、3 辆面包车被毁；2012 年 3 月，哈尔滨市某医院住院部，1 名患者家属疑因医患纠纷将 1 名医生捅死，并造成 3 人受伤。医患纠纷处理不当，就可能逐步激化，轻则影响医院正常的工作生活秩序，重则甚至演化为群体性事件，危及医院的生存和发展，损害人的生命。

良好的医院形象是医院的无形资产。它可以提升患者对医院的忠诚度，吸引患者到医院就医，还可以增进社会各界对医院的理解、支持和信任；同时，对医院内部来说，可以吸引和留住人才，增强内部工作人员对医院的归属感和内部凝聚力，提高医院的医疗水平。因此，医院非常需要具有形象意识，在公众心目中树立较高的美誉度，才能促进医院的长远发展。

四、危机意识

随着中国 2001 年加入 WTO，各种民营医院、合资医院、外资医院等私立医院悄然崛起，医疗服务市场的竞争更加激烈。目前，国家已经开始逐步采取一系列有效的鼓励政策，引导社会力量参与医疗卫生事业的发展。如 2010 年国务院办公厅下发了《关于鼓励和引导民间投资健康发展的若干意见》（以下简称《意见》）。《意见》要求：支持民间资本兴办各类医院、社区卫生服务机构、疗养院、门诊部、诊所、卫生所（室）等医疗机构，参与公立医院转制改组。支持民营医疗机构承担公共卫生服务、基本医疗服务和医疗保险定点服务，并切实落实非营利性医疗机构的税收政策。2012 年 2 月 15 日的国务院常务会议上，温家宝总理指出把"继续推进全民医保，巩固基本药物制度，深入推进县级公立医院改革和城市公立医院改革试点，加快形成对外开放的多元办医格局。"纳入 2012 年深化经济体制改革重点工作。可见，在宏观层面上，我国将要形成政府举办的公立医院、民营医院、私立医院、股份制医院等多种所有制医院并存且相互竞争的医疗服务格局。同时，由于医院主要提供医疗服务，在一定程度上具有特殊性和危险性，可能会经常发生各种形式的医患冲突，甚至是医疗事故，产生危机情境，因此，医院公共关系主体应该具有危机观念。

巴顿（Barton）认为危机"是一个会引起潜在负面影响的具有不确定性的大事件，这种事件及其后果可能对组织及其员工、产品、服务、资产和声誉造成巨大的损害"。危机具有破坏性、突发性、紧迫性、公众性四个特征。医院发生的危机事件主要是突然的、严重损害组织形象，给组织造成严重损失的事件，比如医患纠纷、医疗事故、医闹等，会让医院处于社会舆论压力之下，使医院失去公众的信任，影响医院的生存和发展。目前，很多医院都缺乏危机意识，以至于近年来医患关系紧张、医疗纠纷、医疗服务投诉等医院公共危机呈现明显上升的趋势。

引起医院与各方关系紧张的原因是多方面的，错综复杂的，总结起来主要有以下方面：

（1）医院自身的问题。这主要是医院的工作方式、规章制度、运行机制等因素造成的。如因医护人员缺乏责任心而产生的医疗差错，导致医疗纠纷；部分医护人员收受患者和家属红包，以及医药公司的回扣等行为；服务态度不端正，态度恶劣；多开药品，过度检查；医疗质量存在问题导致医院信誉降低。

（2）社会层面的问题。目前，我国法制建设还处于不断地完善之中，针对医疗纠纷的法律也还有诸多的漏洞，这也为医院在面临医疗纠纷的过程中如何正确应对造成了一定的影响。此外，由于医药费用增长过快，公众负担加重，将其归罪于医疗卫生行业自身的问题，且社会舆论导向也存在一些失实报道，这更是加深了公众对医院的误解，损害了医院形象。

而且各医疗机构之间也存在着一些不公平竞争现象，伺机对其他医疗机构进行污蔑和诽谤。

（3）病人方面的原因。部分患者和家属缺乏医学常识，对医学知识不够了解，特别是随着现在医疗技术水平的不断提升，部分家属和患者抱有"医学万能"的思想，对医院期望值过高，认为医院治不好病就是医院、医生没有尽责。最终使患者及家属对医疗服务不信任，不配合治疗等，这些都容易造成医患关系紧张。

面对各种危机，如何以积极的姿态塑造和传播医院形象，并正确处理好医院在日常面临的各种危机，是医院应该认真思考的问题，而不同的处理方式和态度将带来不同的结果。因此，医院要时刻具备危机意识，学会危机管理。

第三节　医院公共关系机构的类型和职能

随着中外公关市场的逐步接轨、市场运作规则的更加健全和规范，中国社会的公关已经逐步摆脱了 1980 年代初以来的阴影，开始进入专业化公关的轨道。公关的实务从内容到形式都得到了极大的丰富，公关从企业公关、政府公关发展到各行各业。公关手段和技巧也更为丰富，从一般的新闻发布、媒介宣传、市场推广的营销公关，到政府关系协调、大型活动策划，等等，甚至从简单项目执行发展到高层次整合策划和咨询。业务操作规范也更趋于国际化、标准化。其中，医院公共关系职业化水平也得到了一定程度的提高，公共关系的专门机构应运而生。医院公共关系机构主要是医院专门从事公共关系工作和管理公共关系工作人员的职能部门，它是医院公共关系职能得以正常发挥的重要保证。

一、医院公共关系机构的设置原则

医院公共关系机构是指医院内部负责公共关系工作的专业职能部门。在我国，随着医院管理水平的提升，公共关系的重要性日益突出，许多医院都开始注重在日常管理中运用公共关系的理论和方法。但是，由于医院性质不同，管理体制存在差异性，以及规模、层次的区别，公共关系机构的设置和名称也不同。总的来说，设置一个有效的医院公共关系管理机构，需要医院领导对公关工作的重视，才能有出众的公关工作领头人，以及训练有素的公关人员。在医院设置公共关系机构时，应遵循以下原则：

（1）目标原则。医院公共关系部门的机构设置，需要根据不同医院的工作目标、所面临的不同社会公众的特殊性来确定。2007 年年底，全国卫生机构从业人员达 31.5 万人，共有医院 19 900 个、卫生院 4 万个、社区卫生服务中心（站）2.4 万个、妇幼保健院 3 007 个。根据医院的功能、任务和提供的服务不同，我国医院的类别分为综合医院、中医医院、中西医结合医院和专科医院（如口腔医院、妇科医院、儿童医院、肿瘤医院）；按照国家卫生部《医院分级管理标准》，医院的级别分为一级、二级和三级，每级再划分为甲、乙、丙三等，其中三级医院增设特等。不同级别的医院，规模、功能和性质存在很大的差异，所面对的公众也具有其特殊性。因此，医院在设置公共关系机构时应该考虑自身的实际工作目标。

（2）协调原则。医院在设置公共关系机构时，要考虑到其他科室的具体情况。它不同于医院中的一般职能部门，应该起到与组织内部的各个部门相互协调的作用，做好全方位、多层次的沟通工作。首先，医院公共关系机构要与医院内部的各个科室、部门相互协调。因为一个组织的公共关系目标的实现，要依靠各部门的相互配合、共同努力。在相互配合过程中，医院公共关系机构与其他部门一起构成了组织管理的一个大系统，而公共关系部门则是其中十分重要的并起着组织、沟通、协调乃至维系这个大系统作用的一个子系统。其次，医院公共关系机构内部层次结构和工作人员也应相互协调，以便充分发挥它本身的作用。再次，医院公共关系工作机构应对医院决策层与医院内部工作人员和外部公众的关系起积极作用。通过建立双向沟通的信息传输和信息反馈的通道，创造良好的协调条件。

（3）精简原则。医院本身就是一个多层次、多结构的组织，因此，医院公共关系机构必须按照精简原则，规模不宜过大，人员不宜过多，强调精干，专业性强。按照精简原则，可以保证医院在出现各种医患误解、矛盾、纠纷时，公共关系机构可以反应快、行动力强，及时高效地处理问题。

（4）权威性原则。医院公共关系的目标是为了医院的荣誉和形象，它关系到整个医院的生存和发展，因此，公共关系机构在医院管理中十分重要，要使它具有一定的权威性。如果按照一般机构设置的方式，让公共关系机构和医院内部其他机构处于同等的地位，其他部门可能会干扰其工作，不利于发挥最优作用。因此，医院公共关系机构可以作为医院高层的管理机构，其负责人应该进入组织的决策层，或者直接向决策层汇报、建议和参与决策层讨论的权力。医院公共关系机构是否具有权威性将决定着公关工作是否能够顺利开展。

此外，医院公共关系机构设置还应该遵循复合性，即机构内部人员应该各有特长而不仅仅是单一的活动设计、新闻传播。

二、医院公共关系机构的特点

医院公共关系机构既有一般公共关系的特点，又具有不同于其他行业的特色。从医院公共关系的性质看，主要具有下列特点：

（一）专业性

医院公共关系机构是贯彻医院公共关系思想、实现医院公共关系战略目标，开展医院公关实务的专业机构。医院公关人员还应该有一定的医学背景知识和受过公共关系专业训练，具备公共关系知识和技能的专业人才。因此，公共关系部门在组织上和工作内容上必须保持其专业化的特点。在组织上，医院公关机构必须有明确的公共关系意识或观念、接受过专业训练、具有开拓精神的公共关系专职人员；在工作内容上，必须集中精力去做与实现医院的公共关系目标有关的内容，而不是医院的办公室、医务科、宣传科等部门，更不能仅仅把它视为医院的宣传、接待、联络沟通、行政事务之类的部门。

（二）协同性

医院是一个大系统，由医疗、教学、科研、管理、信息等诸多的子系统组成，各个要素之间或系统间相互联系、密切配合。因此，医院公共关系机构需要组织内部的各个部门相互

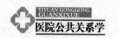

配合，公共关系部门必须与组织内部的各部门保持密切、良好的工作关系。一方面，医院公共关系机构要协调医院各部门的利益和活动，使之更好地与医院整体利益相匹配，更好地实现医院目标。另一方面，医院公共关系机构要协调好与外部社会环境的关系，为医院创造良好的内外部环境。

（三）服务性

医院公共关系机构必须明确自身的服务性特点，它不是业务部门，也不是领导部门，而是具有服务性质的高层次管理部门，为医院各职能部门提供信息交流和咨询服务；各个职能部门成员及其思想意识、工作作风都要适应这种服务性质的特点。

（四）精简性

医院公关机构应力求人员结构合理，规模适当，应变能力强，工作效率高。即要求医院公共关系机构能够正常处理医院的各种纠纷，保证各项公共关系活动的正常开展。

（五）适应性

随着国家医疗卫生体制改革的逐步推进，医院公关机构将会面临许多新的问题和新的情况，因此，要做到和医院发展相适应，能随着医院主导因素的变动，灵活地进行调整。同时，在新的环境下，结合医院实际适当开展公共关系活动。

三、医院公共关系机构的类型

从我国医院管理的情况来看，各个医院的公共关系机构存在着差异，某些大型的医院设立了"公共关系部""公关事务部""医疗公共关系部""医患关系部"等，有的小医院还不足以成立专门的公共关系机构，也设置了专职或者兼职的公共关系工作人员。医院公共关系机构的设置没有统一的固定模式，而是随着医院的发展和改革不断变化。但是，综合各种关于公立医院、私立医院的管理模式，医院公共关系机构的常见类型主要有以下3种：

（一）院长直接负责型（如图3.1）

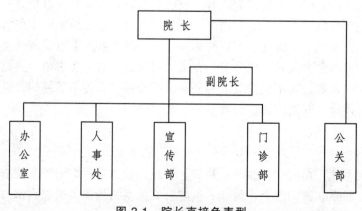

图 3.1　院长直接负责型

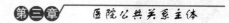

院长直接负责型是指由医院的院长直接领导和负责公共关系部。这种类型的公共关系机构体现了医院对公共关系部的重视，具有较高的权威性。日常工作中，由于其级别和层级比其他部门稍高，因此，权力更大，产生的作用也大，效率比较高。

（二）部门并列型（如图 3.2）

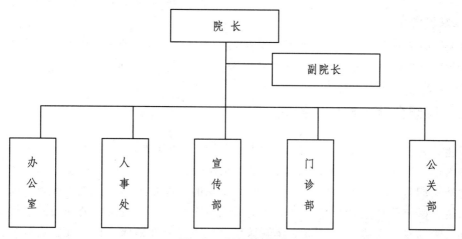

图 3.2　部门并列型

部门并列型的公共关系部在我国各个医院是比较普遍的一种形式。它与医院其他职能部门地位平等。同时，与医院的最高决策层有直接联系，可以保证对医院的领导决策产生直接影响，有利于公关目标的实现。不过，其权威性要低于院长直接负责型。

（三）部门所属型（如图 3.3）

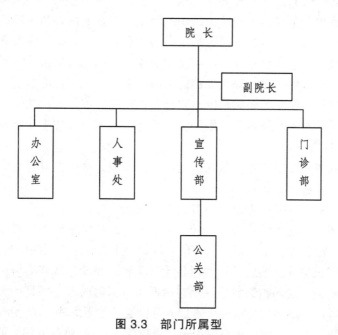

图 3.3　部门所属型

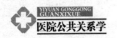

部门所属型的公共关系部不是独立的一个部门，而是附属于医院内部某一职能部门，如办公室、宣传部等，这种类型的公共关系机构在医院处于第三层级。按照医院领导对各部门的功能划分来进行归属的，只是某一部门具有公共关系这一功能。这种类型在早期医院公共关系机构中比较常见，其权力有限、人员较少、缺少专业性，所以，作用发挥受到一定的限制。

【课堂思考】

举例说明某一医院公共关系部的工作范围。如果该医院没有公共关系部，分析其哪一部门的工作职能接近公共关系部，并分析与公共关系部有什么异同？

四、医院公共关系机构的职能

职能是人、事物、机构所应有的作用。机构的职能主要包括机构所承担的职责、权力、作用等内容。医院公共关系机构的职能是指医院公共关系对个人、社会组织及整个社会所担负的基本职责和所发挥的作用。医院公共关系的职能是由其工作性质和目的所决定的。总的来说，医院公共关系职能主要是塑造医院组织形象、沟通协调公众关系、提供决策咨询建议、策划专题活动 4 个方面。了解医院公共关系的职能将有助于我们有效地开展公共关系活动。

（一）塑造医院组织形象

在市场竞争日益激烈的现代社会，形象越来越重要。无论是 1 个人，还是 1 个国家、城市、企业、组织，都有自己的独特形象。如今，塑造形象已经成为各种组织高度重视的首要问题。按照国内著名公共关系专家秦启文教授对组织形象的界定，组织形象就是指公众对组织的整体印象和评价。秦启文教授认为组织形象是由丰富的内容和多样的形式构成的，因而需要从不同的方面去塑造和维护。医院形象的构成要素主要包括医疗服务形象、医护人员形象、医院领导形象、医院环境形象、医院文化形象、医院标识形象等。对医院来说，要在社会公众心目中树立良好的形象，赢得他们的支持，不是一蹴而就的事情。医院公共关系机构需要做好长期的打算，在塑造医院形象时要注意医院的以下特点：

（1）公众性。相对于其他行业，医院关注的是人本身，人的生命是高于一切的，所以，它的公众程度更高。

（2）关爱性。救死扶伤，治病救人，是医院的天职，医院要具有利他主义精神，在获取经济效益的同时，注重社会效益。

（3）亲和性。从某种程度上说，患者到医院是为了寻求帮助，医生的亲和力对病人来说是十分重要的，特别是在医学模式快速转变的今天，人性化的服务是对医院的基本要求。

（4）可信性。医院在公众心目中的可信程度是决定患者是否到医院就诊的一个前提条件。所以，医院要想有长足的发展，诚信的形象十分重要，要使患者产生信任感。

总的来说，塑造医院的组织形象主要包括两个方面的内容：一是扩大医院的知名度；二是提高医院的美誉度。而要做到这两个方面，可以通过如下方法：① 对经济信誉的宣传，对费用低、疗效高的新项目、新技术及时报道，争取病人；② 对服务信誉的宣传，使病人对医院抱有好感；③ 对技术信誉的宣传，使病人对医院放心，建立治愈疾病的信心；④ 对设备信誉的宣传，购进新的设备及时报道，有利于医院的竞争及提高社会和经济效益。

（二）沟通协调公众关系

所谓协调，就是"协"与"调"的统一。协者，协商也。即遇事不能一方说了算，要相关双方或多方坐下来协商讨论一番，以寻求一致的利益。调者，调和也。即坚持互惠互利的原则，相关双方或多方都放弃一部分属于自己的利益。协调关系就是在沟通的基础上，经过调整，达到组织与公众互惠互利的目的。协调关系分为广义协调和狭义协调。广义的协调不但包括组织内部的协调，而且包括组织对外的协调，即组织与环境的协调，如组织与政府、社区、消费者等的协调活动。狭义的协调主要是指组织内部的协调，如组织内部上下级之间的关系协调，组织内部同一层次中的各部门、各单位之间的关系协调，等等。

现代医院内部关系交叉，科室众多，外部又与患者、政府、新闻媒体、其他医疗机构等发生着各种各样的交流和联系。这些复杂的社会关系，对于医院的发展都有一定的影响，并且有的关系还总是处在不断地变化之中。因此，医院必须在复杂的关系中，理清头绪，协调关系，化解矛盾，为自身创造宽松、和谐的环境，减少矛盾和冲突发生的可能性。

协调内外公众关系就是要在相互沟通的基础上，经过双方或多方的磋商和调整，获取其他组织和个人的理解、支持和信任。如果医院没有良好的内外关系，得不到内外公众的支持和合作，就会影响其长期的生存和发展。公共关系机构相当于是医院的"宣传部""外交部"，承担了医院同患者、政府、各企事业单位、基层医疗单位、社区卫生服务单位等个人或组织沟通和联络的重任。

（三）提供决策咨询建议

医院公共关系机构要为组织塑造形象。对外来说，他们要监测、收集、整理和分析整个医疗市场的动态，关注公众的利益。医院公共关系机构是医院的"智囊团""思想库"，它们在为领导提供咨询决策建议时，可以把公众的需要、心理和舆论方面的信息提供给领导者，使领导者能够从公众利益的角度考虑，从大局着手，塑造组织形象和协调各方关系。对内来说，他们广泛接触内外公众，了解大量的信息，知道组织自身的差距以及存在的问题，了解员工的愿望和要求，为领导提供咨询决策意见，可以使组织的管理更科学化和民主化，使组织内部团结，凝聚人心。

【案 例】

约翰逊公司的"泰诺"中毒事件

"泰诺"是美国约翰逊公司生产的治疗头痛的止痛胶囊商标。这是一种家庭用药，在美国销路很广，每年销售额达 4.5 亿美元，占约翰逊公司总利润的 15%。1982 年 9 月 29 日至 30日，有消息报道，芝加哥地区有人因服用"泰诺"止痛胶囊而死于氰中毒。开始报道是死亡3 人，后增至 7 人。随着新闻媒介的传播，传说在美国各地有 25 人因氰中毒死亡或致病。后来这一数字增至 2 000 人（实际死亡人数为 7 人）。这些消息的传播引起约 1 亿服用"泰诺"胶囊的消费者的极大恐慌。顿时舆论哗然，医院、药店纷纷把它扫地出门。民意测验表明，94% 的服药者表示今后不再服用此药。约翰逊公司面临一场生死存亡的巨大危机。实际上，

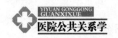

对回收的 800 万粒胶囊所做的化验,只发现芝加哥地区的一批胶囊中有 75 粒受氰化物的污染(事后查明是人为破坏)。

面对这一严峻局势,以公司董事长为首的 7 人危机管理委员会果断决策:

第一,在全国范围内立即收回全部"泰诺"止痛胶囊,价值近 1 亿美元。并投入 50 万美元利用各种渠道通知医院、诊所、药店、医生停止销售。

第二,以真诚和开放的态度与新闻媒介沟通,迅速地传播各种真实消息,无论是好消息,还是坏消息。

第三,积极配合美国医药管理局的调查,在 5 天时间内对全国收回的胶囊进行抽检,并向公众公布检查结果。

第四,为"泰诺"止痛药设计防污染的新式包装,以美国政府发布新的药品包装规定为契机,重返市场。

1982 年 11 月 11 日,约翰逊公司举行大规模的记者招待会。会议由公司董事长伯克亲自主持。在此次会议上,他首先感谢新闻界公正地对待"泰诺"事件,然后介绍该公司率先实施 "药品安全包装新规定",推出"泰诺"止痛胶囊防污染新包装,并现场播放了新包装药品生产过程录像。美国各电视网、地方电视台、电台和报刊就"泰诺"胶囊重返市场的消息进行了广泛报道。

事实上,在中毒事件中回收的 800 万粒胶囊,事后查明只有 75 粒受氰化物的污染,而且是人为破坏。公司虽然为回收付出了 1 亿美元的代价,但其毅然回收的决策表明了约翰逊公司在坚守自己的信条——"公众和顾客的利益第一"。正是由于约翰逊公司在"泰诺"事件发生后进行了一系列果敢正确的危机公关,从而赢得了公众和舆论的支持和理解。在 1 年的时间内,"泰诺"止痛药又占据了市场的领先地位,重新赢得了公众的信任。

(资料来源:许宁,苏恺.知名企业如何应对危机:"泰诺"事件[J].党政论坛,2006(2).)

讨论:在"泰诺"中毒事件中,约翰逊公司的公关人员是如何应对的?

(四)策划专题公关活动

对医院公共关系机构来说,日常处理的关系有与患者的关系、与政府的关系、与其他医院的关系。而其中,改善医患关系显得尤为重要。改善医患关系的核心是要以病人为中心。医院可以通过开展多种形式的公共关系活动,来实现塑造形象和协调关系的目的。如结合医院的实际,可以有针对群众健康的社区医疗服务、疾病防治宣传、医院义诊等。发挥自身的优势,与政府、社区、学校等加强联系,参与公益事业,产生社会效益,扩大医院在社会中的影响力。在活动过程中,公共关系机构负责具体的工作,包括策划时间、地点、人员和规模、方式以及会场布置、发言稿、新闻传播、礼仪接待等。

当然,除了上面这 4 种职能之外,医院公共关系机构还有其他的职能,如医院的危机管理、日常公关工作等。

【阅读材料】

太和医院—湖北医药学院附属医院医疗公共关系部职责

一、在院长的领导下负责制定医院公共关系策略和规划,并负责组织实施。

二、同各企事业单位及基层医疗单位、社区卫生服务单位签订合作、协作协议,加强联系,沟通信息。

三、加强同社会各界的沟通与联络,收集社会公众对医院工作的意见和建议并督促改进,负责协作单位来访和参观的协调接待工作。

四、掌握并分析医疗市场动态,为领导决策提供参考意见。

五、组织专业技术人员对外开展社会公益活动。负责对基层协作医院的设备援助的论证、协调和赠送工作。

六、负责市(县、区)基本医疗保险、农村合作医疗病人的管理工作。

七、负责本院职工慢性病、公务员补贴医疗费用的申报和核销工作。

八、负责医院对外联络的其他工作。

(资料来源:湖北医学院附属医院太和医院网页,http://www.taihehospital.com/)

第四节　医院公共关系工作人员的素质与能力

医院与公众之间的中介是医院公关人员的传播沟通活动,他们是医院公共关系工作的组织者、倡导者、传播者。因此,医院公关人员在通过人际传播、组织传播、大众传播等手段将医院的信息传递给广大的相关公众时,其重要性不言而喻。医院公共关系工作人员必须具有特定的素质和公关工作能力。

医院公共关系工作人员有广义和狭义之分。狭义的医院公共关系工作人员是指在医院公共关系部或公关事务部从业的公共关系专业人员。广义的医院公共关系工作人员是指在医院中所有对组织团结、发展、形象塑造有重要影响的工作人员,包括医院的领导层、管理层、各科室工作人员等。从公共关系意识的角度看,医院的全体工作人员都可能会成为公共关系工作人员,都要有公共关系观念和意识。本书所指的医院公共关系工作人员主要是指广义的,因为医院的形象需要靠医院各个科室的工作人员共同来塑造和维护。

一、医院公共关系工作人员的基本素质

素质是指人的生理和心理方面的个性特征的总和。一般包括个人的性格、气质、情感、意志、品德、知识、能力等。在一些外行人看来,公共关系工作对人的要求就是"帅哥靓女",这其实是一种误解。医院公共关系工作是一项专业性很强的工作,对其从业人员有特殊的要求。总的来说,医院公共关系工作人员的基本素质主要包括心理素质、文化知识素质、职业道德素质。

(一)医院公共关系工作人员的心理素质

说到公关人员的心理素质,许多人会认为外向型性格的人比较适合从事公关工作,善于应酬和交际的人也比较有优势一些。其实,我们对公关人员的要求不能够简单地从外向、内向来判断,因为性格的内外向有时是相对的,所以,这种区分存在一定的片面性。同时,公

共关系这种职业所需要具备的一些生理和心理素质有很大部分是可以通过后天培养出来的。医院公共关系工作人员的心理素质包括：

（1）性格特征。性格主要体现在对自己、对别人、对事物的态度和所采取的言行上。公共关系人员在性格方面应当比较热情、开朗、自信、善解人意。性格外向和内向要根据具体活动的场景来选择，不过，一般来说，性格应该具备较强的可塑性。由于公众对组织的评价很多要受到公关人员的影响，因此，对公关人员的性格特征方面要求比较高。

（2）情绪稳定。公共关系工作人员在工作中可能会遇到许多危机状态，他的情绪要比较稳定，还要善于克制自己激动的情绪。由于公关人员代表了医院的形象，所以，微笑是最好的招牌，需要时常把微笑挂在脸上，使自己在面临困难时临危不乱。

（3）意志坚强。意志是指人为了达到某种目标而产生的一种心理状态。公关人员在遭遇困难时，要正视困难、排除障碍，有一种不达目的誓不罢休的品质。既不要轻易受别人的暗示，又不能一意孤行、刚愎自用；而要善于根据具体情况的发展变化，围绕工作目的对自己的行动迅速做出正确而果断的选择；要有正视困难、排除障碍、不达目的誓不罢休的坚毅性格；要善于克制因自己的情绪而激发出的内在的冲动，克服一切困难，执行已采取的决定。

（4）兴趣广泛。公关人员的职业特点决定了他要面对不同的公众，必须与各种行业、各方面、各层次的人打交道，如果交往的彼此之间有共同的兴趣爱好，将使沟通更加顺畅，也易产生认同感。公关人员应该加强在琴、棋、书、画、球、牌、舞、歌、文学、旅游、艺术等方面的学习，使自己有广博的兴趣爱好。

（5）富于想象。任何一个公关方案的诞生都是离不开想象的。公关人员要敢于不断打破思维定势，在一定的主客观条件的基础上敢于突发奇想，形成新招数、新点子、新创意，并在实践中检验、运用，形成公关的实际成果。

（6）善于捕捉机遇。公共关系工作人员应在广博的知识基础上，具有对新问题、新情况、新事物的敏锐的识别力和捕捉力，并予以充分引导、运用。公共关系活动需要不断地进行创新策划。在公关市场上，谁能率先捕捉到新机遇，谁就可能出奇制胜，突破旧形象，推出新形象。

（7）活跃、严谨的思维。思维是人脑对客观事物的整体反映。人的思维是一个在归纳和演绎、分析和综合、比较与鉴别、抽象和概括、系统化与具体化的方法作用下向事物本质和规律接近的过程，其表现形式是概念、判断和推理。公关人员的思维活动应当是十分活跃的，应当不循规蹈矩、墨守成规，应不断出现思维的兴奋点；同时，各种思维形式与内容之间又必须是严谨的、合乎逻辑的。这样的思维特点会使公关活动既生动活泼，又严密有序。

（二）医院公共关系工作人员的知识素质

在一些人的眼里，公关人员只要长得漂亮就可以了，似乎漂亮成了是否可以入选公关队伍的最为必要的条件，甚至是唯一条件。这是非常不恰当和错误的观点。在接待型日常公关活动中，要求人的外在条件相对好一点是无可厚非的。虽然公关有接待，但接待并不就是公关。公关接待只是公关活动中最简单的一项工作。真正高品位的公关活动要以文化知识素质为底蕴才能营造出来。

现代社会各行各业对人的要求中，十分重要的一点就是对人的文化知识的要求。公关活动是一种文化气息十分浓厚的活动，更需要从事者有较高的文化素养。在医院从事公共关系工作有其特殊性，因此，要成为一名合格的公共关系工作人员，需要具备相应的文化知识。

1. 公共关系专业知识

公共关系专业知识主要包括基本理论知识和基本实务知识。基本理论知识主要有公共关系的基本概念、职能作用、公共关系的产生和发展历史、公共关系的相关核心概念和理论、公共关系的三要素及其相互关系、公共关系工作的基本程序等；基本实务知识主要包括公关调研知识、公关策划知识、公关谈判技能、公关传播方法等。

2. 医学背景知识

医院是提供医疗服务的机构，医院公共关系工作人员应该掌握相应医学背景知识。这可以为公共关系工作人员对自己的工作提供比较完整的文化知识背景。同时，在处理医患矛盾、医患纠纷时才能达到比较好的效果。否则，如果对医学常识一无所知，不但不能胜任此项工作，反而会给医院管理带来麻烦。医学背景知识包括：医学基本知识、医院管理学、医事法律、医学心理学、医学社会学等。

3. 相关学科专业知识

公共关系工作人员还应该掌握一些相关学科的理论知识。主要有管理学、传播学、社会学、心理学、行为科学、市场营销学、广告学、人际关系学等。此外，公关工作人员还应该时刻掌握国家的方针政策、法规、法令，了解相应地区的文化传统、风俗习惯以及特定行业的基础知识。

【阅读材料】

谁可以担任医院的新闻发言人

在医患关系特别紧张以及媒体环境日益复杂的今天，越来越多的医院引进了新闻发言人制度。医院的新闻发言人作为医院的代言人直接面对媒体，可以保证对外发布信息的统一、口径的一致，让公众看到医院在应对危机、应对媒体时有条不紊。什么样的人可以担任医院的新闻发言人呢？不能一概而论，每个医院的发展阶段、人才储备以及规模大小的不一样，由谁担任新闻发言人也会有所差异。

一般来说，医院的新闻发言人最好由医院的高层领导人来担任，或者至少是一位能够列席最高管理层日常办公事务会议的人。他可以是新闻办公室的负责人或者医院的副职领导人。在发生重大危机以及突发事件时，也可以考虑由最高领导人担任备用新闻发言人，但有个前提，那就是最高领导人懂得新闻发布、有与媒体沟通的技巧以及能够在压力回答媒体以及记者提出的各种刁难问题。

新闻发言人应该是决策层中的一员，需要清楚医院每一个政策出台的前因后果，制定这些政策的动机与考虑。不然，就很难清晰准确地向媒体解释这些政策，特别是上百位媒体记者狂轰滥炸似的轮番提问。同时，让新闻发言人参与战略决策，还可以将所掌握的舆情、民意提供给决策层，作为制定政策的一个依据，从而使制定出来的每一个政策符合公众的需要。医院新闻发言人需将每一次医院政策的发布，作为提升医院形象、改善与公众关系、加强公众对医院认识的机会。

但是，日常的新闻发言人最好不要是一把手。新闻发言人的每一句话都直接面对媒体，是有很大风险的。如果最高领导人担任新闻发言人，往往说话没有回旋的余地，一旦说错话将对医院的形象产生非常大的冲击。不要最高领导人担任新闻发言人在某种程度上说也是保护其声誉以及形象的需要。当然某些重大的活动，最高领导人可以担任新闻发言人，从而显示最高领导人对这次活动的重视，可以有较好的传播效果。

如果最高领导人担任新闻发言人，那日常的新闻发言人应该帮助最高领导人做好事先的准备，包括各种背景材料，可能出现的问题和答案甚至是最高领导人的形象设计。在整个过程中，新闻发言人应始终站在最高领导人的身边，这样可以帮助最高领导人应对在新闻发布会上可能出现的各种突发事件。

但是，许多医院院长应对媒体应对记者技巧上存在诸多不足。中国第一代医院院长往往都是业务型高手，他们具备很专业的业务知识，在某个领域有着无可取代的地位，在国内也有一定的知名度，但他们并不具备应对媒体的技巧或者可以说非常匮乏。因此，不具备应对媒体素养的院长不要担任新闻发言人，让懂得新闻知识、熟知媒体传播规律、能够熟练应对记者、具备较大抗压能力的专业人员担任新闻发言人。但这并不代表院长不需要具备这一块的能力，在重特大突发事件来临的时候，还是需要院长站在第一线应对媒体与记者，因此，加强对医院院长新闻发布知识与技巧的培训迫在眉睫。

（资料来源：叶东，谁可以担任医院的新闻发言人[J/OL]. 中国公共关系网 www.17pr.com.）

（三）医院公共关系工作人员的职业道德素质

医院公共关系工作人员除了具备良好的心理素质和知识结构，还应该有相应的职业道德素质。职业道德，是指同人们的职业活动紧密联系的符合职业特点所要求的道德准则、道德情操和道德品质的总和。医院是为人民提供医疗服务的机构，它关系到人的生命安全，对医护人员和医院公共关系工作人员就有比其他行业更高的职业道德要求。医生要有良好的医德。医院公共关系工作人员也要认真履行自己的责任和义务，严格遵守职业道德准则，才能够得到社会公众的认可、理解和支持。

目前来说，很多国家以及国际公共关系组织都十分重视公共关系工作人员的职业道德准则，并制定了相关的条款用以规范组织成员的行为。其中，在已成文的公共关系职业准则中，《国际公共关系道德准则》的影响较大，很多国家的公共关系组织都采用这一准则。英、美公共关系职业行为准则也发挥了很大的作用。我国也制定了《中国公共关系职业道德准则》。具体情况如下：

1. 国际公共关系道德准则

国际公共关系协会的《国际公共关系道德准则》是 1965 年 5 月 12 日在雅典召开的国际公共关系协会全体大会上通过的，又称为《雅典准则》。其后，经过了多次修订，形成现在的国际公共关系道德准则，共 13 条。具体条款如下：

对每个会员来说，应努力做到：

（1）给人类提供更多更好的道德和文化条件，并享有《世界人权宣言》所赋予的不可剥夺的权利。

（2）通过加强基本信息的自由流动，建立共同方式和渠道，使组织的每个成员都感到组织始终与他们保持着联系，并加强他们的团队意识和责任心以及与其他成员之间的团结。

（3）要牢记由于自己职业与公众的关系，即使是个人行为也会影响外界对整个公共关系职业的评价。

（4）在自己的职业活动中尊重《联合国人权宣言》的道德原则与规定。

（5）尊重并维护人类的尊严，确认各人均有自己作判断的权力。

（6）促使为真正进行思想交流所必需的道德、心理、智能条件的形成，确认参与的各方都有申诉情况与表达意见的权力。

应保证做到：

（7）在任何时候任何场合，自己的行为都应赢得有关方面的信赖。

（8）在任何场合，自己均应在行动中表现出对他所服务的机构和公众双方的正当权益的尊重。

（9）忠于职守，避免使用含糊、可能引起误解的语言，对目前及以往的客户或雇主都始终忠诚如一。

应该避免：

（10）因某种需要而违背真理。

（11）传播没有确切依据的信息。

（12）参加不道德的或不真实的活动，或者可能危害人类尊严与诚实的活动。

（13）使用任何操纵性的方法或技术来创造某种潜意识的动机，从而达到对他人不负责任的伤害行为。

国际公共关系协会强调，该道德准则实施时，可参照1961年在威尼斯通过的《国际公共关系道德准则》（又称《威尼斯准则》）。

2. 英、美公共关系职业行为准则

英国公共关系协会（IPR）、美国公共关系协会（PRSA）都制定了公共关系职业行为准则，即《英国公共关系协会行为准则》《美国公共关系协会职业标准准则》，在推动公共关系人员职业道德准则方面也起了比较大的作用。它们二者在各个方面都比较相似，主要对职业行为标准进行了规范，明确指出信息传播应保证真实与准确，不得参与任何意在破坏传播媒介诚实性的活动，还对秘密利益和信息保密进行了规定。

3. 中国公共关系职业道德准则

1898年9月27日，我国省、市公共关系组织第二次联席会议提出了《〈中国公共关系职业道德准则〉草案》。全文如下：

一、总　则

中国的公共关系是在改革开放形势下出现的新生事物，它的诞生和发展对贯彻执行党的基本路线，对我国社会主义市场经济的发展和社会主义精神文明建设起着一定的推动作用。

中国公共关系从业人员在从事公共关系活动中，以塑造不同的人，团体和社会组织的形象以及他们之间的沟通、理解、和谐、拓展、合作，推进社会主义的公共关系事业为最高境界。

由于公共关系从业人员能够借助现代化的大众传播媒介手段直接或间接地与成百上万人进行接触，并深刻地影响到公众的思想和生活，因而公共关系从业人员的这种能力必须受到严格的职业道德准则的制约。有鉴于此，凡认同并在下述职业道德准则上签字的所有公共关系组织部应该以本准则所规定的各项原则自律。如果发现某个公共关系组织或个人在履行职责过程中违反了本准则，则将被认为犯有渎职行为而受到相应的处罚。

二、条 款

（一）每个公共关系从业人员必须使自己的公共关系实践和理论符合我国的宪法、法律和社会公认的道德规范，必须铭记他自身的一举一动都将影响到社会公众对这种职业的总体评价。

（二）在任何情况下，公共关系从业人员必须做到全心全意为我国社会主义事业服务，都应该考虑到有关各方的利益，首先应该考虑社会公众的利益，同时也应该考虑自己所在组织的利益。

（三）公共关系从业人员在进行公共关系活动的时候，力求真实、准确、公正和对公众负责。

（四）从事各种专业公共关系的专职人员应该在借鉴、钻研和实践的基础上努力提高各自的公共关系业务水平。

（五）公共关系教育工作者应该以一种严肃、认真、诚实的态度对待公共关系高等教育和普及教育。

（六）公共关系从业人员不得参与不道德、不诚实或有损于本职业尊严的行为。

（七）公共关系从业人员不得为了个体利益传播虚假的或使人误解的信息。

（八）每个公共关系从业人员不应该有意损害其他公共关系从业人员的信誉和公共关系实务。但是如果有证据证明其他公共关系从业人员有不道德、不守法或不公正行为，包括违反准则的行为，应该向自己所属的公共关系组织如实反映。

（九）公共关系从业人员不得利用贿赂和其他不正当手段来影响传播媒介人员真实、客观的报道。

（十）公共关系从业人员不得借用公共关系名义从事任何有损公共关系信誉的活动。

（十一）公共关系从业人员在国内外公共关系事务中应该严守国家和各自组织的有关机密。

此外，2002年12月6日，经中国国际公共关系协会第三次会员代表大会审议通过了《中国国际公共关系协会会员行为准则》，决定于2003年1月1日实施执行。全文如下：

公共关系是组织机构进行信息传播、关系协调和形象管理的一门艺术和科学，它通过一系列有计划、有目的、有步骤的调查、策划、实施、评估以及咨询等手段来实现。公共关系职业在我国是国家正式认可的一个职业，中国公共关系业服务于社会主义市场经济建设和改革开放，促进物质文明和精神文明的建设，推动社会的进步和发展。

鉴于公共关系业是一个严肃的职业，每个公共关系专业公司和从业人员应该追求崇高的职业道德并遵循职业的行为准则。为此，CIPRA所有会员（单位会员和个人会员）均同意遵守本准则。

第一章 总 则

第一条 教育、引导原则。为组织机构提供有效的、负责任的公共关系服务，教育社会公众并正确引导公众舆论，以服务公众利益。

第二条 公平、公开原则。以公平、公开的态度对待组织机构、社会公众乃至竞争对手，争取良好的商业环境，促进社会进步。

第三条 诚实、信誉原则。以诚实的态度服务组织机构和公众，准确、真实地传播信息；讲求商业信誉，将公众利益放在首位。

第三条 专业、独立原则。运用专业技术和经验服务组织机构和公众，为组织机构提供客观、独立的建议和服务；通过持续的专业开发、研究与教育来推动本职业的发展。

第二章 行为准则

第一条 信息传播是公共关系服务的基础，唯有准确、真实的信息传播才能更好地沟通组织机构与新闻媒体、政府、公众之间的关系，真正服务组织机构和公众利益。CIPRA 会员：

1. 确保信息传播手段和信息内容符合国家法律的有关规定；

2. 应该确保信息传播的完整性、真实性、准确性；

3. 应该兼顾公众利益和组织机构利益；

4. 不应该隐瞒事实真相或欺骗公众，有责任迅速纠正错误的传播信息；

5. 不应该向媒体赠送"红包"或其他形式的报酬，媒体必须的版面费、车马费除外。

第二条 以组织机构利益为导向是本行业赖以生存的基础，应该通过不断完善的专业技术和经验来满足组织机构的需求，帮助组织机构实现既定的目标。CIPRA 会员：

1. 应该诚实地告知组织机构自己的专业能力，说明代理业务的规范流程，提交标准文案，明示收费标准；

2. 代表组织机构与公众沟通时，应该明示组织机构的名称；

3. 服务组织机构时，不应该在媒体上宣传自己和自己的组织；

4. 不应该承诺自己不能直接控制的结果；

5. 不应同时服务两个利益冲突的组织机构，除非在详细陈述事实之后得到组织机构同意。

第三条 专业服务涉及组织机构众多秘密，因此严格保守组织机构秘密和个人信息是获取组织机构信任、保持商誉的根本。CIPRA 会员：

1. 应该保守组织机构过去、现在以及将来的秘密；

2. 应该保护组织机构及其雇员的隐私；

3. 如发现组织机构秘密外泄，有义务向组织机构提示；

4. 严禁利用他人秘密获取商业利益。

第四条 避免现在、潜在的利益冲突可以建立组织机构和公众的广泛信任，是本行业健康发展的基础。CIPRA 会员：

1. 应该做到个人利益服从组织机构利益，组织机构利益服从公众利益。

2. 应该避免因外界因素而引起个人利益与行业利益的冲突。

3. 有责任向组织机构提示可能影响组织机构的利益冲突。

4. 有义务帮助本行业解决可能存在的利益冲突。

第五条 优胜劣汰，唯有保持公平、公开的竞争，才能不断完善健康、繁荣的行业大环境。CIPRA 会员：

1. 应该尊重平等的竞争，避免因竞争而损害竞争对手的行为发生。

2. 应该通过提高专业技术水平和服务品质来增强竞争能力。

3. 严禁采取欺骗组织机构、诋毁竞争对手等手段来取得竞争优势。

4. 有责任保护知识产权，不应将他人的劳动成果据为己有。

第六条 人才资源是行业发展和繁荣的基本条件，只有不断培养和吸收优秀人才进入本行业，才能不断壮大行业队伍，提升本行业在社会上的地位。CIPRA 会员：

1. 有义务对其员工进行专业培训，同时将自己的经验和成果与行业分享。

2. 应该允许人才流动，但不得通过猎取人才来争取相关客户。

3. 流动人员应保守原公司的秘密和知识产权（如客户资料等）。

4. 流动人员不得主动争取原公司的客户资源。

第七条 没有行业的繁荣，也就没有个体的利益。每个成员应以不懈努力，创造一个不断发展、繁荣的行业为己任。CIPRA 会员：

1. 应该积极宣传和传播公共关系知识。

2. 应该不断追求专业技术水平的提高。

3. 应该正确诠释成功的公共关系案例或经验。

4. 应该维护和巩固本行业的职业地位。

5. 应该要求下属及相关人士同样遵守本《准则》的有关规定。

第三章 附　则

第一条 如果 CIPRA 有足够证据证明某会员在履行其职业义务过程中有违反本准则的行为，该会员将受到 CIPRA 的劝诫、警告、通报以及开除等处罚。

第二条 本《准则》中所指的"组织机构"，即通常所指的"客户"，包括政府机构、企事业单位以及非营利机构。

第三条 本《准则》最终解释权归中国国际公共关系协会。

综合以上国际和国内公共关系职业道德准则，医院公关人员应该遵守的行为准则包括以下内容：

1. 忠于医院

每一个公关人员都需要为一定的医院服务。在市场经济条件下，每一个医院都有自己的技术秘密、商业机密等，一经泄露就可能危及医院的生存。因此，公关人员必须严格履行自己的社会责任和道德责任，忠于职守，不做泄露医院机密的事情，不恶意地就医院的弱点、缺点评头论足，说长道短。

2. 遵纪守法

医院公关工作特别是面对外部公众的公关工作是一项活跃而富于变化的工作，是一项"可深可浅，做则有，不做则无"的工作，很容易养成公关人员消极、散漫的工作作风。在这种状况下，医院公关人员只有以高度的主人翁责任感严格要求自己，严格按国家法律法规和医院的规章制度、组织纪律行事，才可能把医院的公关工作做好。

3. 学无止境

由于公关工作的创造性和挑战性，医院公关人员必须有努力学习、不断提高的内在需要。公关人员不应骄傲自满，不应满足于一功一得。组织发展无止境，公关发展无止境；社会发展无止境，公关前途无止境。特别是随着现在社会的发展，各种医患纠纷和医患矛盾不断升级，公关人员只有不懈地学习法律法规和相关政策，才有可能跟上时代的步伐，满足医院公关工作任务的需要。

4. 讲究信用

俗话说"人无信不立""言必行，行必果"。信用从古至今对国家和个人来说都是非常重要的。医院作为向社会提供医疗服务的机构，更是应该讲究信用。医院公关人员在公众面前代表的是医院的整体形象，因此，在与公众进行沟通、交流等的活动中都必须要注意自身形象，要信守承诺，才能够取得公众的信任。反之，则可能会对医院造成不良影响，损害医院形象，使紧张的医患关系更加恶劣。

5. 廉洁正直

公关工作是公关人员站在医院的角度为患者服务，为社会服务。这就要求公关人员要正确处理个人和集体、集体和集体、集体和社会的关系。个人利益应当符合组织的整体利益，不可本末倒置，不可以为谋求个人利益而牺牲集体利益、出卖公众利益和国家利益。公关人员应当懂得，公关人员个人是所在组织的化身，社会组织是社会有机体的细胞。那种假公济私、损公肥私、以权谋私、贪污受贿的行为是必须杜绝的。公共关系工作需要与公众打交道，需要与其他人、其他组织合作互助，公关人员只有为人正直、处世公道，才能够处好这些关系；只有处事严谨、公私分明，才能赢得他人的支持与合作。

二、医院公共关系人员的基本能力

能力是指顺利完成某一活动所必需的条件。公关人员的能力是一个系统。公关人员除了需要自身具备这些能力，还需要组织对其进行培训。美国学者斯科特·卡特利普等人在其所著的《有效公共关系》一书中，将公关人员的工作能力归纳为 10 个大类。即写作、编辑、与新闻媒介的联络、特殊事件的组织与筹备、演讲、制作、调研、策划与咨询、培训、管理。可以看出，对公共关系工作人员所需要具备的能力要求是比较高的。医院公共关系工作人员应当具备以下几种能力：

1. 表达能力

表达能力包括口头表达能力与书面表达能力。其中，口头表达能力，即"口才"，是医院公关人员最重要的能力。公关人员与公众交流大多是面对面的直接交流。它是公关工作中实现主客体信息交流和沟通的最主要手段。书面表达，就是公关人员的"笔才"，是写作能力、文字能力。公关人员在日常工作中有较多的文字写作工作，比如日常的公文、公关策划、报告、新闻稿、演讲词等，公关人员要具备较强的文字功夫。

2. 社交能力

公关人员的社会交往能力是指进行人际交往、广泛联络公众的能力。为了塑造医院的良好形象，公关人员需要不断地与各种不同的人交往，参与各种类型的社会活动，赢得好感、认同、支持与合作。因此，公关人员要具备较强的与人打交道的能力。只有具备较强的交往能力，掌握社交礼仪，才能广交朋友，传播医院信息，达到塑造组织形象的目的。

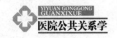

3. 组织协调能力

医院公共关系机构虽然不是组织的决策机构，但是如何通过恰当的方式让医院的领导根据公众的需要，采取有效的行动，则需要公关人员有较强的组织协调能力。公关人员要善于组织、协调内外公众的关系，制定日常工作计划和专题计划，组织和参与各种有关的公关专题活动，并恰当地选择多种传播手段，推动医院管理目标的实现。

【案 例】

公关员应具备的能力

有一位工作很有成效的公关小姐，不光善解人意，而且能够准确地从对方的动作和情绪中了解对方的心理活动。

她笑着说："只要你留心，你就会发现，虽然对方没有用口说话，可是他浑身都在说话呀！比如在正常状态下，人坐的时候脚尖也就自然提高了。因此，我只要看对方的脚尖是着地还是提高就可以判断他的心里是平静的还是紧张的了。又比如在正常情况下，吸烟的人熄灭烟蒂不可能很长。因此，如果你发现对方手中的烟蒂还很长却已放下熄灭了，你就要准备，他打算告辞了。"

"此外握拳的动作是表现向对方挑战时自我紧张的情绪，握拳时使手指关节发出响声或用拳击掌，均系向对方表示无言的威吓或发出攻击的信号。在交谈中或在开会等场合用手指或铅笔打桌面或在纸上乱涂乱画，都是利用小幅度的手指动作来表示对对方的话题不感兴趣、不同意和不耐烦。有时候，有的人还手脚并用，手指在上面做各种小动作，下面抖腿或用脚尖拍打地面，除了表示上面的意思外还表示情绪上的紧张不安，以阻挠对方把话题继续说下去。"

"两腕交叉是常见的一种下意识腕部动作。交叉的双腕比自然垂下的手臂更显得粗大，因而更易于引人注目。因抚摸腕部（手表），调整袖扣或拿在手里的其他物品而形成的腕部交叉叫假交叉或掩饰性的交叉，这类动作多半是为了掩饰自己的紧张、不安或为了安慰自己，有时也是一种自我解嘲的动作。"

公关小姐的这席谈话内容，都是公关人员应掌握的基本功。

这位公关小姐之所以能从对方的动作表情中，把握对方的思想情绪，关键是她善于观察、掌握了一定的动作语言知识。在现实生活中人们用各种方式传递信息，表达感情，作为一个公关人员要与公众进行沟通、除了要有礼貌待人的风度；能言善辩的技巧外，还要懂得一些动作语言知识，学会理解非语言信息，才能更好地实现沟通和交流。

（资料来源：孙金明. 新编公共关系理论与实务训练[M]. 江西高校出版社，2009。）

4. 应变能力

医院公共关系人员在工作中常常可能遇到各种突发事件，在遇到难题或者是矛盾纠纷时，要做到头脑清醒，控制好自己的情绪，正确判断情境，采取合适的处理方法，转危为安。

5. 创新能力

随着我国医药卫生体制改革不断推进，医院的发展面临着前所未有的机遇与挑战。公关人员不能够墨守成规，要摒弃成规与陋俗，创新工作方式，根据不同时间、不同地点、不同对象，创造不同的公关活动。

　　现代公共关系是一种复杂的活动，必须以科学的理论和方法为指导。公关工作是一门实践性、操作性很强的工作，公关人员必须使自己形成合理的能力结构。由于医院公共关系活动的复杂性、广泛性、创造性和灵活性，需要公关人员和社会上的各种各样的人打交道，常常需要面对各种难题、矛盾和困境，需要具备良好的心理素质。所以，一个合格的医院公关人员首先应具备合理的知识结构和基本职业素质，其次应有较强的综合能力，此外还必须有健康的心理素质和良好道德素质。

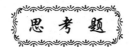

思 考 题

1. 简述医院公共关系主体的含义。
2. 医院公共关系主体的意识包括哪些内容？
3. 简述医院公共关系机构的类型。
4. 对医院公共关系工作人员的素质有哪些要求？

【案　例】

"××药"假药案：积极态度降低负面影响

　　2006年4月19日，某院感染科按广东省医疗机构药品集中招标中心的规定，开始使用××制药有限公司（以下简称"××药"）生产的中标药品——亮菌甲素注射液。4月24～30日，医院感染科3个病区先后有8例肝病患者出现急性肾衰，这引起了有关医务人员的高度警觉。经专家分析排查发现，所有病人均在肾衰前3～11天使用过"××药"生产的"亮菌甲素"注射液。于是，专家决定立即停止使用该可疑药物，并立即报告医院。

　　2006年5月1日，该医院紧急召集感染科、肾内科、药剂科、影像学等科室专家大会诊，并确定病人发生的急性肾功能衰竭与药物不良反应有关。同时，医院还向省、市卫生行政部门和药品不良反应监测中心等机构电话汇报了情况。由于上报及时，为有关部门迅速控制涉案药品，防止该药经其他渠道流向全国各地赢得了宝贵的时间，有效地防止了假药危害的进一步蔓延。

　　尽管如此，接下来的一段时间内，医院遭遇到了巨大的经济与精神压力。

　　据报道，2006年5月，该医院64名使用过"××药"生产的亮菌甲素注射液的患者中，11名患者出现肾衰，其中9人因该药死亡。当时，"受害者家属多次聚众示威，封门围困工作人员，甚至拉起了'医生杀人'的横幅，砸门踢凳，言行激烈"。

　　面对蜂拥而至的媒体，医院于2006年5月16日上午召开了新闻发布会，首次回应"××药"假药事件；面对闻风而来的受害者，该院表示："就这件事而言，病人、家属和我们医院都是受害者"。这一句话，就将医院从与病人对立的立场改变为同仇敌忾的战友。

　　与此同时，该医院相关部门还收集相关资料，撰写及报送事件处理与进展的各类信息，每天出版1期专项事件简报，随时与上级各主管部门保持联系，及时沟通最新情况，积极协调处理因"××药"假药事件引发的多起闹事事件。

　　值得称道的是，在此期间，该医院与当地媒体密切配合，披露医院正确处理"齐二药"假药事件的全过程，很大程度上争取了社会对医院的理解和支持，使"××药"假药事件对

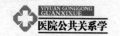

医院的负面影响降到了较低程度。

即便在不久前开审的"××药"受害人索赔案中，该医院也表现出了积极态度。

一位业内人士认为，前不久卫生部新闻发言人毛群安为该医院辩护一说，虽然可能在一定程度上构成对法院独立审判的不当干涉，但在另一方面也表达了对该医院因备受"××药"假药事件牵连后所做工作的肯定。"至于结果如何，公道自在人心。"

（资料来源：戴丹. 医院的危机公关，谁该站出来说话？[N]. 医药经济报，2007-08-31.）

思考：结合案例，分析该医院在遭遇危机事件时，所采取的公关措施如何维护了医院的形象？

第四章　医院公共关系客体

医院公共公关系开展工作的对象是各种不同的社会公众。公众是医院公共关系的客体，它以数量不等的群体或个人的形式存在，并对医院产生不同程度的影响。医院的生存和发展离不开公众的理解、支持和信任，因此，必须对公众的特点、作用、类型等有基本的了解，才能制定出正确的应对策略和方法。

第一节　医院公共关系客体的含义与特点

一、医院公共关系客体的含义

客体是与主体相对应的存在，在哲学上指主体之外的客观事物，是主体认识和实践的对象。从公共关系学的一般意义上说，客体即公众。公众（Public）是与公共关系主体利益相关并相互影响和相互作用的个人、群体或组织。"公众"这个概念涵盖了公共关系工作的所有对象，凡是公共关系传播沟通的对象都可称之为公众，因此，公众是公共关系对象的总称。医院公共关系的客体是指对医院的生存和发展具有现实或潜在利益关系和影响力的个体、群体和组织的总称。但是，医院的公众不同于"人民""群众"等概念，应该把他们区分开来。医院公共关系的"公众"有狭义和广义之分。狭义的医院公共关系中公众指患者及以患者为中心的利益群体，包括患者家属、亲戚、朋友、同学、同事、同乡等。广义的医院公共关系中公众是指能够对医院产生影响的所有个体、群体和组织，如患者、政府、社区、新闻媒介、同行、医药公司等，他们一起构成了医院的公众环境（见图4.1）。

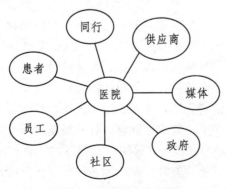

图 4.1　医院的公众环境

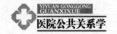

二、医院公众的特点

医院公众具有同质性、整体性、相关性、多样性和变化性等 5 个主要特点。

（一）同质性

同质性是指公众具有某种共同的性质，遇到了某种共同的问题，即他们是由于某种共同的利害关系并与医院构成了一定的利益联系或利害冲突。公众不是一盘散沙，而是具有某种内在共同性的群体。医院公众的同质性大多是自己或他人有了疾病，才与医院发生了这样或者那样的联系，发生了相互作用，从而使他们的态度和行为具有内在联系。

（二）整体性

公众虽然是由各种不同性质的组织和不同个性的个人共同构成的，但是却构成了医院运行的一个群体环境，形成了一个整体。因此，医院公共关系工作要针对所有的公众，不可仅注意其中某一类公众。医院要用整体、全面、系统的观念来分析和对待公众。

（三）相关性

一个医院的公众，总是与这个医院存在着某种联系和利益关系。公众的意见、观点、态度和行为对该医院具有实际的或潜在的影响力和制约力，甚至决定了医院的成败；同样，该医院的决策和行为也对这些公众具有实际的或潜在的影响力和作用力，制约着他们利益的实现和需求的满足等。这就是医院与公众的相关性。

（四）多样性

医院公众的存在形式是复杂多样的，可以是群体，也可能是个人；可以是与医院有关的个体，也可以是一些社会团体和社会组织机构。因此，医院公众具有多样性。例如，医患关系可以表现为与前来就诊的患者相关联，也可以是与患者的家属、同事、亲戚、朋友，以及患者单位或医保机构相关联。所以，公众的多样性决定了公关沟通方式和传播媒介的多样性。

（五）变化性

公众是发展变化的，不会始终静止不变。公众不是封闭僵化、一成不变的对象，而是一个开放的系统，处于不断变化发展的过程之中。公众的形成和出现，取决于共同问题的出现。公关工作就是要解决问题。一旦问题得以解决，原来的公众就不再存在；如果又产生了新的问题，就会出现新的公众。公众的存在，其时间的长短，完全是由问题存在的时间长短来决定的。首先表现在患者群体的变化性。患者经过系统的诊疗恢复了健康，那么，公共关系意义上的原来的患者就不复存在了。其次，随着医院开展新的医疗技术、使用新的医疗设备、开设新的医疗部门、引进新的专家教授，医院患者群体的性质、数量、范围等均会发生变化。这将引起医院公共关系工作目标、方针、策略和手段的变化。因此，必须以发展的、动态的眼光来认识和把握自己的公众。

第二节　公众在医院公共关系中的作用

在医院公共关系活动中，不同公众处于不同的地位，起着不同的作用。公众通过舆论力量，可促进或阻碍公共关系主体的发展。公众在医院公共关系中的作用表现在：

1. 公众是开展医院公共关系活动的依据

开展医院公共关系活动包括的主要内容有：公共关系调查、公共关系计划的确定、公共关系活动的实施、公共关系效果的评估。这四个内容都包括工作计划与内容的制订、工作方法的选择、工作对象的确定等具体工作。这些工作的开展，除了要依据医院的总目标、总任务和具体目标与任务之外，还必须依据医院相关公众的实际情况，使医院公共关系工作有的放矢、公共关系活动有效开展，因此，公众是开展医院公共关系活动的依据。

2. 公众是促成医院公共关系双向互动的前提

医院公共关系过程既是医院与公众双向信息沟通的过程，也是医院与公众相互影响、相互作用的互动过程。在这一过程中，面对医院的影响，公众既可以接受医院的影响，积极适应医院的要求，也可以采取不利于医院的行为，减弱甚至抵消医院的影响，从而阻碍双向互动的医院公共关系进程。因此，对医院来讲，赢得公众的支持与配合是有效组织医院公共关系的前提条件，而充分了解公众功能、准确把握公众是至关重要的。

3. 公众是提高医院公共关系成就的保证

面对竞争日益激烈的经济发展局面，提高工作成效是医院获得竞争力的有效保证。提高医院公共关系成效意味着在医院公共关系过程中，医院要在较短时间内投入较少的人力、物力和财力，取得较大的医院公共关系工作成绩，以尽量少的成本，获得尽量多的收益。那么，如何才能够提高医院公共关系的成效呢？这既要求医院自身不断努力，又需要广大公众的紧密配合和大力支持。一方面要求医院了解公众，正确认识和把握公众，增强医院公共关系的针对性和有效性；另一方面要求医院密切与公众的联系，促进与公众间的沟通，更广泛地获得公众的支持与配合，避免或减少公众中不利于医院发展的言行产生，提高医院公共关系成效，保证医院目标的实现。

因此，公众在医院公共关系中具有非常重要的地位与作用，医院公共关系活动的有效开展有赖于医院了解公众、认识公众、正确把握公众的地位与作用。

第三节　医院公众的类型

医院所面临的公众是复杂多样的，为了更好地了解自己的公众，提高医院公关工作的针对性和目的性，顺利开展医院公关活动，要根据不同的需要，从不同的角度，对公众进行科学的分类和细分，把握其内在规律性。医院公众分类的方法有很多，按照不同的标准可以分成不同的类型，常见的分类方法主要有以下 7 种。

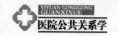

一、内部公众和外部公众

在实际的公共关系活动中，根据公众和医院的归属关系，可以将公众分为内部公众和外部公众。这是对公众最常见的分类。

（1）内部公众。医院内部公众是指医院内部所有的成员，与医院的关系最为直接、密切，包括直接参与医疗活动的医生、护士、医技科室人员，也包括与医疗活动有着间接联系的股东、行政、后勤管理人员。协调好医院内部公众关系才能获得他们的支持。

（2）外部公众。医院外部公众是相对于内部公众而言的，是指与医院生存发展有利益关系的除内部公众外的全部公众，包括医院的患者、患者为中心的相关公众（家属、亲戚、朋友、同乡等）、社区、政府、新闻媒体、竞争者、合作者、社会团体等。

二、首要公众、次要公众和边缘公众

根据公众对医院的重要程度，可以将公众分为首要公众、次要公众和边缘公众。

（1）首要公众是与医院联系密切，对医院的生存和发展具有重要意义的公众群体。医院为了维持与首要公众的良好关系，一般会投入较多的人力、物力和财力。如员工中的骨干、股东中的董事会成员、患者等。

（2）次要公众是对医院的生存与发展具有一定影响，但不起决定作用的公众。医院对次要公众开展的公共关系活动要稍微少一些，例如新闻机构、社区等。

（3）边缘公众是与医院有一定联系，但不影响医院的生存与发展的公众，如医院同行，职工家属等。

但是，医院的首要公众是不断变化的，同时，首要公众、次要公众和边缘公众的划分也是相对的，他们在一定条件下可以相互转化。因此，在公关工作中，要根据内外环境的变化，及时调整自己的工作重点，做到保证首要公众，兼顾次要公众和边缘公众。

三、非公众、潜在公众、知晓公众、行动公众

根据公众与医院的发展阶段，可以将公众分为非公众、潜在公众、知晓公众、行动公众。这是将公众视为一个动态过程所作的分类。

（1）非公众。非公众是在一定的时空条件下，不和医院发生任何联系和影响的公众。他们不构成医院公共关系工作的对象。医院认清自己的"非公众"，有利于减少公关工作的盲目性，加强公关工作的针对性。但是，非公众不是绝对不变的，而是随时变化的。在接触到相关信息后，非公众有可能变为潜在公众。

（2）潜在公众。潜在公众是受到医院的某种影响，但本身还没有意识到问题存在的公众。随着问题的不断暴露，潜在公众迟早会成为现实公众。这需要公关人员关注事态的发展，尽可能将问题消灭在萌芽状态。

（3）知晓公众。知晓公众由潜在公众发展而来，指已经知晓自己的处境及其利害关系，迫切要求了解与该问题有关的各种信息，思考处理问题的方法，但还没有采取相应行动的公众。知晓公众一旦形成，公关部门应积极地开展公关活动，主动与公众进行沟通，尽力做到相互合作。

（4）行动公众。行动公众由知晓公众发展而来，指不仅意识到组织行为对自身的影响和作用，而且已采取某种行动形成了对组织的影响和作用的公众。面对行动公众，公关人员应积极开展补救工作，变不利因素为有利因素，变危机为契机。

总的来说，医院公共关系人员应该注意到公众的变化情况，从非公众到行动公众是一个连续发展的过程。从非公众到行动公众的发展，公众对医院的影响也越来越大。因此，医院公共关系机构和人员要随时关注公众的变化情况。

四、顺意公众、逆意公众和中立公众

根据公众对医院的态度，可以将公众分为顺意公众、逆意公众和中立公众。

（1）顺意公众是指与医院关系良好，对医院的政策、行为和产品持赞赏、支持、合作的态度，在较大程度上与医院保持一致的公众。顺意公众越多，表明医院的公共关系状态越理想，因此，保持和扩大组织的顺意公众的数量，可以为组织赢得良好的社会环境。例如，对医院有良好印象的患者、合作伙伴等。

（2）逆意公众是对医院奉行的政策和采取的行为持反感、反对、不合作态度的公众。逆意公众越多，表明医院的公共关系状态不好。因此，逆意公众是医院需要加强公关力度，促使其转化，尽力"化敌为友"的群体。例如，在医院就诊中因不满意而中途离去不愿再来或对医院有不好印象的公众、竞争者等。

（3）中立公众是对组织奉行的政策、采取的行为持中立态度或尚未表态、态度还不明朗的公众。做好与中立公众的沟通工作，促使他们向顺意公众转化，是组织公关工作的重点工作。例如，对医院不太了解或未形成明确态度的公众。

总的来说，医院公关工作的重要任务就是要通过多方沟通和协调，不断扩大医院的顺意公众，尽量减少逆意公众，努力争取中立公众，少树敌，多交友。

五、个体公众和组织公众

按公众的组织结构，公众可以区分为个体公众和组织公众两类。

（1）个体公众是形式上分散，以个人作为意见、态度和行为的表达者，以个体形式与公关主体发生联系的公众对象。例如，医院单个的患者属于个体公众。

（2）组织公众是以一定的组织或团体形式出现，以组织团体作为意见、态度和行为的表达者，并与公关主体相互交往的公众对象集团。例如，单位统一到医院体检就成为了医院的组织公众。

此外，根据组织权力的性质，组织公众又可分为一般社团型公众和公共权力型公众。社团型公众指一般的组织机构，权力型公众主要指政府及各类行政管理机关。

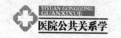

六、受欢迎的公众、不受欢迎的公众和被追求的公众

根据组织对公众的态度，可以将公众分为受欢迎的公众、不受欢迎的公众和被追求的公众。

（1）受欢迎的公众是完全迎合医院的需要并主动对医院表示兴趣和沟通意向的公众对象。例如，对医院有良好印象的患者。

（2）不受欢迎的公众指违背医院的利益和意愿，对医院构成潜在的或额外压力和负担的群体等。对不受欢迎的公众，医院应采取回避态度或减少接触，以减少对医院的不良影响。

（3）被追求的公众指符合医院的利益和需要，但对医院却不感兴趣，缺乏交往意愿的公众。如大客户、社会名流、新闻媒体等。组织的公关人员要想方设法同他们建立联系，赢得他们的支持。

七、临时性公众、周期性公众和稳定性公众

根据公众的稳定程度，可以将公众分为临时性公众、周期性公众和稳定性公众。

（1）临时公众是因为某一临时的因素，偶发事件或特别活动而形成的公众对象。组织应具备应付临时公众的能力，妥善解决因为临时公众带来的问题，使其朝着有利于组织的方向发展。

（2）周期公众是指按一定规律和周期出现的公众对象。周期性公众具有较强规律性，公关人员应做好规划和安排，将一部分周期性公众转化为稳定的公众。

（3）稳定公众即具有稳定结构和稳定关系的公众对象。稳定公众是组织的基本公众，是组织生存和发展的重要基础。公关部门，应把扩大稳定公众的规模作为公关工作的重要目标。

临时公众、周期公众和稳定公众的划分是组织制定临时性对策、周期性政策和稳定策略的重要依据。

八、现在公众和未来公众

根据医院与公众发生联系的时间，可以把公众分为现在公众和未来公众。

（1）现在公众是正在与医院发生利益关系的公众，医院的公关工作的重点在于把握现在公众。

（2）未来公众是准备或将要与医院发生利益关系的公众。医院的公关人员要对未来公众做好分析预测，做好相应的准备工作。

【课堂讨论】

对公众进行科学的分类对医院有效开展公共关系活动有哪些帮助？

虽然医院公众的分类方法很多，但是，任何现实生活中的具体公众都不纯粹属某种类型。某一个体公众或组织公众可能同时承担或被赋予多重公众身份，如一类公众既是外部公众，

同时也可能是个体公众、首要公众、顺意公众、行动公众、积极公众等。因此，公关人员要根据自己的不同性质的公众，采取恰当的交往和沟通方式，准确、及时、有效地向特定公众传播有关信息。

【案　例】

祸从口出

许小姐与同事到厦门某酒店买蛋糕时顺便想上洗手间。这时，一位身穿制服的高高瘦瘦的男员工拦住她，问她是否是住店的客人，许小姐如实说不是，并向他询问洗手间的所在。没想到那人很生硬地告诉她，他们那里没有洗手间。许小姐十分诧异，这么大的酒店没有洗手间？男员工又解释道：他们的洗手间是为客人服务的。许小姐提出异议：难道不能先上洗手间再消费吗？男员工的回答竟是："你会在这里消费吗，你消费得起吗？"他的藐视深深刺激了许小姐，她当即表示要找经理交涉，男员工表示："你要投诉吗？请便！"

第二天，许小姐就此事向酒店提出了抗议，酒店的解释是："火车站周边人员复杂，一些人的素质又比较差，酒店大厅洗手间经常发生设施损毁、东西被盗的事情，所以酒店的保安措施相对严格。"许小姐十分不解，难道严格管理就可以粗暴地对待客人吗？酒店称暂时没有找到当事人更让人匪夷所思，在她的要求下，酒店答应进一步处理此事。

4月6日，许小姐就此事向《厦门晚报》投诉。酒店方面答复记者说：他们已经给那名员工警告处分。7日，许小姐接到一份以酒店名义传真来的道歉书。但许小姐对此处理十分不满，难道一封传真来的道歉书就可以换来一个人的尊严吗？

4月11日，《厦门晚报》在头版要位登出文章《"你能消费得起吗？"——市民向某酒店的藐视讨说法》

这本是一起可以避免发生的事件，却因酒店的消极态度而恶化，并使事态变得越来越复杂。

讨论：1. 案例中许小姐属于哪种类型的公众？

2. 分析此案例对公关主体有何启示？

第四节　公众的心理

公众并非被动地接受医院的信息，而是具有主观能动性的。公众的这种能动性发挥得越好，他们的参与意识和实际介入程度越高，公关活动也就越容易成功。因此，要研究医院公众，了解医院公众的内心，就必须研究在公共关系情境中公众受组织行为的影响和大众影响方式的作用所形成的心理现象和心理变化规律，即公众心理。

一、公众的心理倾向

公众的参与和介入通常有以下5个方面：喜欢与否、需要与否、值得与否、能够与否、实行与否。而这五方面与公众的五种心理倾向有密切联系。

（1）公众的兴趣。兴趣是人脑对特定事物的特定反映，它表现为个人渴望深入探究某种事物，并力求参与该种活动的意向。兴趣对一个人的动机和行为模式有重要的影响。在某种程度上可以指导一个人的行为。在公共关系中，公众的兴趣发挥着重要的作用。只有充分重视、利用和引导公众的兴趣，才能使公关活动取得实际的效果。

（2）公众的需要。需要是人们对某种目标的渴望和个体的欲望，是人缺乏某种东西或受到某种刺激时产生的一种主观状态。不同的人有不同的需要，同一个人在不同的时间和场合也有不同的需要。美国心理学家马斯洛的"需求层次理论"将人类的需要由低到高分为5个层次：生理需要、安全需要、社交需要、尊重需要和自我实现的需要。他指出人类的需要是发展的，不同的阶段有不同的需要，同一个阶段也会有不同的需要共同存在，只是有某种需要起主导作用。需要是公众行为积极性的源泉。在现实生活中，随着社会的进步，每个人的需要是千差万别的，但在某一特定时期，每个人都会有他最迫切的需要。需要越迫切，行动也就越积极；行为越积极，产生的需要就越多，层次也越高。作为公关人员要及时了解和满足公众的需要，以赢得公众的支持和依赖。

（3）公众的价值观。价值观是一个人对周围事物的是非、好坏、善恶和重要性的评价，它是决定人的态度和行为的心理基础。国家和民族不同，宗教信仰或社会制度不同，往往会产生不同的价值观。即使在相同的客观条件下，价值观不同的人也会产生不同的行为。在开展公关活动时，要注意其针对性。因此，公关人员要加强学习，只有具备了全面的知识面，学会与不同价值观的人打交道，求同存异，才能取得更多公众的支持。

（4）公众的自我倾向。公众中有的是主观自我倾向占主导地位，有的则是客观的自我倾向占主导地位。主观自我倾向就是强调自身的主体地位，经常考虑"我想怎样""我要怎样"；而客观的自我倾向则更多强调环境的制约作用，"我应该怎样""我能怎样"。这两种自我意识、因人而异，因时间和地点不同而异。而公众的这两种自我意识都可以通过对某件事的认识、评价，以及他们的态度反映出来。作为公关人员，要了解公众的自我倾向，还要努力引导公众，使公众的态度与评价向着有利于组织的生存与发展的方向转化，通过与消极态度的公众沟通与交往，化干戈为玉帛。

（5）公众的决策倾向。不同的人，以及同一个人在不同的场合，对于某件事的决策也会表现出不同的特点。以顾客的购买行为为例，有理智型、冲动型、习惯型、不定型等几种决策倾向。作为经营者，要与各种各样的顾客打交道，如果能及时准确地判断出顾客的购买行为，则有利于交易的成功，提高营销活动的效率。从公关角度，作为公关主体的社会组织，应针对不同的收入阶层，不同的职业和文化水平，以及不同的性别和年龄段的消费者，采取积极主动的公关策略，不失时机地引导和推动消费者的需求。

二、公众的心理定势

公众的心理定势，是指在一定社会条件下，由人与环境相互作用而出现的公众对于某一对象（人、事、物等）的共同的心理状态与一致的行为倾向。心理定势犹如物理中的"惯性运动"，使人不自觉地沿着一定的方向去感知事物，记忆事物，思考问题和解决问题。公众的心理定势有时会产生积极作用，帮助其正确认识事物，产生令人满意的效果；但很多情况下却会造成消极的影响，对其认识事物造成一定的障碍。在公关活动中，在与人交往的过程中，如何利用心理定势，如何对待和处理公众的心理定势，具有十分重要的意义。常见的心理定势现象主要以下几种：

1. 首因效应

首因效应（Primacy Effect）也称为第一印象作用，或先入为主效应，就是指人际交往中给人留下的第一印象至关重要，对印象的形成影响很大。第一次进入一个新的环境，第一次和某个人接触等，都会给人留下深刻的印象，成为一种心理定势而难以改变，这就是首因效应。首因效应在我们的日常生活中主要发生在陌生人之间，如"新官上任三把火""恶人先告状""一见钟情"等。在公关活动中，公关人员与人打交道要十分注意自己的仪表和形象，给人以良好的"第一印象"，这是很有必要的。我们不能忽视第一印象的巨大影响作用，无论外在和内在，我们都应该格外注重；反之，与人交往，又不能犯"第一印象"的认识偏差，避免"第一印象"可能造成的错误判断。首因效应不仅仅来自直接的接触，很多情况下也来自传播媒介的间接影响。因此，开展公关活动，还应注意传播媒介的特殊功能。从一开始就要十分注意，让自己的组织在各种媒体面前树立起一个良好的形象。否则可能因为疏忽造成不良的结果，因为现在新兴媒体的传播速度快、覆盖面广。

2. 近因效应

近因效应（Recency Effect）是指在多种刺激一次出现的时候，印象的形成主要取决于后来出现的刺激，即交往过程中，我们对他人最近、最新的认识占了主体地位，掩盖了以往形成的对他人的评价。近因效应一般容易发生在熟人之间。如文艺演出，放在最后一个的节目往往是最好的，也是最能吸引观众的，俗话叫"压轴戏"。同样道理，搞公关活动，在活动结束时，要搞得别具一格，气氛热烈一些，就要注意结尾的高潮部分，一项公关活动如果"虎头蛇尾"，那往往会失败。与首因效应一个道理，了解公众也不能过分受近因效应的影响。

3. 晕轮效应

晕轮效应（The Halo Effect）也称为光环效应或印象扩散效应，是指由于事物所具有的某些特征从观察者的角度来看非常突出，由此掩盖了对该事物其他特征的知觉，从而产生了美化或丑化对象的印象。这主要是由于刮风天气之前的晚间，月亮周围会出现一个大圆环，称为月晕，又称晕轮。月晕是月光照在带水分的空气上造成的一种特殊的光学效应。由于这种效应，使人们看不清月亮本来面目。"晕轮效应"就是由此引申过来的，用以表示主体对认知对象的一种认知偏差倾向。这主要表现为"以木为林""只见树木，不见森林"，以偏概全的心理定势。例如，"一俊遮百丑""情人眼里出西施"等现象。

当然，"晕轮效应"也有正面和负面两个方面的影响。作为公关人员，完全可以利用人们这种认知偏差，策划并开展一些公关活动。

4. 定型效应

定型效应（Set Effect）也叫定型作用或经验效应，是指公众个体要对对象进行认知时，总是凭借自己的经验对对象进行认识、判断、归类的心理定势。也就是说，人们在认识他人或他物时，会不自觉地根据自己的经验产生一种心理准备状态，这种准备状态使他对对象会作定型或定势分析。比如，人们一般认为男性独立、刚强、心胸开阔、好攻击，女性则表现为依赖性强、温柔、敏感、脆弱；男性擅长学习理工类专业，女性更适合学习文史类专业。

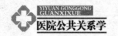

由于定型效应在公关活动中广泛存在，所以公关人员应注意利用定型效应：一是要利用公众的定型效应来巩固自己组织在公众中的良好形象；二是要注意一旦因为某事或某人使自己组织在公众心目中的形象受损，就要往往改变人们的定型模式。

5. 移情效应

移情效应（Empathy effect）是指人们在对对象形成深刻印象时，当时的情绪状态会影响他对对象本身及其关系者（人或物）的评价的一种心理倾向，即把对特定对象的情感迁移到与该对象相关的人或事物上，引起他人的同类心理效应。移情效应首先表现在"人情效应"方面，即以人为情感对象，并将自己的情感迁移到他人身上的效应。还表现为由人情而达到的"爱屋及乌"，即由于爱某人而爱他的一切。同时还突出地表现在人们之间的情绪感染方面，即人的喜怒哀乐等情绪往往会影响到其周围的人，从而产生情绪迁移。例如现代广告的"名人效应"就是一种移情效应的运用。乔丹为耐克鞋做了代言人以后，乔丹的"粉丝"（追随者们）都争相购买耐克鞋。由于移情效应的作用越来越大，所以公关人员要自觉利用移情效应，充分调动公众的良好的情感体验，有效地开展公关活动。

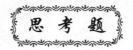

1. 简述医院公共关系客体的含义。
2. 医院公众有哪些类型？
3. 简述医院公共关系公众的作用。
4. 公众的心理定势有哪些？

【案　例】

白云山制药总厂的信誉投资

广州白云山制药总厂在 10 多年前，只是一个生产单一产品"穿心莲"的乡办小厂，生产设备极其简陋，年产值不到 20 万元，这个厂现在已发展成为生产医药品种达数百种，年产值超亿元，上缴利税过千万元的大型骨干企业。

白云山制药厂是我国国有企业中率先设立公共关系部的企业。作为一个营利性组织，该厂注重以公关求发展，每年拨出总产值的 1% 作为"信誉投资"，这笔投资为白云山制药厂带来了巨大的社会效益和经济效益。

该厂的公关部负责与社会各界建立并保持良好的关系，主持关系到企业信誉的各项公关事务，包括向社会开放工厂，向来访者播放企业录像，奉送精美宣传品，带领客人游览厂区，介绍科学制药方法等。通过医药刊物和学术界、卫生界进行信息交流，通过邮购药品的来往书信同顾客进行思想交流，通过遍布全国的 800 多个销售网点及时反馈公众需求和意见，获得了公众的支持和信任。

白云山制药总厂十分重视信誉投资。该厂充分利用大众传播为企业树立形象，着重抓球场广告和电视广告，采取"有奖问答"等形式在报纸上刊登公关广告。也曾利用广州街头新出现的双层"巴士"，做车身广告。该厂还扩大"免费广告"渠道，设专职人员与新闻界联系，经常撰稿给新闻界，对来访记者热情接待并主动、如实地反映情况，并经常邀请新闻单位工作人员出席企业重大活动。

白云山制药总厂还投资举办多种形式的公共关系专题活动，赞助社会福利事业和文艺、体育、教育事业。1985年该厂与有关部门协商，承办了广州足球队，接着又组建了广东省第一个轻歌剧团，在国内首创企业办文体事业的先例。随着广州白云队的南征北战和白云轻歌剧团到各地巡回演出，该厂的知名度大大提高。该厂还邀请了厂内外颇具名气的老药师、讲师、研究人员、经济师、离退休的管理人员组成顾问团，通过顾问团沟通与研究部门、竞争对手的联系，不仅获得许多珍贵的医药信息，还在很大程度上提高了白云山制药总厂的声誉，增强了公众对该厂药品的信赖感。

1991年秋，白云山制药总厂在甘肃等地推出了"金秋好时光大抽奖"活动，广告词中写道："把健康送往千家万户，把爱心洒向人间是白云山的经营宗旨，每逢佳节倍思亲，在中秋国庆来临之际，白云山人十分挂念着甘肃的父老乡亲。金秋时节，天气转凉，心脏病容易发作，容易感冒、咳嗽，请多多保重……"带有浓厚人情味的广告词，沟通了甘肃众多消费者和千里之外白云山人之间的感情。大抽奖活动使白云山形象印在了无数公众的脑海中。

如今，白云山制药总厂已发展成为全国三大制药企业之一，该厂以信誉投资赢得经济效益的公关战略，引起了国内许多企业的关注和仿效。《经济日报》曾在1984年12月26日刊载通讯《如虎添翼》，介绍白云山制药总厂公关工作，并为此配发了《认真研究社会主义公共关系》的社论，更使得白云山制药总厂在全国声誉大振，产品订户大增。

（资料来源：http：//www2.shengda.edu.cn/yxx/gggxl alfxfile lall. html.）

思考：白云山制药总厂开展公共关系活动的成功之处。

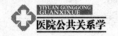

第五章 医院公共关系传播与媒介

医院公共关系，既是一种客观存在的状态，又是一种交往活动，更是一种传播活动。随着现代科学技术的进步和社会需要的发展，传播已成为医院公共关系工作中一种极其重要的活动，它是连接公共关系主体和对象的桥梁，是影响公众感受和态度、促进公众了解和信任的重要手段。可以说，医院公共关系工作的核心，就是通过各种传播手段，沟通医院与公众之间的信息，在社会公众中树立起医院的良好形象与声誉，进而引发公众产生医院所期望的预期行为。因此，实时而恰当地、巧妙并有效地传播医院的公共关系信息，是医院公共关系工作中必须重视并加以研究的基本内容之一。

第一节 医院公共关系传播概述

传播是一种很古老的活动，但在社会加速进步和科技迅猛发展的今天，传播已成为极其复杂和无所不在的活动，人们每时每刻都被淹没在传播所提供的各种信息之中。因此，弄清传播、公共关系传播、医院公共关系传播的含义与特点，了解其内在逻辑关系，将更加有助于我们做好医院公共关系传播工作。

一、医院公共关系传播的含义与特点

1、传播的含义与特点

"传播"一词是由英语"Communication"翻译而来的，它还可以译为"沟通""交往"等。常见的辞典解释为"通过语言、文字或者信息的交互作用引起思想和观点的变化"。可见，传播是一个"传播过程"，传播在本质上是人们彼此间交流信息的一种社会性行为，它是人们通过某种有意义的符号，将自己感受到的信息传送出去，沟通彼此的思想和情感，调节彼此相互联系的行为，协调共同的活动。

传播具有社会性、普遍性、工具性、互动性、符号性、共享性的特点。所谓社会性，是指传播是人类为维持社会生活而进行的一种社会行为，即任何传播行为都不能离开社会，人类社会也离不开传播行为，人类传播的重要意义就是建立社会联系。所谓普遍性，就是传播行为是无处不在，无所不有的。工具性是指人类的传播行为总是把传播作为工具来监测环境、适应环境，进而改造环境，而不是把传播作为目的，为传播而传播。互动性是指传播活动总是在人与人之间进行的，是一种双向的、相互的行动，完全单向的信息传播是不可想象的。

符号性是指人与人之间的信息传播是依靠"符号"交流——包括语言、文字、声音、图像、表情、动作等来进行的，传播的过程就是传播的一方制作、传递符号，而另一方则接受、还原符号。共享性是指传播的目的就是要与传播对象一起共同分享信息内容，而且这种信息共享不会因一方的分享而影响另一方的享有，而是可以共享共有的，这一点和物质商品一方的分享会影响到另一方的享有不一样。

2. 公共关系传播的含义与特点

公共关系传播是一种特殊的传播。传播作为一种古老的人类活动，其目的是信息的交流，婴儿降生后的第一声啼哭，是在向人们传播他健康地来到人世的信息，妙龄少女暗送秋波是在向青年小伙传播着爱的信息；甲告诉乙青菜的价格是传播，丙写信给丁谈关于某电影的观后感也是在传播。但这种种传播不属于公共关系传播的范畴，公共关系传播是人类传播活动中的一种特殊形式，即社会组织为了树立自己的形象，与社会公众建立良好关系而进行的传播活动。因此，公共关系传播可以定义为：社会组织和公众之间为了建立和谐互助的关系而进行的信息交流活动。

公共关系传播是公共关系的基础，也是公共关系目标赖以实现的手段和工具。因为，只有通过宣传和信息交流，才能建立社会组织和公众之间的关系。社会组织为了让公众了解自己、信任自己，必须通过传播扩大自己的影响，印证自己的声誉，以博得公众的充分信赖。离开传播，社会组织和公众之间的了解和信任是不可能建立的。因此，公共关系传播对公共关系的确立和公共关系目标的实现起着重大的决定作用。

公共关系传播的特点除了包括一般意义传播的基本特点之外，还具备下面几个突出的特点。

（1）道德性。道德是人们应当遵守的行为规范和准则。社会组织在进行公共关系传播活动中，也应当遵循道德的行为准则和规范，表现出社会义务、良心、荣誉和幸福观念等，把对于社会的义务视为自身的使命、职责、任务和理想。社会组织在作出行为时，要考虑"如果我是消费者会怎么样""如果我这样做可能会有什么样的后果"。严肃地思考、权衡和慎重地选择，就不会以不正当的手段进行竞争，就能够做到自尊、自爱和自律，有正确的荣誉感，在不断创造的过程中与公众分享幸福。

（2）文化性。公共关系传播的文化性，既包括社会组织自身的文化，也包括组织的外在文化氛围。随着社会物质生活的提高，人们的文化追求显得越来越重要，"文化搭台，经济唱戏"已成为很自然的现象。如果商品气息太浓，买卖关系太重，金钱味道太强，公众与组织的沟通就会产生障碍。当今社会，一个社会组织的内外公众与组织的沟通，很大程度上表现在文化层次上，正所谓"三流企业做产品，二流企业做品牌，一流企业做文化"。因此，社会组织的公共关系传播不仅要有市场意识，还要有文化意识。

（3）情感性。在现代社会，随着生活水平的提高，人们越来越强调情感交流，强调精神生活的愉悦。譬如，随着"顾客是上帝"的观念深入人心，顾客作为"上帝"的享受已经不仅仅是物质上的满足，而且是一种心理上满足的体验。因此，成功的公共关系传播，十分强调以情感人，进而达到理性方法所不能达到的效果。

（4）新奇性。所谓新奇，一般是首创之举，人们对于新奇的事物总是很敏感的。新奇的事物一出现，人们往往会报以浓厚的兴趣加以关注，新奇事物也给人们的生活增加了新的情

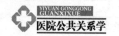

趣。因此，一个不断创新的社会组织，应该充满活力，新招迭出，以此来不断地赢得公众的青睐。成功的公共关系传播，也要像企业开发产品那样，"嘴里吃着一个，手里拿着一个，眼里盯着一个，脑子里想着一个"，唯其如此，才能不断给公众带来意外的惊喜。

3. 医院公共关系传播的含义与特点

医院公共关系传播是公共关系传播在医院这一社会组织里的具体应用。"医院"一词源自拉丁文，原意为"客人"，因为最初设立时，是供人避难的场所，后来才逐渐成为收容和治疗病人的专门机构。医院是特殊性的服务行业，担负着保卫人民生命健康的责任，关系广大人民群众的切身利益，关系千家万户的幸福安康。因此，医院不仅需要广泛运用公共关系的方法和技术来与广大人民群众沟通，而且医院公共关系传播更有其特殊性。

党的十七大报告明确要求：到 2020 年，"人人享有基本医疗卫生服务"，实现"病有所医"，为此，要坚持公共医疗卫生的公益性质，强化政府责任和投入，鼓励社会参与，深化公立医院改革。"新医改"方案（《中共中央国务院关于深化医药卫生体制改革的意见（2009 年 3 月 17 日）》）进一步明确了深化医疗卫生体制改革的时间表，要求到 2011 年，公立医院改革试点取得突破，到 2020 年，形成多元办医格局。《关于公立医院改革试点的指导意见（卫医管发〔2010〕20 号）》按照党的十七大精神和"新医改"方案的要求，强调要"鼓励、支持和引导社会资本发展医疗卫生事业，加快形成投资主体多元化、投资方式多样化的办医体制。"一个"加快"，表达了进一步深化我国医疗卫生体制改革的紧迫性。《国务院关于鼓励和引导民间投资健康发展的若干意见（国发〔2010〕13 号）》（简称"非公经济新 36 条"）也从发展非公经济的角度提出要"鼓励民间资本参与发展医疗事业。"

随着这些"新医改"政策的贯彻执行，随着医疗卫生体制改革的进一步深化，医院的所有制形式及经营模式正处在变革之中，医院将从原来较为单一的国家所有，逐渐转变为公立与非公立卫生医疗机构并存的多种所有制形式，形成投资主体多元化和投资方式多样化的办医体制。这种办医体制下的医院，竞争将日趋激烈，医院的管理模式也必将发生深刻的变化。如何将企业界已比较成熟的公共关系理论运用于特殊的医疗行业，是摆在医院管理者面前的必须解决的全新课题。可以说，谁解决好了这一课题，他的医院就可能在这场已经开始的竞争中获胜；谁忽视解决这一课题，其市场份额必将萎缩，最终将被淘汰出局。因此，做好医院公共关系传播工作，运用公共关系提升医院的知名度、美誉度和和谐度，就显得十分必要和有意义。

医院公共关系传播可以这样定义：它是指一个医院为了提高自身的认知度、美誉度、和谐度，借助各种传播媒介，有计划地向其内部及外部公众所开展的传播活动及其传播管理。这个定义至少包括三方面的内容：第一，医院公共关系传播的主体是医院，而不是专门的信息传播机构；第二，医院公共关系传播的客体由两部分组成，一部分是医院内部公众，另一部分是医院外部公众；第三，医院公共关系传播是一个有计划、有目的的完整的行为过程，它的目的就是沟通医院与公众之间的信息联系，使医院在公众中树立良好的形象。

医院公共关系传播除了包括一般意义的传播和普通公共关系传播的基本特点之外，还具有自身的特殊性。

（1）公益性。医疗服务的公益性就是非商品性。医疗事业是公益事业，虽然存在着一定的经济活动，但也是非营利性质的，不能像商品市场那样以营利为目的。在市场经济体制下，医疗卫生服务亦作为商品的形式出现。但医疗卫生活动的目的是为了人民的健康，其宗旨是救死扶伤，不能像单纯的商品那样以追求利润为主，不能单纯从消费者的购买力来决定服务的供给。因此，医院公共关系传播必须把社会效益摆在首位，不能简单的只算经济账。

（2）人本性。医者为仁者，医术为仁术。早在唐代，名医孙思邈就在他的名著医书《千金要方》中，开篇就提到"大医精诚"的概念，并在叙述中反复强调医生必须具有的仁爱之心、无欲之念以及精勤不倦的良好品德。医学是人学，是对人生命、健康和疾病的认识与实践。高尚的医德、精湛的技术和优质的服务，是医院大力倡导的良好风气。因此，医院公共关系传播必须发扬人道主义精神，坚持以人为本，尊重人的生命和健康。

二、医院公共关系传播的主要模式与基本内容

传播模式包括传播要素和传播过程。无论何种传播，都必须具备传播的四个要素，即传播的主体——发送信息的传播者；传播的信息——传播者所发出的具有一定意义的符号；传播的媒介——信息的物质载体，如报刊文字、无线电广播的电磁波等；传播的受体——信息的接收者。传播过程就是各要素之间的联通过程。对传播模式进行分析，就是把传播过程分为若干组成部分，并说明各种传播要素相互联系、相互作用的关系，以便于人们更好地控制干扰因素，增强信息传递的真实性和传播效果。下面是几种有代表性的传播模式研究成果。

1. 拉斯韦尔—布雷多克传播模式

美国著名传播学专家拉斯韦尔（H·P·Lasswell）博士认为，一个完整的传播活动应包括5个问题：① 谁传播（Who）；② 传播什么（Says what）；③ 通过什么渠道传播（In which channel）；④ 向谁传播（To whom）；⑤ 传播的效果如何（With what effects）。说明了这5个"W"，也就解释了传播活动。拉斯韦尔的"5W"模式用一句话来表示就是："谁通过何种渠道对谁说了什么从而产生了什么效果"（Who says what in which channel to whom with what effects）。但是，"5W"模式忽略了"反馈"，致使该模式的走向是单向的而不是双向的。后来，在1958年，另一个学者布雷多克对该模式进行了补充，增加了传递信息的具体环境和传递信息的意图，简称"7W"模式。拉斯韦尔—布雷多克传播模式可以用图5.1来表示：

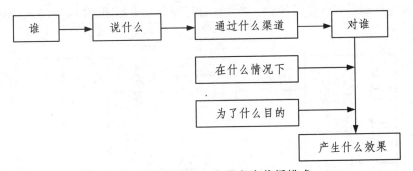

图5.1　拉斯韦尔—布雷多克传播模式

2. 申农—韦弗传播模式

1949年，美国著名的信息论专家、数学家申农（C·E·Shannon）与沃伦·韦弗（W·Weaver）

提出了"传播的数学理论"。该理论模型可以用图5.2来表示：

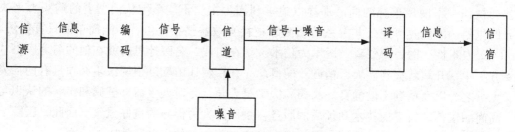

图 5.2 申农—韦弗传播模式

按照这个模型，传播其实就是一个从左边开始到右边结束的简单过程。图中的信源是信息的最初发源地。信息是信源所要传递的内容。编码是信息的发出者所要传递的信息被制作成外界所能接受和理解的信号的过程。公共关系人员把组织或医院的行为、政策编撰成宣传资料、广告、演讲稿等，就是一个编码过程。信道是信息传播的通道，如电台、电视台、记者招待会等。噪音代表各种干扰，既包括物质干扰（如两人谈话时突然响起的电话铃声、脚步声、小孩的哭声等），也包括心理干扰（它存在于信息传播者和接受者的头脑中，如双方在传播过程中的情绪、态度等；或者在一方对另一方形成第一印象后，会在以后的信息传播过程中产生许多影响）。在任何一种传播环境里，干扰都是一种不能完全消除的影响因素。译码是与编码相对应的过程，是指信宿接收到信号后，把它还原成自己能直接接收的信息的过程。在医院公共关系传播中，可以把这一过程理解为患者或公众阅读、听讲的过程。信宿是信息的接收者，是信息到达的目的地。

申农—韦弗传播模式一个十分重要的特点是：它提出了"噪音"的概念，客观地反映出在传播过程中某些信号由于受到不同程度的曲解和误解，可能造成信息的失真。当然，该模式仍然属于一种单向直线传播模式，后来的研究者认为，只考虑到传播中的"噪音"还不够，传播中的信息反馈过程更能反映其实质，因此，有人把信息反馈过程引入了传播模式。

3. 施拉姆"反馈传播"模式

美国大众传播学权威施拉姆提出的"反馈传播"模式，主要讨论传播过程中主要行为者的行为。他认为行动的双方是对等的，双方各自行使着几乎相同的功能。该模式可以用图5.3来表示：

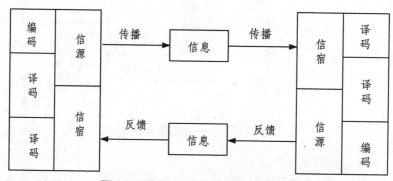

图 5.3 施拉姆的"反馈传播"模式

该模式所描述的是一种双向的循环运动过程。根据该模式，医院公共关系传播工作实际上就是传递医院信息，收集公众的反馈信息，调整医院的传播行为，协调医院与公众的关系，以使二者相互了解、信任与支持，从而实现医院目标或医院公共关系目标。

比较申农—韦弗传播模式，施拉姆"反馈传播"模式的根本区别在于该模式引进了反馈机制。所谓反馈，是指信息传播者就所发出的信息在社会公众中产生的效果收集有关信息的过程。传播者可以通过收集接收者对接收信息的反馈来调整自己的传播行为，取得良好的预期传播效果。同时，也可以通过反馈信息来加强对噪音干扰的控制，提高信息内容的纯度和真实性。这样就会使传播活动处于一种良性循环状态，达到理想的传播效果。

医院公共关系传播的基本内容，要根据各医院所处不同时期的特点和目标来确定，大体有以下 4 个方面：

（1）初创时期信息传播的内容：主要介绍医院的投资建设状况，医院的性质、规模、设想及风格等。

（2）发展时期信息传播的内容：其内容应该是维护医院已经形成的良好信誉和形象，介绍医院的办院方针、政策、特色等，将医院新技术研制与开发、服务价格波动情况等，及时告知社会公众。

（3）风险时期信息传播内容：应该是医院生产与经营产品的特色；出现问题时，应该实事求是地披露问题的根源，向公众致歉，并把问题的解决过程告诉公众。

（4）低谷时期信息传播的内容：向社会公众说明医院步入低谷的原因，澄清事实，诚心诚意地求得公众的帮助，让更多的社会公众了解医院。

在现代信息社会，人们每时每刻都在传播着和接收着大量的信息，但是医院公共关系信息在内容上有别于工商信息或产品服务信息。医院公共关系传播活动就是要将以上 4 个方面的信息有效地传递给相关的目标公众，以影响公众的态度，打动公众的内心。透过公共关系信息使公众能够了解医院，理解医院的目标，领会医院的善意和友好，进而形成对医院的良好印象。

三、医院公共关系传播的基本原则与影响因素

无论任何人进行医院公共关系传播活动，他所关心的就是传播的效果问题。而要确保传播的效果，不仅要研究影响传播效果的各种因素，还要在传播过程中遵循一定的原则。

1. 医院公共关系传播的基本原则

美国著名的公共关系权威斯卡特·卡特利普和艾伦·森特在其所著的《有效公共关系》一书中提出了"7C'S"原则，即：

（1）可信性原则（Credibility）。传播的可信性是针对整个传播过程而言的，它包括信息的来源、传播渠道、环境、受众等。信息本身必须真实可靠，同时受众对传播过程的每一环节都具有高度的信任感。只有这样，信息才能发挥其影响，产生改变受众的作用。

（2）归因性原则（Context）。传播的归因性是指在传播信息时，必须向受众不断地提供足够的、真实的背景材料。其目的是让公众准确、有效地接收他们的生活经验及文化知识范围以外的信息。

（3）有效性原则（Content）。传播的有效性是指传播的内容要与公众有关，它所代表的价值观念要与受众的价值观念一致，或者至少是相近的。只有这样，传播才会取得良好的效果。

（4）清晰性原则（Clarity）。传播的清晰性是指在传播的过程中必须保持信息的清晰，在保证全面、准确表述内容的前提下尽可能做到简洁，将出现偏差以及让受众产生误解的可能性降到最低程度。此外，前后多次的传播和不同场合的传播向公众传递的观念、树立的形象也要一致，要用"一种声音说话"，以免出现相互矛盾的现象，使受众产生似是而非的感觉，影响传播效果。

（5）连续一贯性原则（Continuity And Consistency）。传播是一个树立、强化或改变公众意识的没有终点的过程。它要求不断地重复某些传播内容，进而把事实、态度和情感传送给公众，使传播的内容及观念在公众心目中牢牢扎根，影响他们的行为和价值取向。当然，在重复中还要不断补充新的内容。

（6）多样性原则（Channels）。传播的多样性是指传播方式和渠道要多样化，要针对不同的受众、不同的阶段选择不同的传播渠道，以便尽可能地扩大受众面，充分发挥每一种传播方式和传播渠道的作用，使传播的内容及所倡导的观念在受众的头脑中留下更深刻的印象。

（7）差异性原则（Capability And Audience）。任何一种传播活动都必须充分考虑受众的接受能力，不同的受众其接受能力相差很大。只有当受众能够以最少的精力和时间清晰地接受所传播的信息时，该项传播活动才会有效。因此，要想使传播快速且卓有成效，就必须针对不同接受能力的受众，采用不同的传播方法。

2. 影响医院公共关系传播的因素

传播活动作为人类社会文化活动之一，必然会受到社会文化和人们心理因素的影响。影响医院公共关系传播效果的因素很多，比如传播的信息能否引起接收对象的注意，传播本身的目的是否与受众的利益一致，传播的内容是否是受众关心的问题，传播的信息是否具有影响力和感染力等。这里，我们仅就传播活动过程中影响传播效果的一般因素做一些探讨。

（1）信息损失与噪音干扰。传送和接收过程中的信息损失和杂乱信息对欲传播信息的干扰，是影响传播效果的重要因素。在传送信息的过程中，无论用什么媒介，借助何种渠道，都不可能把传播者所要传送的信息尽善尽美、保质保量地传送出去。在传送过程中，信息损失是必然的，如信息量变弱、信息中掺杂进了不相干的信息干扰或信息失真等。因此，在医院公共关系传播活动中，减少传送信息过程中的损失，提高信息的保真度，是提高传播效果的有效手段。具体做法是多开辟信息传播渠道，减少中介环节，保证传播渠道畅通，用大道消息杜绝小道消息等。

（2）编码歧义和译码偏差。编码和译码是传播过程的两个重要环节，传播者能否正确编码，接收者能否准确还原信息，直接影响传播效果。从编码环节看，传播者能否把所要传播的信息按照通用的规则转化为一定形式的符号，在转化中是否清楚、准确、完整地表达了原有意思，这些都将影响到接收者在译码时对原有信息的理解和解释。从译码环节看，即使传播者的编码完全符合要求，译码者由于种种原因，不能按照原样还原编码符号，不能正确理解和解释这一组符号，同样也会影响传播的效果。

影响信息的编码和译码，使之不能完整、准确、清楚地转换和还原为原有信息的因素主要有以下几种：

一是文化系统方面的障碍。具体有：语义表达上的障碍，比如驾驭语言文字的能力较差，表达不准确，词不达意等；有文化水平上的差异带来的障碍，比如传播者编码用语的层次过于艰深抽象，接收者水平较低，无法译码；有文化习惯差异造成的障碍，比如不同民族、不同地区的人们有不同的习惯表达方式和习惯表达用语，又如一词多义造成的歧义等。

二是社会系统方面的障碍。具体有：年龄上的障碍，比如"代沟"造成不同年龄的人对同一用语有不同理解，以及在编码和译码上的不同习惯和用语等；有社会地位方面的障碍，社会地位带来的利益差别、社会距离和心理距离，使传播者和接收者彼此无法理解；有团体和阶级的障碍，传播者和接收者分属不同的社会团体或社会阶级，彼此间的利益对立造成对同一组符号的不同理解，或者干脆对这一组符号反感、抵触。

三是个性系统方面的障碍。具体有：欲望的强弱和欲望的不同种类，容易使人对某些信息或信息中的某一部分特别敏感，从而造成译码过程中的断章取义；有人生观方面、个人爱好方面的差异引起的对信息的偏见和歧视等；有态度方面的差异引起的好恶选择等。

可见，为确保传播效果，必须针对各种可能影响编码和译码的因素，采取有效的防范措施。但作为医院公共关系中的传播活动，不可能对公众在译码上的偏差好恶进行指责，也不可能提出要求。因此，只能做好自己的工作，对策划传播的公共关系人员提出相应的要求，并采取相应的措施。比如：提高传播者在语言、文字、图画、影像等方面的表达能力和制作水平，要求他们尽量完整、准确地将要传播的信息表达出来；要求传播者在编码过程中严格遵守通用的规则和习惯，尽量避免会引起歧义和误解的表达；要求传播者的编码要尽量符合对象公众的兴趣、口味和理解能力，不能自顾自地进行表达；要求传播者针对不同层次、类型的对象公众选用不同的表达方式和传播媒介；要求传播者力求使传播的内容、目的与对象公众的利益相符合，以免引起反感和抵制。

（3）受众对信息的识别、选择和挑剔。现代社会是一个信息泛滥的社会，每天有滚滚而来的信息涌进人们的脑海，人们已学会躲避各种自己不喜欢的信息，已经能熟练地选择自己想要的信息。因此，一次公共关系传播不可能引起所有对象公众的注意，注意到了的对象公众中又不可能全部都能很好地理解和解释，而能很好理解信息意义的对象公众又不可能都改变态度和产生行为。这样，医院公共关系传播活动的实际效果就显得有限，对这一点，我们必须要有清醒的认识和正确的估计，并据此制定自己的传播战略和传播战术。同时应努力提高自己的传播技巧，认真研究公众接收传播的心理，采取切实可行的方法。

四、医院公共关系传播的任务及目的

医院公共关系传播的基本任务就是正确使用各种传播媒介，及时地向公众传递有关医院的各种信息，及时地收集公众的各种意见和态度，为医院公共关系决策提供准确的事实根据，以促进医院顺利发展。

为完成此任务，医院公共关系传播必须以影响和改变公众的态度为目的，即提供和分享医院的信息，改变公众对某一个问题的态度和期望，从而引起公共关系所期望的行为。所谓提供和分享医院信息，就是向公众提供及时、准确和有说服力的医院最新信息，以使社会公

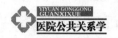

众对医院行为予以理解和支持。所谓改变公众对某一问题的态度，就是努力用各种传播媒介和技术，消除不利舆论影响，引导公众态度由负面态度向正面态度转换。

医院公共关系传播的最终目的是促使公众对医院采取理解和支持的行为，实现医院的期望。只有及时地向公众提供和分享医院信息，并改变他们对某一问题的态度和期望，从而引起医院所期望的行为，才是真正实现了医院公共关系传播的目的。

第二节　医院公共关系传播的类型

医院公共关系传播的类型，按照不同的划分标准，有不同的类型。按照传播与组织系统的关系，可分为正式传播与非正式传播；按照信息发送者与接收者的交互作用，可以分为单向传播与双向传播；按照信息流动的方向，可分为上行传播、下行传播和平行传播，等等。

按照传播范围、规模，公共关系传播通常可分为自我传播、人际传播、群体传播、大众传播和组织传播。这五种传播方式各成体系，有各自的形式、要素、结构和功能，同时又相互联系，互为补充。医院公共关系工作通常选择人际传播、群体传播、大众传播和组织传播四种方式，并同一定的传播媒介有机结合，以便处理好医院与公众的关系。

一、人际传播

人际传播是发生在个体与个体之间的沟通交流。它是最古老、最常见、最广泛的一种传播形式，也是人类社会赖以生存和发展的最基本的形式。良好的人际关系通常表现为交际双方的互相认同、情感相容和行为相近。而建立良好的人际关系有赖于有效的人际传播与沟通。医院公共关系人员在很多场合下需要个别地与职工、领导、顾客、记者等人交往，并与他们建立良好的人际关系，为医院营造良好的社会舆论。因此，人际传播是医院公共关系人员最为直接而具体的工作方式。

1. 人际传播的类型

医院是服务行业，医疗卫生活动所围绕的中心是人的机体，医院的服务是一种生命维护服务，与就医顾客沟通、交流当然就是必不可少、天经地义的。因此，对于医院来说，搞好人际传播具有十分重要的意义。人际传播一般可从 2 个方面进行分类：

（1）按是否有中间媒介，可分为面对面传播和非面对面传播。在面对面的人际传播中，传播的双方处于同一时间、同一空间，一般通过语言、手势、表情等直接沟通。其形式有个别会见、个人谈心以及礼节性拜访等。其特点是传播双方交流充分，反馈及时，但传播的范围较狭窄。

非面对面传播是指传播双方不在同一时间或者同一空间，而是通过电话、书信、贺卡、便条、电子邮件等媒介进行沟通。这种传播比较容易使人们加深了解，建立感情。

（2）按是否使用语言，可分为语言传播和非语言传播。语言传播是通过言语语言进行的，言语语言是一种具有一定形式和语音的信息载体，言语语言包括口语和书面语两种形式。人们在言语语言发明之后，以言语语言为思维工具，并赖以进行交际，人类历史是以借助言语语言口头传递信息为特征的。书面的文字出现以后，人类主要以书籍等形式，用文字记载信息。书面与口头形式相比，书面形式记录信息更加准确和保持久远。电子媒体产生之后，广播、电视、互联网等更具广泛性、及时性。言语语言首先应该注意的不是如何表达，而是要清楚的认识：第一是倾听，第二是观察，第三是感受，第四才是表达。我们要把公众想听的，以他们最能接受的方式，把我们想说的传递给他们。

非语言传播又称类言语语言传播，是指通过表情、手势、体势、副语言、空间语言、时间语言、饰物语言等传递信息。它是人作为一个完整的肌体在神经系统各个部分统一协调下对外界的反应。人们的所思、所想、所欲、所求，必然在类言语语言上有所反映。类言语语言所包含的意义要远远比言语语言多，而且更深刻。说出来的语言，往往并不等于存在于人们心中的语言。类言语语言比言语语言更能表现人的感情和欲望，人们常常"辞不达意""言不由衷"或"欲言又止"，因此，交流双方不仅要"听其言"，而且要"观其行""察其意"。

掌握类言语语言有利于更好地认识和评判自身，调整和修正自己的言谈举止，使之更加合乎礼仪，更有修养，提高自身的文明程度，更好地表达自己意欲表达的思想和行为，有益于沟通。类言语语言也有利于我们洞察"举手投足之密"，达到"知人、知面、知心"的目的，更加了解他人，善解人意；使交往更加有效，关系更加融洽，工作更加顺利。

2. 人际传播的特点

人际传播是人们彼此之间、个人与个人亲自进行的信息交流与传播。有效的人际传播不仅是培养社会组织内部"家庭式氛围"的必要条件，而且还能为社会组织创造良好的外部环境。这可以从人际传播的特点来加以理解：

（1）传播者与接受者之间的深层传播处于"熟人圈"中，他们彼此熟悉，甚至时有往来。人际传播是在人与人之间进行的，一个人本身并不能构成人际传播，必须同时有信息发送者与接收者。在传播过程中，信息发送者与接收者可能互相交换位置，但双方的身份始终是明确的，彼此知道对方是谁，信息反馈一般比较及时而真实。

（2）信息的交流性强，信息反馈直接、快速、及时、集中。人际传播与大众传播最大的区别在于传播媒介不同，人际传播主要通过直接谈话或书信、电话等媒介进行，其传播效果较大众传播更直接、更明显。特别是面对面的交往，交往双方可以通过手势、表情等迅速反馈并加快信息的传递。当听讲者提出一个问题或脸上露出困惑的神色时，讲话者就能马上感觉到并复述所讲的内容，或对某一点做进一步发挥，使得整个传播过程处于一种良性循环的可控状态。

（3）人际传播是在人与人之间进行的，传播以单个的面对面形式为主，使得人际传播不仅是一种信息的交流，更是一种情感的交流，受众常常会对信息的发送者产生一种亲近感。因此，人际传播在影响人的行为上所发挥的作用也就更直接，这对社会组织的领导者和公共关系人员很有启发。比如在医院的对内、对外传播中，通过各种人际传播手段，可以联络医院与公众的感情，缩短医院与公众之间的心理距离，改变公众对医院的态度，影响他们的行为，改善医院的公共关系状况。

（4）人际传播可以到达大众传播难以到达的传播网络的角落。大众传播通过大众传播媒介进行，尽管其覆盖面广，信息量大，但在很多情形下要靠人际传播帮助，如面对那些无阅读能力的人，不经常使用大众传播媒介的人，因故不能接触大众传播媒介的人等。就这一点而言，人际传播是对大众传播的一个有益的补充，是公共关系传播中不容忽视的重要组成部分。

（5）人际传播受时空限制较大，信息传播的范围小，速度慢，在短时间内很难让更多的社会公众了解本组织。

3. 影响人际传播的主要因素

客观上，一个社会组织内外，大量的误解和障碍是无法避免的，这些误解和障碍来自经济、政治、风俗习惯、宗教信仰等多个方面，有时甚至表现为强烈的冲突。从人际传播的角度看，语言、个人知识经验、社会角色、个性心理特征等都会成为社会组织与公众之间误解和障碍的根源。

（1）语言。在人际传播中，许多时候是通过语言和文字进行传播的。一般而言，公众只能接受与自己语言相同、文字一致的信息内容，不易接受与自己语言不同、文字相异的信息内容，这在不同国家、不同民族的人际传播中表现得尤为明显。事实上，不同国家的人民有不同的语言习惯。比如在中国，见面打招呼的最普通的方式是问对方"你去哪儿？""吃过饭了吗？""回来啦？""上班去？"等，回答也是含糊不清甚至答非所问。而在外国人看来，这简直不可思议，觉得问话者不是明知故问，就是多管闲事。如果这样与外国人打招呼，极易引起误会，使对方不快。因此，与外国人尤其是欧美人打招呼时，应该用"你好"之类的问候语，或者笑一笑，点一点头。

（2）知识经验水平。在人际传播中，有时信息的发送者和接收者虽然使用同一种语言，但由于双方所从事的职业不同，所受的教育程度不同，经验积累或生活阅历不同，可能会对相同的符号有不同的理解。所以，在人际传播中，要根据具体对象，因人而异、有的放矢地进行信息交流；要尽量少用行话，因为行话对一般受众来说，在某种意义上是一种干扰，妨碍了受众对信息的理解。

（3）角色。在社会生活中，不同的人扮演着不同的社会角色，这种角色的不同，决定了扮演不同角色的人在接受和传递信息的内容、类别及渠道上也存在着差异。在传播过程中，往往会因地位、年龄、职业、性别等的不同而造成障碍。有经验的沟通者会站在对方的立场上，理智地考虑对方的需要和兴趣，有选择地按照最佳方式发布、传送能使对方靠近自己的信息，把人际传播引向深入。

（4）心理特征。人的心理特征是在生理遗传和后天经验的共同作用下形成的，一般包括人的兴趣、能力、气质、性格等。在一定的时间内，人的心理特征具有相对稳定性，它影响着彼此的人际传播。

兴趣是与人的愉快情绪相联系的认识（活动）倾向性。兴趣是在需要的基础上发生和发展的，兴趣使人对有趣的事物给予优先注意，积极地探索，并产生情绪色彩和向往的心情。兴趣具有稳定的指向性，使人的认识活动具有选择性。兴趣相近或相同的人，易于相互感知，相互适应，易于沟通感情，产生共鸣。相反，兴趣差异较大的人，则不容易沟通。

能力是指完成某种活动所需的、直接影响活动效率的个性心理特征，包括观察力、记忆力、思维力、想象力和分析能力、概括能力、表达能力等。人的能力是借助遗传素质这个自然生物前提，通过社会生活、实践和教育的影响，加上主观努力逐渐形成发展起来的。

能力的差异，在很大程度上影响着人际传播的效果。在传播过程中，信息的发送者是否具备很好的概括能力、语言表达能力，直接关系到信息发送的及时性和准确性。这也正是社会组织在选择公共关系人员时对其能力有一定要求的原因。在接收信息的过程中，接收者是否具备一定的分析能力、理解能力和记忆能力，关系到信息接收量的多少和信息准确度的高低。所以，在开展公共关系活动时，既要选准对象，又要根据对象能力的强弱，有效地进行信息传播。

气质是指一个人在情绪体验和行为反应的强度和速度等方面的特点，这些特点以同样的方式表现在各种活动中的心理活动上，是一个人典型的、稳定的心理特点。关于气质的心理机制古今中外有各种各样的理论和假设，如中国古代的五行说、古希腊的体液说，还有体型说、血型说、激素说，等等。最著名的是古希腊医生希波克拉特在公元前 5 世纪提出的体液说，他认为人体内有四种体液即血液、粘液、黄胆汁和黑胆汁，每个人由于身上的这四种体液的比例不同，便会有不同的心理和行为表现。据此他把人的气质分为四种类型：胆汁质、多血质、粘液质和抑郁质。

气质不同，对人际传播也有影响。胆汁质的人，敏感性低，反应性、主动性强，行为较刻板，情绪好冲动，抑制力差，外倾；多血质的人，敏感性低，反应性、主动性强，兴奋与抑制过程的平衡较好，情绪兴奋性高，可塑性高，外倾；粘液质的人，敏感性低，反应性低，反应迟缓，行为刻板，兴奋性弱，情绪平和，内倾；抑郁质的人，敏感性高，反应性和主动性低，反应迟缓，行为刻板，情绪抑郁，内倾。

性格是人对现实的稳定的态度和与之相适应的行为方式上的心理特征，如谦虚或骄傲、勇敢或怯懦、勤劳或懒惰、公而忘私或自私自利都是人的性格特征。每个人都具有多种性格特征，从而构成一个人完整的性格统一体。恩格斯说："人物的性格不仅表现在他做什么，而且表现在他怎么做"（《马克思恩格斯选集》第 4 卷，人民出版社 1972 年版，第 334 页）。"做什么"即说明一个人对现实、对他人的态度；"怎么做"则说明一个人的行为方式。性格外向的人，活泼开朗，善于交际，易于与人沟通；性格内向的人，一般不易接受别人的意见，一旦对某件事持肯定或否定态度，就不会轻易改变。

二、群体传播

群体传播是指组织以外的小群体（非组织群体）的传播活动，是一群人按照一定的聚集方式，在一定场合进行传播，即人们在某一小群体范围内进行的信息传播活动，它是群体与成员、成员与成员之间的信息交流活动，是将群体的共同目标和协作意愿加以连接和实现的过程。例如，演讲会、报告会、记者招待会、座谈会、联欢会、展览会，以及艺术活动、体育活动等，都属于群体传播。

早在 2 千多年前的古希腊，就出现过许多公民聚集在广场、大厅聆听演说的群体传播现象。著名哲学家亚里士多德还专门写了一本《修辞学》，阐述了群体传播的特点。群体传播的场合是公开性的，往往能容纳上百人，甚至上千人，如会场、展览厅、礼堂、广场、体育馆等。这种传播的对象一般都是为了共同的兴趣而聚集在一起的，比如在记者招待会上，到场的都是新闻界人士，都是为了寻求新闻线索、采访新闻事实这些目的而来的。

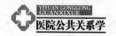

1. 群体传播与群体意识

群体传播在形成群体意识和群体结构方面起着重要的作用，而这种意识和结构一旦形成，又反过来成为群体活动的框架，对个人的态度和行为产生制约，以保障群体的共同性。因此，群体传播是群体生存和发展的一条基本的生命线。群体意识包括群体归属、群体感情、关于群体目标和群体规范的合意等方面的内容，群体意识的形成对群体来说非常重要，它形成以后，会对群体成员的个人态度和行为产生制约作用，是相对于个人意识的一种外在的、约束性的思维、感情和行为方式。

群体意识的形成是群体传播作用下的结果，可以说，离开了群体传播，群体意识就不可能存在。任何一个群体都具有自己的传播结构，这个结构可以从信息的流量与流向两个方面来理解。一般来说，一方面，信息的流量大，意味着信息覆盖面广，群体成员间互动和交流频度高，群体意识中的合意基础好。另一方面，信息的流向是单向的还是双向的，传播者是特定的少数人还是一般成员都拥有传播的机会，等等，对群体意识的形成也是至关重要的。双向性强意味着群体传播中民主讨论成分多，在此基础上形成的关于群体目标和群体规范的合意更统一、群体感情和群体归属意识更稳固。一句话，群体的凝聚力更强。反之，群体意识形成以后，也会对群体传播产生重要的影响。法国社会学家 E. 迪尔凯姆认为，群体意识虽然可以通过社会化过程为个人所吸收，但总体上仍然属于一种集合意识，这种集合意识往往对群体传播的结构和流程发生重要作用。

2. 群体传播与群体规范

群体意识的核心内容是群体规范。群体与组织相比，虽然行为规范较为宽松，但群体规范仍然存在，并且起着重要的作用。一般来说，群体规范指的是成员个人在群体活动中必须遵守的规则，在广义上也包括群体价值，即群体成员关于是非好坏的判断标准。在群体中，群体规范的功能主要体现在：① 协调成员的活动、规定成员角色和职责以促进群体目标的形成；② 通过规范的共有来保证群体的整体合作；③ 通过指示共同的行为方式以维持群体的自我同一性；④ 为成员个人提供安全的决策依据。

对于群体传播而言，群体规范的作用主要体现在这样 2 个方面：一是对群体内的传播活动起制约作用。这主要表现在排除偏离性意见，将群体内的意见分歧和争论限制在一定范围之内，以保证群体决策和群体活动的效率。群体规范的维持主要通过群体内的奖惩机制来实现。在成员个人对群体作出了贡献的时候，可以得到群体的奖励，包括获得其他成员的赞扬和在群体内角色地位的上升，等等；当从事了不利于群体或违背群体规范的行为之际，个人成员将会受到群体的制裁，包括受到其他成员冷淡而陷于孤立状态。因此，当个人的态度和行为与群体规范发生冲突时，他所面临的群体压力是巨大的。二是对来自群体外部的信息或宣传活动的效果，群体规范同样具有重要影响。这主要表现在：第一，在说服的观点与群体规范一致的场合，群体规范可以推动成员对观点的接受，起到加强和扩大说服效果的作用。第二，在说服的观点与群体规范不相容的场合，后者则阻碍成员接受对立观点，使说明效果发生衰减。不仅如此，在群体归属意识较强的成员那里，它还会唤起一种"自卫"行为，使对立观点的说服活动出现逆反效果。

总之，通过群体传播的途径与公众进行沟通，是医院公共关系人员常用的手段。如何进行群体传播、用何种方式进行群体传播、如何化解对医院不利的群体传播（如"医闹"现象），形成有利于医院的群体意识和群体规范，是医院公共关系传播的重要工作。

三、大众传播

大众传播就是通过大众传播媒介（主要是报纸、杂志、广播、电视和因特网等）向分布广泛的社会公众传递有关信息的一种传播活动。大众传播借助于现代科学技术手段，突破了时间和空间的限制，大大提高了信息传播的社会影响。另外，由于社会信息量巨大，能通过大众传播媒介传播的信息必须经过"过滤"，这一信息的筛选过程，在一定程度上提高了信息的权威性，使所传播的信息显得比较重要，从而增强了大众传播的感召力。

1. 大众传播的特点

一个组织要开展大规模的公共关系活动，必须借助于大众传播媒介。大众传播具有如下特点：

（1）大众传播中的传播者是从事信息生产和传播的专业化媒介组织或个体，一般都受过一定的专门训练。正是因为大众传播一般都是通过专门化的组织机构来进行，因此其传播的职业水准就比较高。

（2）大众传播的对象是社会上的一般大众，用传播学术语来说即"受众"。从总体来看，受众基本上是确定的，但从个体来看，信息的接收者具有不确定性，很难知道具体的接收者是谁，在数量上也带有随机性。因此，受众的广泛性，就意味着大众传播是以满足社会上大多数人的信息需求为目的的大面积传播活动，也意味着它具有跨阶层、跨群体的广泛社会影响。

（3）大众传播是运用先进的传播技术和产业化手段大量生产、复制和传播信息的活动。正是由于大众传播借助了现代化的传播技术来进行，从而使信息在极其广阔的范围内以极快的速度传播，使人们思想与情感的交流和沟通达到前所未有的广度和深度。大众传播效果的普及化是任何其他传播方式都不能与之相比的。

（4）大众传播所传播的信息是公共的和公开的，即它是面向全社会的，不具有保密性，它所传递的信息可以为广大公众共享。

（5）大众传播以电子媒介和印刷媒介为基本手段，大多属于单向传播，传播者一般不直接与受众见面，受众一般无法要求传播者当面解释或直接向传播者提问。虽然受众也可以进行信息反馈，但它通常具有滞后性，而且信息的反馈量有限。

2. 大众传播的功能

大众传播具有新闻传播、舆论导向、教育引导和文化娱乐四种功能，而且各种功能之间不是孤立的，更不是相互排斥的，而是相互渗透和相辅相成的。

（1）新闻传播功能。大众传播的首要任务就是将社会生活中发生的新闻事件及时、公正地告知公众。因此，在医院的公共关系实务中，很重要的一部分就是通过大众传播媒介向外传递医院的有关信息。从这一意义上讲，医院公共关系人员作为医院这一组织的"喉舌"，与新闻工作者担负着同样的职责。医院的公共关系人员应与新闻界保持密切联系，以提供新闻稿或争取参加新闻界的通讯网等形式向其传递有新闻价值的本组织的有关信息，让尽可能多的社会公众了解本组织，从而提高本组织的知名度和美誉度。

（2）舆论导向功能。社会舆论是指社会公众对某事件的看法和评论，特别是指社会公众对某些大家共同关注的问题持有的带有倾向性的意见。随着商品经济的日益发达，社会组织之间的竞争已从产品竞争、价格竞争转向形象竞争、信誉竞争，医院也不例外。社会舆论的好坏对一个组织的信誉有着重要影响，拥有一个良好的社会舆论环境，就等于拥有一个适宜组织生存的外部环境。大众传播的时空优势以及新闻宣传所具有的一定的先进性和代表性，使大众传播在引导社会舆论方面具有特殊的功能，通过大众传播媒介为组织做宣传所产生的深远的社会影响，是其他任何传播形式都不能达到的。因此，医院的公共关系人员应充分利用大众传播在引导社会舆论方面的优势，为医院营造一个良好的外部环境。

（3）教育引导功能。大众传播承担着大量的社会教育功能。面对广大社会公众，普及政治、经济、法律、历史、生活等方面的知识，提高社会公众的整体素质，是大众传播的教育引导功能的具体体现。社会组织的公共关系人员应通过大众传播这一功能积极地对社会公众进行教育和引导。比如，作为各级医院，可以通过大众传播为医院的某些政策、改革措施、新技术开展等做一些解释性说明，从而取得社会公众的支持与合作，推进本医院工作的顺利开展。

（4）文化娱乐功能。在日常生活中，大众传播媒介为社会公众提供了大量的娱乐性服务，是人们的一种非常重要的娱乐工具。娱乐性越强的大众传播媒介，其阅读率、收听率、收视率就越高。社会组织包括医院可以通过与大众传播媒介合作的方式，举办一些专题活动，如各种大奖赛、联欢晚会等，集知识性娱乐性于一体，既丰富人们的文化生活，又可以提高医院的知名度和美誉度。

四、组织传播

有组织，有系统，有领导，按照一定正式途径进行的一定规模的传播，叫组织传播。一个组织与其内部公众之间的传播，就是我们所说的内部公共关系工作，它具有疏通组织渠道，密切组织成员之间关系的作用。组织传播中的组织，是指具体化的组织机构，如医院、工厂、商店、公司、宾馆、政府机构等。按照管理学原理，从组织的构成来看，一个组织内部的信息流向有下行传播、上行传播和平行传播3种。

1. 下行传播

下行传播就是指通过组织的层级，上层将信息往下传达的过程。下行传播是管理者发布命令，争取全体职工合作支持，采取行动的基本依据。有效的下行传播可以使职工准确、及时地完成上级布置的任务，并使职工认识其工作价值，激发荣誉感，消除对上级的疑虑和恐惧。反之，下达信息就会被曲解、失落或冷淡置之。

2. 上行传播

上行传播是指在一个组织中，下级人员向上级表达意见与态度的程序。现实生活中的反映情况、汇报思想，实际就是上行传播。良好的上行传播能向决策层及时传递具体工作中的各项问题；同时，良好的下情上达也是与良好的上情下达相辅相成的。

3. 平行传播

平行传播是指组织内部各层级的横向传播，如部门与部门、科室与科室之间的联系。平行传播最重要的任务是协调组织内部各部门之间、各职员之间能以合作一致的态度，去完成共同的目标。平行传播具有以下效益：弥补上行传播和下行传播的不足；简化办事手续、节省时间、提高工作效率；培养组织的团体精神和员工之间的友谊，并满足彼此间的需求。

以上3种组织内部的信息流通形式，都是正式的流通形式。促成内部信息正式流通的媒介，有内部刊物、小册子、年度季度报告、通告、各种会议等。通过正式渠道能沟通组织内部的上下左右关系，这也是医院公共关系传播的主要目的之一。组织内部信息流通除了这些正式渠道之外，还有许许多多非正式传播形式，如聚餐、郊游、闲谈、联谊活动等。医院公共关系人员如能善于利用这些非正式渠道，则可以传递正式传播所无法传递或不愿传递的信息。

当然，一个组织内部也会经常发生信息流通受阻的情况，如官僚主义、阳奉阴违、上行下不效、部门之间意见不一致等，从而延误了工作，降低了办事效率。这些其实往往都是组织内部信息传播受阻所引起的，医院公共关系人员应尽量去避免类似情况的出现。造成组织内部信息传播受阻的原因，常见的有以下几个方面：

（1）因地位不同而导致心理隔阂。由于社会组织内部职位高低不一，或者掺入个人动机，在利害不一致的情况下，很容易造成信息交流受阻。比如一个医院，如果做领导的只考虑自己的威信，过于强制性地发号施令或摆架子、打官腔，下级成员就往往不敢随意同领导交流意见、反映情况。又如，如果一个医院领导为迎合上级主管部门，忽视了下属和职工们的利益，势必造成员工们的反感。

（2）组织内部时间、空间距离过大。一个组织规模庞大、机构分散、层次过多，往往容易延误信息传递时间，或是歪曲了正确的意见或指令。机构臃肿、信息延误，也是官僚主义的典型表现。

（3）同级部门之间观念不一。一个组织中不相隶属的同级部门，虽然可以平等地互通信息，但因经济利益或观念不一，就容易出现矛盾和冲突，造成信息受阻。

因此，为确保医院公共关系传播在组织传播上畅通有效，面对上述情况，公共关系人员应该运用面谈、会议、书面通报等人际传播和群体传播等手段，疏通障碍，力求使医院全体人员团结一致，为了共同的利益努力工作。可见，一个医院的公共关系部或公共关系人员的职责之一，就是在医院内部建立起纵向和横向的信息交通网络。

第三节　医院公共关系传播的媒介

"媒介"一词，最早见于《旧唐书·张行成传》："观古今用人，必因媒介。"在这里，"媒介"是指使双方发生关系的人或事物。其中，"媒"字，在先秦时期是指媒人，后引申为事物发生的诱因。《诗·卫风·氓》："匪我愆期，子无良媒。"《文中子·魏相》："见誉而喜者，佞之媒也。"而"介"字，则一直是指居于两者之间的中介体或工具。在英语中，媒介"media"系"medium"的复数形式，大约出现于19世纪末20世纪初，其义是指使事物之间发生关系的介质或工具。可见，广义上讲，凡是能使人与人、人与事物或事物与事物之间产生联系或发生关系的物质都是媒介。因此，医院公共关系传播媒介，简单地说，就是指医院在公共关系工作中用以传递信息的工具和手段。

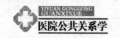

一、医院公共关系传播媒介的种类

在现实的医院公共关系工作中，常用的传播媒介主要有文字传播媒介、电子传播媒介、Internet 即因特网和非语言传播符号等。文字传播媒介是指借助于可视的语言文字符号传递社会信息的各种载体，其形式主要有报纸与杂志；电子传播媒介是指运用电子技术、电子技术设备及其产品进行信息传播的媒介，其中包括广播、电视、电影、录音、录像、光碟，等等，其中广播和电视是最主要的电子媒介；Internet 即因特网是指全球最大的、开放的、由众多网络互联而成的主要采用 TCP/IP 协议的计算机网络，以及这个网络所包含的全世界范围内的巨大信息资源；非语言传播主要是身势语言和表情语言，它在面对面沟通以及电视演讲中是很重要的一种传播手段，这一点前面已有论述，这里不再赘述。

1. 报 纸

报纸是一种人们经常接触的印刷媒介，它在我国目前的大众传播媒介中居于非常重要的地位，在社会公众心目中有很高的权威性。报纸种类繁多，覆盖面广，有全国性报纸、地方性报纸、综合性报纸、专业性报纸以及内部报纸等，它们与全国的各社会组织有着传统的密切联系。

与其他大众传播媒介相比，报纸的优点主要有：

（1）报纸的普及率和阅读率高。报纸的发行量大，覆盖面广，它与全国城乡的各种企事业单位和广大人民群众有着较为密切的联系，几乎各个阶层都有它的阅读者，所以报纸的信息传递量巨大。

（2）报纸信息面广。它可以根据国内外新闻信息的情况刊登要闻简讯和详细报道，又可适当地增加版面，还能在字号、标题、图片、版面安排上对信息量加以控制。

（3）报纸信息刺激清楚。报纸主要以文字向人们传递信息，不仅能对有些消息做深入细致的报道，还可以给人们一个思考、记忆的机会，人们可以反复阅读，仔细琢磨。

（4）报纸保存方便。报纸可以长期保存，读者可以不受时间和专业的限制，根据自己的需要随时翻阅并查找有关信息，也可以剪贴、摘录、复印，还可以加以分门别类的整理和汇编，便于使用时检索。

（5）读者的选择余地大。读者对自己需要的信息可以仔细阅读，对自己不感兴趣的信息可以跳过。有人曾说：广播电视是让受众隶属于它的时间和空间，报纸则让自己隶属于受众的时间和空间，这一特点使报纸受到受众欢迎。

除了以上优点，报纸也有自己的缺点：（1）在传播新闻的速度上，报纸步入广播和电视及时。（2）在感染力上，报纸不如广播和电视形象生动。（3）由于阅读报纸需要读者有一定的文化水平和理解能力，因而使读者数量受到一定限制。

根据报纸的类别和优缺点，在医院公共关系传播活动中，如果希望传播有一定深度，能够提供受众查阅、检索的信息，应利用报纸这一媒介。如果要向全国扩大知名度和发布有影响的信息，应力争在全国性报纸上发表；如果是只具有地方意义的信息，可只在地方性报纸上发表；面向专业受众的信息，在专业报纸上发表，可被赋予专业权威认可的价值。因此，医院公共关系工作人员应主动加强与报界的联系，尤其是与其编辑部、广告部两个部门的联系，但应区别发布新闻报道和刊登广告之间的不同要求和特点。

2. 杂　志

杂志是定期出版的、具有特定范围和相当容量的印刷媒介。也就是说，杂志也是一种印刷媒介，它和报纸有许多共同点，只是其出版周期稍长一些，新闻性也不如报纸。

杂志的优点主要有：

（1）杂志种类繁多，形式多样，发行量也比较大，读者范围广。

（2）杂志上的文章常常带有资料性、学术性，专业性和针对性强，报道的内容深入细致。与报纸相比，新闻性杂志采编时间充足，经过细致加工，形成完整翔实的报道，既能给读者留下深刻的印象，又具有学术价值和史料价值，易于保存，易于检索，便于读者重复阅读。

（3）杂志是分门别类地以各种专业知识来满足各类读者需要的印刷品，其内容比较专一，读者群比较稳定，因此宣传目标有明确的指向性，可以有效地掌握目标公众。

（4）杂志的容量比较大，图文并茂，深谈细论，有较强的艺术感染力。加上它一般采用较好的纸张和较高的印刷技术，使得印刷精美，外形美观，对读者有较强的吸引力。

受出版周期等的影响，杂志也有不足之处：① 杂志的出版周期较长，一般在半个月以上，传递信息较慢，不能迅速、及时地报道新闻事件，时效性不如报纸、电视等，不适宜做时效性较强的宣传；② 杂志截稿时间长，中途若发生变化，调整版面的困难较大；③ 对于专业性杂志，往往要求读者具有特定的专业知识和专项志趣，因而受众较少，发行范围不广，阅读面较窄，宣传接触度逊于电视和报纸。

医院公共关系传播活动在利用杂志这一传播媒介时，应了解杂志的读者面和它拥有的读者群，应注意自己传播的信息与杂志的特点、性质是否相符。一般来说，通过杂志提供的医院公共关系信息应具有一定的深度。

3. 广　播

广播在这里是指通过无线电电波或导线传送声音节目、供大众收听的传播工具，它是一种电子媒介，是以语言和音响等作为传播的主要手段。广播分无线广播和有线广播，通过无线电波传送声音符号的是无线广播，通过导线传播声音符号的是有线广播。从我国的现状来看，除了有全国性广播电台和省、市、地区广播电台等无线电广播外，在广大农村还有有线广播系统，可见，广播的普及程度和覆盖面大大超过了报纸和杂志，是我国最普及的大众传播媒介。

广播作为以声音传递信息的电子媒介，其优点主要表现在以下方面：

（1）传播面广。广播使用语言做工具，用声音传播内容，听众对象不受年龄、性别、职业、文化水平的限制。广播用电波作为传播手段，听广播不受距离、时间、空间、条件的限制，听众可以一边做事、一边听广播，不受工作限制，不需要单独的时间。

（2）传播迅速。广播的信息由电磁波传播，因此速度极快，其发射和接收一般不受空间限制，只要有收音机就行。广播节目制作过程相对简单，成本较为低廉，可以迅速制作，及时播出。广播能把刚刚发生和正在发生的新闻告诉听众，其最快的形式就是实时转播和广播大会，这被称为"同步新闻"。

（3）感染力强。广播依靠声音传播内容，声音的优势在于具有传真感，听其声能如临其境、如见其人，能唤起听众的视觉形象，有很强的吸引力。广播以人们最熟悉的口语方式传播信息，可以利用音调的抑扬顿挫来更好的表达喜怒哀乐，能使听众产生一种亲切感，从而更具说服力和感染力。

（4）形式多样。广播的形式和手法丰富多样，有新闻传播、专题报道、专访、讲座、对话、实况转播、听众点播、专题讨论等，还可以随时撤换、插播、修改、重播，使同一内容的信息以多种方式表现出来，取得较好的传播效果。

（5）功能多种。广播是一种多功能的传播工具，可以用来传播信息、普及知识、开展教育、提供娱乐和服务，能满足不同层次、不同年龄、不同文化程度、不同职业分工的听众多方面的需要。

广播的弱点主要有：① 广播的传播效果稍纵即逝，耳过不留；信息的储存性差，难以查询和记录，不能像报纸杂志那样易于保存和反复使用；② 广播内容按时间顺序依次排列，是一种线性的传播方式，错过时间便收听不到，听众自由选择节目的范围有限，只能被动接受既定的内容，选择性差；③ 广播只有声音，没有文字和图像，缺乏直观性，容易使听众收听时心不在焉、印象不深。

在医院公共关系传播活动中，如果要传播简单、明了、不甚复杂的信息，可借助广播传播，这样既可使信息迅速传播出去，影响到社会的各个层面和角落，又可以因为传播成本低廉，得以多次反复地传播。

4. 电 视

电视是继广播之后发展起来的又一种高效率的传播手段，是用电子技术传送活动图像的传播方式，是大众传播媒介中运用现代科学技术的新产物，具有非常大的传播力。电视应用电子技术的静止或活动景物的影像进行光电转换，然后将电信号传送出去，使远方能及时重现影像。电视既能传送画面，又可传送声音和文字，其传播效果和作用，是其他传播媒介不可替代的。

电视与其他传播媒介比较，其主要优点有：

（1）电视最大的特色是融文字、声音、图像和色彩于一体，综合了听觉和视觉效果。这比报纸只靠文字符号和广播只靠声音来表达要直观、形象、生动得多。电视这种形象和声音相结合的表达手段，最符合人类感受客观事件的习惯，因而最容易为人们所理解和接受。

（2）电视可以对事物作直接目击报道。靠文字表达的报纸和靠声音表达的广播，对事物的报道都是间接的。它们只能凭记者对客观事物的观察和感受，用文字或语言进行描述，转告给读者或听众，读者或听众只能从报纸上的文字和收音机的声音领会并想象出客观事物的情景。而电视则能让观众直接看到事物的情景。这种纪实性使电视报道特别逼真、可信，能使观众产生身临其境的现场感和参与感。电视在传播时间上具有播放与收视的同步性，在传播空间上具有播放与收视的同位性，对事件的纪实性最强。

（3）电视与广播一样，借助无线电波或有线系统传送信号，向四面八方发射，几乎不受时间、地域、气候或环境的影响，把信号直接传达到城市、乡村、边疆，传送到千家万户观众家里。因而传播迅速，服务范围广，观众多。而且观众又是以家庭和各种小群体为主，他们在同一时间共享同一信息，彼此间又有交流和互动，容易产生亲切感，从而具有强烈的感染力。

（4）电视适应面广，娱乐性强。由于直接用图像和声音来传播信息，因此不需要受众有较高的文化层次和艺术修养，男女老少皆宜，适应面最广；而且电视集各种艺术手段和传播媒介之长，使人们无需出门、无需购票，就能了解天下大事，欣赏各种艺术，是当今娱乐性最强的一种传播手段。这种既便利又生动的传播方式，越来越受到人们的欢迎。许多社会组织都愿意以电视作为传播媒介，实现社会组织与公众之间的信息沟通。

电视的不足主要有：① 和广播一样，电视传播的信息也是稍纵即逝，使人们难以把握，不便记录、保留和查找；② 节目有固定播放时间和播放顺序，节目时间很可能与观众的工作学习时间相冲突；除了换频道，观众也没有选择节目的机会，特别是在频道有限的情况下，观众只能被动地收看电视节目；③ 电视节目的制作、播放和接收均需比较昂贵的专用设备，节目制作要求高，所以利用电视做宣传，成本费用很高，广告费用甚至要以秒计算，这样，许多机构和团体就花费不起了。

在医院公共关系传播活动中，是否选用电视传播媒介，首先要考虑的是经费问题，因为其费用一般是以分钟或秒计算的。其次要考虑效果问题，电视传播信息快捷、范围大。据美国的一次调查显示，被调查对象收看电视新闻的占51%，通过报纸了解新闻的占31%，而利用其他媒介的仅占18%。电视节目和电视广告传播的信息生动、逼真、形象化，使之可接受性强。医院公共关系信息在电视中播送，可产生比其他传播媒介更广泛的影响，给观众留下更深刻的印象。

5. 因特网

因特网的英文名称是Internet，又称国际互联网或互联网，它是一种以视听为主可以互动沟通的全新的传播媒介，是现代电脑技术、通讯技术的硬件和软件一体化的产物，代表了现代传播科技的最高水平，是人类传播史上继报刊、广播和电视3个传统媒介之后的第四个里程碑，已被联合国有关机构定义为"第四媒体"。因特网的出现，将根本改变人类的传播意识、传播行为和传播方式，并影响到人类社会生活的方方面面。在传播学的定义里，达到5 000万人的使用标准才会被称之为大众传播，为实现这个目标，广播用了38年时间，电视用了13年时间，而因特网仅仅用了5年时间。由此可见，因特网这个新生事物惊人的发展速度。因特网通过电话线和光缆将全世界各地的计算机终端连接起来，使得全球的计算机互联互通，人们可以在网络上实时地进行文字、数据、影像的交流和沟通，进行学习、工作或娱乐等。

因特网这种全新的媒介科技，具有传统的大众媒介和其他电子媒介不可比拟的优点：

（1）范围广泛。因特网实际上是一个由无数的局域网连接起来的世界性的信息传输网络，因此，它又被称为"无边界的媒介"。

（2）超越时空。因特网的传播沟通是在电子空间进行的，能够突破现实时空的许多客观限制和障碍，真正全天候地开放和运转，实现超越时空的异步通讯。

（3）高度开放。因特网是一个高度开放的系统，在这个电子空间中，任何人都可以利用这个网络平等地获取信息和传递信息。无论对传播者还是受传者来说，在因特网这一媒体中都享有高度的自由。

（4）双向互动。因特网成功地融合了大众传播和人际传播的优势，实现了大范围和远距离的双向互动。在因特网上，不仅可以接触到大范围、远距离的受众，而且受众的主动性、选择性和参与性大大加强，使得传播沟通的双向性大大加强。

（5）个性化。在因特网上，无论信息内容的制作、媒体的运用和控制，还是传播和接收信息的方式、信息的消费行为，都具有鲜明的个性，非常符合信息消费个性化的时代潮流，使人际传播在高科技的基础上重放光彩。

（6）多媒体、超文本。因特网以超文本的形式，使文字、数据、声音、图像等信息均转化为计算机语言进行传递，不同形式的信息可以在同一个网上同时传送，使因特网综合了各种传播媒介的特征和优势。

（7）低成本。因特网充分利用了现成的全球通讯网络，无需重新投资建设新的通讯线路设施。在通讯费用方面，无数局域网分别分担了区域之间的通讯费用，而个别用户只需支付区域内的通讯费用，因此，即使是进行全球性的联络，也只需支付地方性的费用。

因特网也有缺点：① 信息缺乏控制，网络信息交流的随意性导致信息泛滥；② 进行信息交流的双方信任度不高，黑客和病毒层出不穷，安全性较低；③ 受经济发展的制约，我国计算机及因特网的普及率还不高，因特网传播的广度受到限制，特别是在广大农村地区，计算机及因特网的普及率远不如广播和电视。

因特网作为第四媒体，随着计算机和通信技术的发展而逐渐走进千家万户，走进人们的日常生活，同时也深刻地影响着人们的工作和生活方式。作为医院公共关系工作人员，应该学会网络公关（PR on Line），帮助医院在因特网上建立自己的网站，注册自己的域名，以期建立与社会公众更有效的交流和沟通的平台。

二、医院公共关系传播媒介的构成要素及基本特点

不论是轻便精致的报纸杂志，还是方便快捷的广播电视因特网，不管其内容和形式如何变化，只要认真地加以考察和分析，就可以得知，任何传播媒介都由3个要素构成，医院公共关系传播媒介也不例外。

1. 医院公共关系传播媒介的构成要素

（1）物体。物质实体是传播媒介得以存在的首要因素。马克思主义基本原理告诉我们，物质是第一性的，精神是第二性的。没有具体而实在的物质实体，无论多么精美的精神内容也无所依附、无法传播。当面交谈，讯息出口如风，过耳不留，不便保存，难以证信。于是，便于贮存、作为证信的媒介应运而生。《易经》中说："上古结绳而治，后世圣人易之以书契。"在2根等长的绳子上打相同的结，或在2块合拢的木片上刻画特定记号，而后"各执以相考，亦足以相治也。"文字发明以后，书写媒介先后有泥土、石头、树皮、树叶、龟甲、骨头、羊皮、木竹、布帛、青铜器、纸张、磁带、光盘、硬盘等。没有这些媒介，符号无处载录，信息不能传之久远。所以，墨子认为：符号和媒介的产生，是"恐后世子孙不能知也，故书之竹帛，待遗后世子孙；咸恐其腐蠹绝灭，后世子孙不得而记，故琢之磐盂，镂之金石以重之。"因此，物质实体是构成传播媒介的前提条件。

（2）符号。符号是构成传播媒介的第二要素。一般的物质实体上若没有刻画、负载上特定的文字、图像、声音等人类能够识别、译读的符号，那它可能就是随处可见的石头、木板、金属、砖块、骨头，就是普通的磁记录材料、光学存储介质等，而不是传播媒介。只有在绳子上打上表示特定事件的"结"，在木板上刻上表示特殊含义的"契"，在树皮或羊皮等东西上面写上传递一定讯息的文字，在磁带、光盘和硬盘上写入一定的数据，这些绳子、木板、

树皮、羊皮、磁带、光盘和硬盘等才能够称之为传播媒介。符号是传播媒介与其他普通的物质实体相区别的一个重要标志，也是构成传播媒介的重要因素。

（3）信息。信息也是构成传播媒介的重要因素。首先，传播信息是传播媒介的基本功能和唯一使命；其次，任何有序的、完整的符号都蕴含着特定的信息；此外，信息也是传播者与受传者发生关系、形成互动的理由和前提。

总之，物体、符号、信息三者是构成传播媒介的核心要素，它们相辅相成，缺一不可。当然，将符号转移、负载、录制到物质实体上的技术（印刷技术、录音和摄像技术等），将信息载体加工、转变为便于使用和接收的技术（如装帧技术、接收技术）等，也是构成传播媒介尤其是现代媒介的基本条件。

2. 医院公共关系传播媒介的基本特点

根据上述分析，我们认为，传播媒介就是指介于传播者与受传者之间的用来负载、传递、延伸、扩大特定符号的物质实体，具有实体性、中介性、负载性、还原性和扩张性等特点。

（1）实体性。作为实体性的媒介，它有质地、形状、重量，给人的感觉是可见、可触、可感，是个具体的、真实的、有形的物质存在，故也就有磨损、消耗和锈蚀。在大众传播中，书刊、报纸、收音机、电视机、电脑等都是用于传播的实体。在面对面的传播中，空气、光线是传播的实体，人体及人体的口、眼、耳也都是传播的实体，口是发送信息的媒介，耳是接收信息的媒介，眼既可发送信息（所谓"眉目传情"），也可接收信息。人体和人体器官的媒介功能既存在于人际传播中，也存在于组织传播和大众传播之中。

（2）中介性。媒介的中介性特点，一是指它的居间性，即它居于传播者与受传者之间；二是指它的桥梁性，即它可以使传播者和受传者两者通过它交流信息、发生关系。当其他的物质实体（如屏风、木板、幕布等）插入人与人之间之后，它会使之隔离、分开。但传播媒介则是传受两者之间建立联系、沟通信息的"渡船""桥梁""纽带"和"窗口"。

（3）负载性。负载符号，既是传播媒介的特点，也是传播媒介存在的前提和必须完成的使命。金、木、石、纸是负载文字符号和图像符号的合适媒介，磁带、唱片是负载声音符号的最佳媒介，拷贝、胶片、影碟则是负载图像符号与声音符号的较好媒介。由于传播媒介不仅负载符号而且通过符号负载了信息或内容，因此，当人们说"传播媒介"时，往往既指其物质实体（纸张、收音机、电视机、放映机），也指媒介实体、符号、信息的混合物（报纸、书刊、广播、电视、电影），有时甚至泛指媒介机构或媒介组织（如"大众媒介""新闻媒介"）。这正是对媒介负载性过分重视的结果。

（4）还原性。作为中介的传播媒介，它决定了其在传播过程中所负载符号的原声、原形、原样，而不应对符号作扭曲、变形、嫁接处理。换句话说，传播媒介在将传播者编制的符码传递给受传者之后，应在受传者那里能够还原为传播者所编制的那种符码形态。特别是在大众传播中，传播媒介若不能客观地、原本地负载符号，而在中途发生变异，不仅会因不合其还原性特点而变态，而且会造成巨大的传播混乱。西方人像传播中的"换头术"，既是传播的变态，也是社会变态的先兆。

（5）扩张性。媒介不仅可以"穿针引线"，使传受两者产生关系，还可以将一人的思想、感情和所见、所闻扩张开来为许多人所共享 陆游的《示儿》诗、林觉民的《与妻书》，一经

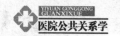

印刷媒介的扩展和张扬，立即脱离原先的人际传播范围而成为亿万读者的精神财富。里根遇刺的消息，广播媒介使美国人民在一秒钟后获知，使世界人民在 2 分钟内得知。日本电影理论家浅沼圭司在《艺术与媒介技术》（1994）一文中曾极力赞赏媒介这种扩张性："绘画类的艺术作品，在出现机械复制之前，仅被一部分特权阶层所独占，把它供奉在特别的场所，然而印刷媒介却可以将其扩展到一般群众所能观赏的地方……这种结果使得艺术扩大了领域，或者说使艺术的接受方法发生了巨大变化。"这在一般信息传播中也是如此。

三、选择传播媒介的原则

如前所述，可供选择的传播媒介很多，常用的传播媒介包括文字传播媒介、电子传播媒介、因特网和非语言传播符号等。为了归纳和分析方便，我们还可以将大众传播媒介从另一个角度分为 4 大类：以视觉为主的印刷媒介，如报纸、杂志、期刊等；以听觉为主的媒介，如广播；以视听兼有的音像媒介，如电视、电影；以视听为主，可以互动沟通的媒介，如因特网。对同一信息采用不同的媒介进行传播，效果也会大不一样。医院公共关系人员应根据特定的社会公众接收信息的习惯，有的放矢地选择大众传播媒介，争取事半功倍的效果。一般说来，医院公共关系人员在选择大众传播媒介时应遵循以下原则：

（1）联系目标的原则。公共关系活动的总目标是为组织树立良好的形象。在公共关系工作的各个阶段，由于情况不同而有不同的工作目标，选择传播媒介时应联系公共关系工作的具体目标。例如，在医院的初创时期，利用大众传播媒介的最直接目的在于立即引起社会公众的注意，迅速造成社会反响。因此，这一时期最好是选择以日为周期的、覆盖率较高的报纸或广播、电视等传播媒介连续发布信息，形成一个宣传攻势，立即引起人们的注意，给人们留下良好的第一印象。之后，可以选择以周和以月为周期的媒介，这样既可以不断地提醒人们注意自己，又可以避免使用过多的宣传费用。

（2）选择对象的原则。公共关系活动要面对各种类型的公众，不同的公众因生活习惯、职业和文化程度等因素，接触传播媒介的机会以及对传播媒介的接纳程度不一样。公共关系人员在选择传播媒介时，应认真分析公众各方面的具体情况，选择最能接近特定社会公众的传播媒介来传递组织信息。一般说来，知识水平比较高的社会阶层，如知识分子、政府官员、企业管理者等比较喜欢看报纸或者与自己专业联系紧密的杂志。如果传播对象文化程度不高，或者是分布在广大农村的农民，或者是家庭主妇，或者是少年儿童，或者是一般职员，那么通过广播和电视传递信息效果最好。另外，由于公众的分布地点、分布范围不同，公共关系人员在选择传播媒介时，相应地也要考虑传播媒介的影响范围。但是，这个选择不是一味地去追求广覆盖面，关键是瞄准自己的目标公众。

（3）区别内容的原则。公共关系传播的内容丰富多样，不同的信息内容要求使用不同的传播媒介，才能达到最佳效果。许多医学信息专业化程度较高，甚至需要进行专题研究、动态分析等，如此一来，利用广播、电视就不太合适，因为这样做无法使听众或观众慢慢思索，最好使用文字与图解相结合的印刷媒介，以满足公众保存资料的需要。如果只是向社会公众公布产品或服务信息，则选择广播或电视较为合适。

（4）合乎经济的原则。在现代社会生活中，通过记者专访、新闻报道等方式可以为组织做不付费的宣传，但这不是任何组织都能经常享受到的待遇。在很多情况下，还需要社会组织通过付费的方式为自己做宣传。这就要求我们在选择传播媒介时，应在保证传播效果的前提下，尽可能地选择花费少的传播媒介，尽量少花钱多办事。

不同的大众传播媒介有不同的收费标准。电子类媒介的收费标准是根据其社会影响力、收听或收视率、播放成本、制作水平及具体的播放时间而定。而印刷类媒介的收费标准主要是根据其社会影响力、发行量、印刷成本、制作水平及信息刊登的版面位置而定。一般而言，电视收费最为昂贵，杂志、报纸次之，广播收费较为便宜。社会组织应考虑自己的经济实力，坚持量入为出的原则，选择适合自己的传播媒介。

有的社会组织在选择传播媒介时，往往偏爱收费低廉的传播媒介，以为这样做合乎经济原则，其实事情并不那么简单。因为在支付宣传费用时，还应考虑一个实际效应的问题。如果收费高是因为媒介影响力和发行量大、信息播放时间长（或黄金时段）或制作水平高而造成的，则这是可以接受的。因为在这种情况下，把较高的宣传费用分摊到每一个真正接收到信息的受众身上之后，平均费用是很低的，是符合经济原则的。

四、整合营销传播

公共关系活动最初是由经济活动和传播活动发展而来的，这就注定了公共关系学与市场营销学、管理学、传播学有着密切的关系。仅就公共关系学与市场营销学的关系看，它们在目标上都关注组织的生存与发展，在方式上都要创造性地满足社会的需要，在研究对象上都要涉及消费者和市场变化的规律，在努力方向上都不仅关注现有客户也注意开发潜在客户。因此，社会组织的公共关系活动必须与其市场营销活动、管理活动、传播活动整合运用，共同达成社会组织的目标。

1. 整合营销传播的基本思想

整合营销传播（Integrated Marketing Communication，简称IMC）是在20世纪80年代中期由美国营销大师唐·舒尔茨提出和发展的，指将与社会组织进行市场营销有关的一切传播活动一元化的过程。通俗地说，整合营销传播就是综合、协调地使用各种形式的传播方式，传递本质上一致的信息，以达到传播目的的一种营销手段。这里的"各种形式"包括一切有效手段，常用的主要是新闻、广告、公关活动、促销，其中公关传播要求智慧含量最高。整合营销传播是一个系统工程，特点是"多种渠道，一个声音"，追求 $1+1>2$ 的效果。

整合营销传播的核心思想是：以整合社会组织内部和外部所有资源为手段，再造社会组织的生产行为和市场行为，充分调动一切积极因素，以实现社会组织统一的传播目标。整合营销传播从广告心理学入手，强调与社会公众和消费者进行多方面的接触，并通过接触点向社会公众和消费者传播一致的、清晰的社会组织形象。这种接触点小至产品的包装色彩大至社会组织的新闻发布会，每一次与社会公众和消费者的接触都会影响到社会公众和消费者对社会组织的认知程度，如果所有的接触点都能传播相同的正向的信息，就能最大化社会组织的传播影响力。

2. 整合营销传播产生的依据

今天，在我们迈向21世纪的同时，我们原有的营销模式也正在受到挑战。过去，我们可以通过一条广告就可以接触数以千万计的社会公众和消费者，然而今天我们却不得不面临一些营销传播的新情况。改变今天营销传播面貌的因素主要有2个：第一，随着大众市场的分解，营销人员开始逐步抛弃大规模营销，转而制定更加集中的营销计划，以期与范围更加狭窄的微观市场上的社会公众和消费者建立更加紧密的联系。第二，计算机和信息技术领域的巨大进步加速了细分市场营销的发展进程。今天的信息技术有助于营销人员随时了解社会公众和消费者的需求，也更容易获得他们及其家庭方面的更多信息。

新技术为接触更小范围的社会公众和消费群体提供了许多新的沟通渠道，这导致了大规模营销向细分营销的转化。过去的大规模营销曾把我们引入一个大众媒介传播的时代，现在，细分营销甚至一对一营销方式必将带领我们步入一个更加专门化和高度目标化的传播新时代。鉴于这种新的传播环境，公共关系人员和营销人员必须重新考虑各种传播媒介和促销组合工具的地位和作用。尽管杂志、电视和其他媒体仍然很重要，但是它们的统治地位却日益削弱。市场细分导致了媒体细分，广告商们已经越来越多地利用高度目标化的新媒体，如专业化的杂志、有线电视频道、CD 上的产品目录、网页上的优惠券促销、机场售货亭和超市内的地板贴花。总之，一些社会组织越来越少地使用面面俱到的传播方式，而是更多地使用集中于某一消费群体的传播方式。

从面面俱到的营销方式转变到目标更加明确的营销方式，使用更多、更广泛的传播手段和促销手段组合，又给营销人员带来了诸多问题。因为社会公众和消费者并不像营销人员那样区分信息的来源。在社会公众和消费者头脑中，来自杂志、电视或互联网等不同媒体的信息掺杂在一起，他们甚至从这些不同的信息来源中得到相互矛盾的信息，这将导致混乱的社会组织形象和品牌地位。问题的症结在于这些传播常常来自社会组织的不同部门，比如广告信息由广告部或广告代理公司策划和实施，人员推销由销售部门设计，另一些职能专家则负责公共关系、销售促进以及其他形式的营销传播。这样，就难免出现大众广告是一种说法，价格促销又是一种说法，产品标签又给出另一种信息，等等。由于社会组织不能把各种传播渠道协调起来，其结果当然就是社会公众和消费者得到的是乱哄哄的信息。这已经成为许多社会组织面临的主要问题。

总之，整合营销传播产生的主要依据就是传播环境发生了重大变化，这些变化归纳起来主要表现在以下 3 个方面：一是图像传播的盛行与近似文盲的出现；二是传播媒介数量的增加和受众的细分化；三是消费者作购买决定时越来越依赖主观认知而不是客观事实。

3. 整合营销传播对医院的意义

整合营销传播简而言之就是一致化或一体化营销传播。整合营销传播主张把社会组织的一切活动，如采购、生产、外联、公关、产品开发等，不管是社会组织的战略策略、方式方法，还是具体的实际操作，都要进行一元化整合重组，使社会组织在各个环节上达到高度协调一致，紧密配合，共同进行组合化营销。在医院就是综合运用整合营销传播基本理论，以医疗需求及患者为中心，开展相应的医院经营活动。

医院开展整合营销传播具有特别的意义：

（1）整合营销传播有助于强调医院的顾客导向。由于医院在我国社会生活中的特殊地位和医疗技术的垄断，致使医疗领域长期不够重视公共关系和市场营销。表现为医科院校教育中重理轻文培养"纯治疗型"学生、医院管理中重治疗轻服务忘却形象提升、医生诊疗中重技术轻关怀忽视"病人首先是人"。在这种缺医少药的卖方市场条件下，医疗服务供不应求，从事医疗服务的人（医生）和组织（医院）在社会上十分受尊重，医疗工作者成了上帝，在人们心目中大夫是救命先生，大夫根本不存在让患者满意的概念，人们患病后能得到救治就十分满足了。医院和医生们奉行"能开展什么医疗活动，就提供什么医疗服务"的营销理念。但随着市场经济意识的深入和医疗领域改革的深化，随着民营医院、合资医院和外资医院的风起云涌，"顾客是上帝""以患者为中心"的顾客导向观念正在深入人心，它要求医院的各种沟通活动的重点必须放在患者身上、医院经营与营销手段必须从基于"请患者注意"变为基于"请注意患者"、医院的公共关系和广告诉求要锁定患者真正感兴趣的利益点。

（2）整合营销传播有助于强调医院活动的连续性。战术的连续性是整合营销传播的一个重要特点。战术的连续性是指所有通过不同营销传播工具在不同媒体传播的信息都应该彼此关联呼应，所有营销传播中的创意要素要有一贯性。对于医院整合营销传播而言，战术的连续性要求医院公共关系部门和市场部门平时要经常做好健康教育与医疗卫生科普工作，针对消费者购买商品心里的全过程连续进行针对性工作，针对健康需求者进行视觉形象、声音系统、理念识别、行为方式、文本系统等全方位的信息传播。在不同媒体上所传递的沟通信息，必须是内在相联、始终如一的，从而达到"用一种声音不断地讲话"的效果。医疗技术与服务的信息传播主题越突出，越连续营销传播就越能保有其完整性，医院的形象与信誉就越突出。

（3）整合营销传播有助于强调医院战略的导向性。战略的导向性是整合营销传播的又一个重要特点。战略的导向性是设计来完成社会组织的战略性目标的。许多营销传播专家虽然制作出超凡的创意广告作品，也能够深深地感动受众甚至获得广告或传播大奖，但未必有助于本组织的战略目标实现，例如销售量、市场份额及利润目标等。具体到医院，整合营销传播的有效性就在于它最终是在满足医疗需要的基础上实现医院的战略目标，如医院门诊与病房目标、医疗市场份额目标、医院总收入目标、医院利润目标等，而不是强调一时一地的"轰动效果"。因此，整合营销传播要求医院的传播信息必须设计来达成特殊的战略目标，而传播媒介的选择则必须要考虑有利于战略目标的实现。

【案　例】

"茶水发炎"事件

2007年3月，因为某医学专家"拿杯茶水都能化验出问题来"的一句戏言，中国新闻社浙江分社记者设计了一次调查。记者乔装成患者，将事先准备好的茶水当作尿液送到杭州10家医院进行检验，结果居然有6家医院验出"白细胞"等超标，并认定茶水"发炎"。

于是，调查记者推论："这些医院的工作作风不严谨，像这样的医院能让患者放心吗？谁又能排除这种'马虎'不会发生在患者身上呢？"

很快，"茶水发炎"事件在网络上迅速传播开来，相关评论随之而来。就在这一事件在全国闹得沸沸扬扬、医生群体又一次成为众矢之的时，一场自发性的医务人员"反击行动"在全国范围内迅速展开。来自92家三甲医院的志愿医生进行了"用茶水做尿常规化验"的试验，结果证明了用茶水做的化验结果93.4%都能验出病理指征。

对于此前相关报道的指责，医务人员说："某媒体为了他们的卖点，以'有罪推定'的固有思维演绎了一场针对医疗界无聊的恶作剧，置医患信任于不顾，作弄了医务人员，愚弄了百姓，毒化了医患关系，破坏了社会的和谐。"

记者点评：在过去的一年里，对于全国医务工作者来说，"茶水门"事件戏剧性的结局无疑令人振奋。积极参与"茶水当尿检"反调查的医务工作者们，在用清澈的绿茶为自己正身

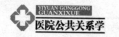

的同时，回击了那些不负责任的错误报道和恶意中伤。

在此后各式各样的说法中，我们看到了医务工作者们将一个不算复杂的检验原理上升到医德和信誉的高度来理解。这一事件也告诉人们，在知识的不对接领域，低位者往往有负面归因，而高位者往往解释乏力，这一切都因为缺少一个共识——信誉需要信任的眼睛，真理需要真诚的耳朵。

（资料来源：三大医患事件——医患双方信任成关键[N]. 医药卫生报，2008.01.03）

思考：

1. 你认为媒体在当前医患关系中应该扮演什么角色？

2. 从医院公共关系的角度，你认为医院应如何处理好与媒体的关系？

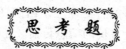

思 考 题

1. 什么是医院公共关系传播？其特点有哪些？

2. 在医院公共关系传播中如何应用拉斯韦尔5W模式？

3. 根据人际传播和大众传播的优缺点，谈谈医院如何才能达到最佳的传播效果？

4. 报纸、杂志、广播、电视、因特网的优缺点有哪些？在选择这些传播媒介时，应遵循哪些原则？

5. 什么是整合营销传播？整合营销传播对医院有何意义？

第六章　医院公共关系形象管理

现代市场经济，企业之间的竞争已经从产品竞争、服务竞争，发展到了形象竞争，对消费者消费心理和消费行为导向的通常是组织形象。医疗市场同样如此，引导就医顾客做出就医选择的依然是医院的形象、声誉，等等。因此，医院形象塑造成为当今医院管理的一项重要内容。

第一节　医院形象的内涵与价值

一、医院形象的含义

（一）医院形象的定义

医院形象是指医院的相关社会公众（包括就医顾客与家属、本院职工、兄弟单位、社区、政府、新闻传媒以及其他公众）对医院在提供医疗保健服务的过程中所形成的整体印象和评价，是医院综合服务水平与能力的外在体现。具体要素包括医疗质量形象、医疗技术形象、医疗设备形象、医疗价格形象、医院特色优势形象、医院管理形象、医德医风形象、医院服务形象、医院员工形象、医院环境形象、医院文化形象和公益形象等。

在现代社会中，一个医院的形象会直接影响到医院的生存与发展。因此，树立良好的医院形象，是医院至关重要的任务，也是医院公共关系工作的重要目标。

（二）医院形象的基本特征

医院形象构成要素尽管多种多样，但它总是围绕着医院的医疗活动体现出来的，并表现出以下几个方面的基本特征：

1. 主观性和客观性

医院形象的定义表明形象源于医院的综合表现，具有客观性。患者心目中的医院形象不是从天上掉下来的，也不是患者头脑中固有的。医院作为一个社会组织，在社会公众心目中的认可程度（即形象）是长期日积月累而形成的，是公众对医院的总体印象和评价，并与医院在社会中的地位和知名度成正比。它是患者在对医院各方面有了具体感知和认识之后才逐渐形成的，是医院的医疗水平即对患者的诊治能力和服务质量这一系列客观状况在患者心目中的反映。

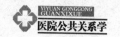

医院形象的评价者是公众，因而具有主观性。医院形象作为公众对医院的一种综合性认识和总体印象，必然会受到公众的思维方式、年龄差异、消费理念等主观因素的影响。由于每个人的观察角度不同，和医院的关系不一样，不同的人对同一医院就有不同的看法，就是同一个人，由于所处的位置不同、在不同的时期其对同一医院的看法也不尽相同。因此，任何一个医院形象在不同的患者心目中有不同程度的差异。"公说公有理，婆说婆有理"就是这个道理。

因此，医院形象是医院的客观状况在社会公众心目中的主观反映。

2. 整体性与多层次性

医院形象是一个有机的整体，是社会和患者对医院行为各个方面的综合评价。医院形象是由众多子形象构成，包括诊疗质量形象、医疗技术形象、医院管理形象、医生医德形象、员工服务形象，等等。这些子形象之间有着内在的必然联系，相互依存、互为条件，决定了医院形象是一个具有很强系统性的整体。医院无论在哪一方面出现失误，都会对医院形象造成损害。

医院形象具有多层次性。首先，从构成要素来看，医院形象是一个构成要素十分复杂的综合体。它有有形形象和无形形象，有动态部分和静态部分，有医院内部形象和外部形象。其次，从医院形象内容来看，它可分为物质表征、社会表征和精神表征。物质表征主要是指医院的建筑外形、医疗设施、服务质量、绿化美化、团体徽记、地理位置、资金实力，等等；社会表征主要指医院的人才阵容、技术力量、经济效益、工作效率、福利待遇、管理水平、方针政策、公众关系等；精神表征主要指医院的信念、口号、精神、院歌等。再次，从医院形象的评价主体来看，医院形象从人们的心理感受来看表现为多面性。由于公众（特别是患者）的文化水平、知识结构、认识能力、就诊需求、社会地位及每次就诊情境不同，他们对医院的认识和对医院形象的总体评价总是有差异的，因而具有多层次性。在实际生活中，往往有这样的情况，同样一个人，第一次去医院可能因为时间短或者某一方面的不满，对医院留下不太好的印象，而第二次去医院因为和医务人员有了较长时间的接触，对医院的工作程序有了较多的了解，反而留下了非常美好的印象，与此相反的情况也是同样存在的；这就造成了社会公众对医院形象评价的多层次性。

3. 相对稳定性与可变性

医院形象一旦形成，便会在公众心目中产生印象，这种印象所积累成的形象具有相对稳定性。这种稳定性是由下列因素决定的：一是医院形象所具有的客观物质基础的相对稳定性，如医院的建筑物、医疗设备、技术队伍等，这些要素在短期内不会有很大的改变。二是人们往往具有思维定势。由于医院形象是医院行为的结果，医院行为可能发生这样或那样的变化，但是由于公众所具有的思维定势，这种变化不会马上改变人们心目中已存在的形象，会使人们总是倾向于原有的医院形象，而不会因为医院行为的改变而马上改变对医院的看法。

医院形象具有相对的稳定性，但并非一成不变。要适应形势发展的需要，跟上时代的步伐，就必须不断加强医院形象的内涵建设和外延发展。既然医院形象是医院的行为表现在社会公众心目中的综合反映，那么通过医院的各种活动也可以改变医院在社会公众心目中的整体形象。比如，一所医德医风差，群众对服务态度普遍不满的医院，由于领导认识到了这种问题的严重性，经过加强教育，健全制度，建立有效的监督机制和奖罚制度，经过一段时间的整顿，医德医风大为改观，在这种情况下，经过一定的时间以后，公众的看法也就会逐渐改变。良好的医院形象可因其不良的行为而受玷污，不良的医院形象也可通过自身不断努力而得以重塑。因而，医院形象具有可变性。

4. 效益性

医院形象是医院的宝贵财富，是医院丰富文化底蕴的现实反映，是医院通过长期的物质投入后形成的精神成果，反映出从物质到精神，从有形到无形的统一过程。医院形象将作为智力成果的缩影和表现形式，成为一笔巨大的无形资产，而当这笔无形资产同有形资产有机地结合时，就会产生可观的社会价值，且对有形资产起到增值催化作用。良好的医院形象必将赢得社会和患者的信赖，从而吸引更多的病人，拓展更广的市场，促进自身更快的发展，形成更优的良性循环，产生更大的社会和经济效益。

5. 可传播性

医院形象的好坏，并不是只有到过医院的人才知道，我们有时会听到有人这样说："××医院千万不能去，不仅收费高，而且服务态度也不好。"从没有去过这家医院的人听后就很可能不去了。这就是医院形象的可传播性，在信息高速发展的今天，医院形象的优劣在社会和公众中的传播速度将更加迅速。医院管理者和医务人员一定要记住：到医院看病的可能只有100人，但对医院形象产生印象的可能是 1 000 人、10 000 人。因此，一个具有良好形象的医院，必然有着正确的价值观和社会观，应把社会效益放在第一位，实现社会效益和经济效益的统一。

（三）医院形象的构成要素

医院形象的构成要素，是指构成医院形象的各个因素。凡是能够影响医院形象的每个因素均可视为医院形象的构成要素。

医院形象涉及的范围：质量形象、技术形象、设备形象、价格形象、管理形象、医德形象、服务形象、员工形象、环境形象和公益形象等。

1. 质量形象

质量形象是公众对医院医疗质量的印象和评价。医疗质量是决定医院生存与发展的核心因素，良好的医疗质量应做到：① 诊断及时、准确、全面；② 治疗合理、有效、彻底；③ 疗程短、费用低、节约卫生资源；④ 护理周密、细致、贴切，服务方便、周到、快捷；⑤ 在诊断、治疗、护理过程中以最低的创伤和最少的并发症为原则。医疗质量是医院的生命，在患者的就医过程中连医疗质量都保证不了的肯定不是一家合格的医院。如果一所医院在公众心目中留下了较差的质量形象，那么其他形象也就成了无源之水、无本之木。因此，质量形象是医院的基础形象、根本形象、实质形象和核心形象。

2. 技术形象

技术形象是公众对医院诊疗能力和业务水平的印象与评价。高超的技术形象主要体现在医务人员的诊疗水平上，诊疗水平是医疗单位和医务人员对疾病诊断、治疗能力的体现。公众选择就医，通常首先对技术水平进行选择，注重疾病治疗的有效性、安全性。一所人才济

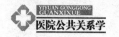

济、梯队有序、阵容整齐、知识结构合理的医院必然具有良好的技术形象。应该说技术形象是决定医院整体形象的关键因素，是医院形象管理战略中的重中之重。

3. 设备形象

设备形象是公众对医疗设备在诊疗活动中所体现的价值的一种印象与评价。医疗设备是医院进行医疗活动的重要物质基础和有力保证，随着科学技术的迅速发展，医疗设备在医院的诊疗活动中发挥的作用显得越来越突出。分布在各个科室直接参与疾病诊断和治疗的先进仪器设备的多少，对医院医疗技术项目的开展和医护人员医疗技术水平的提高，具有举足轻重的作用，同时从一个侧面展现了医院的整体实力和优势，也增加了吸引患者的机会。

4. 价格形象

价格形象是公众对医疗服务中收费多少的一种评价和印象。目前医疗收费仍是一个敏感的社会问题，医院应慎重处之。公众对医院价格形象的好坏主要来自于患者，而患者对价格形象的形成大体源于三个方面：① 诊疗、药品、服务等收费的高低；② 消费是否明白；③ 花钱是否物有所值或优质优价。因此，医院要形成强有力的竞争力，收费必须尽量做到物有所值、优质优价并让患者明白消费，只有这样才能在社会上树立起比较好的价格形象。

5. 医德形象

医德形象是公众对医务人员在医疗活动中所表现出来的职业道德水准的看法与评价。医德是医务人员的道德意识和道德行为的具体表现，是医务人员进行医疗活动的思想和行为准则。它是调整医务人员与病人、医务人员之间、医务人员与单位、医务人员与社会关系的准则。医德是判断医务人员在医疗、预防和教学、科研领域中行为的是非、善恶、荣辱的一种客观标准。医德形象的好坏直接影响病人求医心理和情绪，医德高尚的医务人员容易让患者产生依赖感和亲近感，医德低劣的医务人员即使技术再高超，也难以赢得患者的依赖和亲近。因此，树立良好的医德形象对赢得患者的信赖意义重大。

6. 服务形象

服务形象是公众对医院在医疗活动中向患者提供服务的总的看法与评价。患者到医院就医，自然想得到医院全方位的优质服务。公众对医院服务形象最敏感的要素首先是医务人员的服务态度，医务人员应坚持"以病人为中心"的理念，尊重患者人格，对就医顾客热情周到、和蔼体贴、耐心细致，以赢得患者的信赖；其次服务形象还表现在方便患者就医的各种服务措施等方面，避免"三长一短"（挂号时间长、候诊时间长、交费买药时间长、诊断时间短）现象，以及应提供轮椅、担架、电梯、救护车、推车等医疗服务设施和水、电、餐饮、洗刷等生活服务项目、设施，等等。充分体现以人为本的思想原则，尽可能提供人性化、温馨、方便、舒适的医疗服务，让患者满意，在广大患者心目中树立良好的医院形象。

7. 管理形象

管理形象是公众在医院接受治疗或参与医院相关的政治、经济、文化活动中，对医院管理水平总的认识和评价。医院管理是按照医院工作的客观规律，运用有关理论和方法，对医院工作进行规划（计划）、组织和控制的活动，以提高工作效率和效果，发挥其应有的功能。管理形象在组织内部起到凝聚员工力量、推动组织健康发展的重要作用。对外可影响医院的整体形象。在现实生活中，人们普遍认为患者到医院看病，主要是与医生和护士打交道，与医院管理水平的好坏关系不大。其实，这种看法有较大的片面性，比如患者办理住院手续，等了很长时间没有办成；输液的患者液体已经输完，等不到护士来拔针；夜间 12 点多钟了，病房里仍然吵闹不止等，无不与管理的不完善有关。因此，医院管理形象也万万不可忽视。

8. 员工形象

医院员工形象是医院医护人员、行政管理人员以及后勤服务人员的文化修养、技术水平、职业道德、精神状态、仪容仪表以及言谈举止等在公众心目中总的印象与评价。员工形象是医院形象的基础和主体，技术、服务、质量等要素，都能相对独立地通过员工形象反映，好比企业中物化了的产品形象，被公众直接认知。因此，医院员工形象在一定程度上代表着医院的形象。加强员工政治思想教育和职业道德修养，提高员工整体素质是树立员工美好形象的主要途径。

9. 环境形象

环境形象是公众对医院服务环境的一种评价。医院环境构成因素很多，它主要分为物理环境（医院的建筑物设计造型、布局、绿化面积、整洁卫生、和谐的色彩，安静的氛围等）和人文环境（包括员工精神风貌、领导作风、合作氛围等）。营造一个干净整洁、优美舒心、温馨融洽、团结互助的医院环境，不仅能保证员工的身心健康，而且是树立良好医院形象的重要方面。因为这是给患者留下的第一印象，第一印象给人的感觉最深，一旦形成将难以改变。因此，医院领导者要重视环境形象的建设，通过良好的环境形象来反映医院所具有的优秀内涵。

10. 公益形象

公益形象是指医院在社区组织的各种公益活动或者医院自身组织的公益活动中所表现出来的形象。医院公益形象体现着医院的社会责任感和整体的精神风貌，良好的公益形象可以让医院对公众产生亲和力，同时也可扩大医院的知名度和美誉度。

二、医院形象塑造的价值与原则

（一）医院形象塑造的价值

当前，随着我国医疗体制改革的深入，医院投资主体逐渐多元化，群众就医的选择性增加，医院单纯依靠技术、价格等因素已明显不够，文化的、心理的、社会的影响因素日益增多，公众对医院及其医疗技术的选择和接受，与其心理的认同、文化的认同及医院的社会形象密切相关。

1. 良好的形象是医院无形资产的重要组成部分

无形资产是不具有实物形态，但使用价值确定，能为企业使用并带来长期收益的经济资源的总和。组织形象是无形资产的重要组成部分，组织形象的认知度越高，美誉度越高，和谐度越佳，无形资产的价值就越大，增值率就越高。当今国际企业界已将"形象力"同人力、物力、财力相提并论，称之为企业经营的第四种资源。因此，一个组织要不断地发展自己的

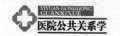

无形资产，就必须十分重视组织的形象。

良好的医院形象是医院一笔巨大的潜在资产。开发医院形象资源，塑造良好的医院形象，是医院在医疗服务市场竞争中赢得优势的法宝。具体来说，良好的医院形象有助于增加群众对医院的信赖，增强患者解除病痛的信心，从而使其放心地到医院就医，接受并配合医院的治疗工作，取得良好的诊疗效果，进一步提升对医院的印象，从而形成良性循环。可见，良好的医院形象能创造出许多潜在的价值，使医院在获得良好社会效益的同时亦获得了良好的经济效益。

组织形象作为组织的无形资产往往通过品牌价值来体现，随着医院公共关系意识的觉醒，各级各类医院都比较注重自己的品牌价值，尤其是本身名气不够大的医院，更是争先恐后地想跻身中国最具品牌价值的医院之列。2008年，《美国读者文摘》在全亚洲范围内评选最具品牌价值的医院，中国大陆地区仅上海瑞金和北京协和名列榜中。

2. 良好的医院形象能赢得更多病患者的信任与支持

良好的组织形象能深得社会公众认同、好感和信任，成为组织产品进入市场的"无形的通行证"。良好的组织形象在公众心里有一种延续作用，留下深刻的"烙印"，会在长时间内发生作用，长期地影响顾客的消费心理和消费行动。组织一旦被公众所认可、信赖，它生产的任何产品、提供的任何服务也就同样被公众认可、信赖。即可以为具有该组织名称的任何一种商品和服务创造出一种消费信心。美国的堪农毛巾公司做了一个实验：这家公司与商店合作，在自己的产品出售时一部分加上堪农商标，另一部分则不加任何商标。结果，尽管毛巾质量完全一样，但售价相同时有商标的销售量是无商标的3倍；将有商标的提价4美分后，销售量仍为无商标的2倍。最后，将有堪农标记的毛巾提价10美分，两者销量才算拉平。

如果一个医院在病患者心中留下很深刻的印象，这种预存的形象就会使病患者在未接受该医院服务时，就倾向于认同的态度，这种预存的印象、经验和直觉，不仅会在病患者购买服务的行为中起主导作用，而且还会感染、影响他们周围的人群。有研究表明，亲身经历者对事物的看法能对周围的亲友产生较大的影响，受影响的平均人数为13人，这就是"1：13效应"。由此可见，1个在医院就过医的公众对医院产生好感，会影响到其他13个人可能成为该医院潜在的公众，这13人又带动周围许多人。如此良性循环下去，医院何愁没有病源？因此，良好的医院形象能为医院吸引更多的病患者，是医院在激烈的市场竞争中求得生存与发展的制胜法宝。

3. 良好的医院形象能增强对内的凝聚力和对外的吸引力

良好的医院形象可以产生强大的内聚力，一方面能将员工紧紧地凝聚在一起，树立起以医院为中心的共同价值观，产生对医院强烈的依附感和归属感，自觉地使个人的思想、行为与医院的整体发展相一致，主动加强学习，提高综合素质，利用各种机会释放自身潜在的能量，同心同德为医院的发展作贡献。另一方面，良好的医院形象能够激励士气。完美的医院形象使医院职工产生一种愉悦感和自豪感，鼓舞职工团结进取、奋发向上，促使其加倍努力工作。

良好的医院形象还可以对外界产生全方位、多层次的吸引力，从而将各类优秀人才源源不断地吸引过来，更好地开展医疗业务，增强医院发展的实力。"人往高处走，水往低处流。"良好的医院形象能造成工作环境优良的感觉。"有了梧桐树，不愁金凤凰。"如以神经外科为重点的北京某医院，近些年来注重自身形象的塑造，全面发展，先后吸引归国博士、外来人才多人。引进的这些人才在医院各科室的建设中发挥了很好的作用，推动了医院形象的塑造，原有职工产生忧患意识的同时，也激发了职工的竞争意识，使医院在积极向上的良性氛围中不断发展。

4. 良好的医院形象有助于获得社会各界公众的支持

良好的形象能提高组织的社会地位，赢得社会各界尤其是政府机关、上级主管部门，工商税务银行股东、周边社区以及新闻媒介等的大力支持，为组织的发展创造宽松有利的社会环境。在社会中存在着普遍的"马太效应"现象。良好的组织形象可以使组织在许多方面得到日益增多的支持和帮助，而恶劣的组织形象则可能使组织遇到日益增多的麻烦。一个服务优良、品质超群的组织，往往会成为社会各界关注的热点，组织及其领导人参与社会重大活动的机遇也较多，活动本身及参与人员又常常为新闻媒介所报道，组织的声誉和影响也随之不断扩大，组织的价值和分量也与日俱增。如果组织遇到困难，要求得到社会各界的支持与帮助，比起一个形象欠佳的组织会容易得多。

因此，良好的医院形象有利于求得社会公众、上级领导和有关部门对医院的理解、支持和帮助；有利于同国内外著名医院在行政管理、业务技术、学术研究等方面开展合作交流，共同提高；有利于营造和谐的医院社区环境，减少、避免许多不必要的摩擦和纠葛，使组织得到所在社区的配合；有助于寻找可靠的医疗用品供应商，会使病患者乐于购买医院的服务，银行愿意为医院提供优惠贷款，股东愿意投资，等等，为医院发展创造宽松的外部环境。

（二）医院形象塑造的原则

医院形象塑造也是对医院的一种整体"包装"。当然这种"包装"与一般的商品"包装"不一样，商品"包装"重在美观、大方，让消费者引起兴趣，而医院的"包装"则更注重医院的内在属性。医院形象塑造必须坚持以下原则：

1. 实事求是原则

不同的医院在文化积淀和管理机制、技术力量、设备配备、医德医风、周边环境、社会公众的需求等方面均存在差异。因此，在设计和塑造医院形象时，首先，应在深入调查研究的基础上，实事求是地对医院的实际形象与自我期望形象进行比较，分析社会公众的要求，遵循"有效形象"的原则，选择医院形象与公众利益的结合点，做到既能满足社会公众的要求，又有利于医院的发展；其次，塑造医院形象，靠的是信息的真实性、客观性以及内在的精神价值，在于善于选择适当的时机、适当的形式、适当的媒介，把真实而有价值的信息及时而又准确地传播出去，实事求是，切不可夸大其词，如果是以虚假信息来欺骗公众，医院形象将损失殆尽。

2. 注重长远的原则

医院形象的相对稳定性，"冰冻一尺，非一日之寒"，医院形象的塑造和形成是经过医院发展的长期积淀，如医德医风、医院管理、医疗质量等诸多方面的不断提高和完善，在社会公众和医院内部逐渐形成的。

因此，医院必须站在长期发展的战略高度，从构建核心竞争力的需要及长远利益着眼去

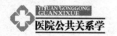

策划和实施形象工程。特别是医院管理决策阶层更应高瞻远瞩，立足现实，着眼长远，实施医院形象塑造的可持续发展战略。

3. 讲究科学的原则

医院形象的塑造是一门具有很强科学性和专业性的学科。因此一定要统筹兼顾，量力而行，其塑造目标必须服从和服务于医院的整体发展目标，必须条理清晰，层次明了，有具体的内容和明确的要求，具有较强的可操作性，目标不能太高，也不能太低，必须具有现实的可行性。因此，无论在具体策划时，还是在策划手段上，都应坚持科学性，以系统的理论、科学的态度去做每一件工作，以最有效的科学手段、最小的成本，去获取最好的效益。

4. 病人至上的原则

服务是医院开展形象策划活动的核心。一方面，社会主义医院的办院宗旨是全心全意为人民健康服务。这一宗旨决定了包括医院形象塑造在内的医院的一切工作都必须是"以病人为中心"，以公众利益为出发点，要求在医院形象战略目标实施过程中必须随时根据公众的利益和要求及时修正和调整计划。另一方面，病人及其家属是医院形象好坏的直接感受者，在一定程度上说，只有把病人至上、为患者提供优质服务作为医院形象塑造的根本出发点，才能在公众心目中确立良好的医院形象，医院才能不断受到病患者欢迎。

5. 突出个性的原则

医院形象有其鲜明个性，才会给公众留下深刻的印象。因此，医院形象的设计和塑造首先必须准确、科学地定位，只有准确的定位，才能突出医院形象鲜明的特色，否则只能是千篇一律、千"院"一面，也就无所谓医院形象了。其次，医院在理念设计、服务手段、专科优势、管理风格、医院标识等方面的个性化问题上必须加以创新，形成自己的特色。

第二节　医院形象塑造的目标

医院形象塑造目标指的是医院在形象方面争取达到的一种未来状态，是医院开展各项公共关系活动的依据和动力。

组织形象塑造的目标，在以往的公共关系教科书中，通常都表述为"知名度、美誉度"，然而，随着公共关系实践与理论的交替推进，"知名度、美誉度"的"二度目标"之提法，越来越暴露出其不足来：知名度强调的是组织被知晓的广度，而无法度量出其被了解的深度。二度目标只是指出了公众对组织的知晓、评价程度，而公共关系追求的是公众对组织的认知、赞誉、支持与合作。所以现在提出了"三度目标"，认知度、美誉度、和谐度，增加了公众对组织的支持、合作程度的评价。

因此，医院形象塑造的目标有三个：认知度、美誉度、和谐度。

一、认知度的内涵与量化确定

（一）认知度的内涵

所谓认知度是指一所医院被社会公众所知晓、了解的程度，是评价医院名气大小的客观尺度，侧重于"量"的评价，即医院对社会公众影响的广度（在多大范围内被公众所知晓）和深度（有多少信息被公众所了解）。认知度是一个中性词，没有好坏之分，主要衡量公众对医院了解的量的多少，不涉及公众对医院舆论评价的质的判断。比如，一家医院，在多大范围内有多少人知道他的名称，这是知晓的广度；有多少人知道这家医院坐落在哪里，有哪几路公交车可以到达，医院有多大的规模，多少张床位，多少个科室，多少专家教授，院长是谁，医院的医疗技术水平如何，优势科室是什么，收费标准怎样，等等，这是了解的深度。合起来则为对这个医院的"认知度"。

"认知度"与"知名度"相比，其内涵更加丰富。它不仅可以指医院的名声在多大范围内被公众所知晓，而且指医院有多少信息被公众所了解。一般来说，公众如果只闻医院其名，即"知名"，对医院的意义并不很大；而在知名的基础上，公众对医院的认识越多、越深，对医院的意义或作用就越大。一般说来，医院的知名度越高，公众对其关注程度亦越大。但医院的高知名度并不一定意味着其社会形象的良好，因为有些医院往往会因为发生过某一有影响的恶性事件而具有较高的知名度。如，哈尔滨某医院因"天价医疗"事件、南京市某儿童医院因"徐宝宝"事件而闻名全国。这种高知名度，对医院的发展所能带来的只是更大的负面效应。所以，知名度虽然是评价组织形象的标准之一，但它只显示舆论对组织的关注程度，不涉及其他方面，较高的认知度才是组织追求的目标之一。

（二）"认知度"的内容分解与量化确定

"认知度"的内涵在前面已经指出，它有着两个衡量角度，即区域的广度和认知的深度，我们分别将其分有 5 级和 10 档。而一个医院最后确定为哪个等级和档次，却还需要进行如下分解与量化确定：

1. 区域的广度

认知度的确定首先取决于医院被认知的广度，其广度的确定宜建立在医院被公众认知的一定区域的级别之上。其区域的广度共有 A-国际、B-全国、C-大区、D-省区、E-当地等 5 个级别（见图 6.1）。

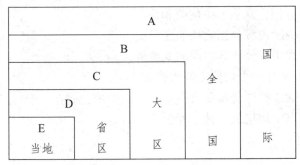

图 6.1 医院认知度区域级别图

在上图中，E-D-C-B-A，呈一种层层递升、扩大的关系，也是现实中任何一个组织在公众心目中认知度大小在区域上的反映。而这 5 个级别如何确定，通常按组织影响力分解成组织的规模等级、相关公众分布、媒介传播所及的范围与频率等几个核心要素来进行衡量。

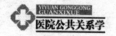

2. 认知的深度

认知度的确定建立在公众对医院信息认识知晓的深度上。一个医院在运行过程中其产生的信息量是很大的。对于一般公众来说，当然不可能对医院的任何信息都有深入的了解。因此，就需要把医院的一些最基本的信息要素按照由浅入深、由表及里的排序列举出来，通过对公众的调查，从而确定医院被公众认知的深度。这些基本信息要素为 10 个，其排序与量化的认知度，可从图 6.2 得以显示。

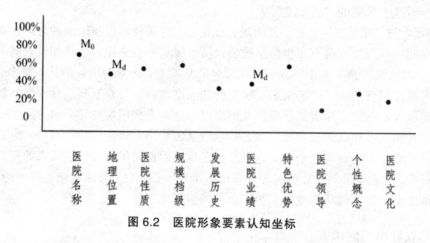

图 6.2　医院形象要素认知坐标

横坐标上的 10 个要素中越靠近 0 的要素，越是表层的、浅层的要素；越远离 0 的要素则反之。

我们已经把医院的 10 个最基本的信息要素按照由浅入深、由表及里的排序列举了出来。由于深层的、里层的要素是由浅层、表层的要素深化而来的，虽然它们彼此之间多多少少有着重要与次要之分，但为简化操作考虑，我们依然赋予同样的系数——"1"。

分解后的 10 个要素，经过问卷调查以及统计后，再运用坐标图综合标出，就可以在量化的基础理论之上对组织的认知度作出准确的确定。

10 个要素调查结果的百分数，会在坐标图上显示出由 10 个点联成的一条波浪曲线，也就必然出现 3 种不同的变量值：众值、中位值和均值。

众值 M_0：即 10 要素中所占百分比最高的变量值；

中位值 M_d：即 10 要素中百分比居中间的变量值；

均值 X：即 10 要素百分比的平均值（取均值）。

如果进行深入研究，这 3 种变量都是值得重视与运用的，而在一般对组织认知度进行衡量确定的操作中，可以重点采用均值。其计算公式为：

$$X = \sum X_i / N$$

式中　$\sum X_i$——所调查到的变量值的总和，即百分点的总和；

　　　N——所调查的要素总数，在认知度的调查中固定为 10。

假设一个医院的 $\sum X_i$ 为 632.3，再除以 10，其均值 X 则为 63.235；为了使该医院的认知度便于把握，我们按均值将认知度由低到高分为 10 个（或 5 个）档次，每 10（或 20）个百分点归为 1 个档级，那么，该组织的认知度则为 6 档。如此，再与前面所确定的级别相结合，这个组织的认知度的完整确定则为 6A、6B、6C、6D、6E 中的一个。

如某医院认知的广度可确定为"全国—B 级"，认知深度的 10 个要素的数据则分别为：医院名称：65.5，地理位置：47.3，医院性质（公立、民营、合资；综合性、专科性）：50.6，规模档级：55.7，发展历史：30.0，医院业绩：44.6，特色优势：58.6，医院领导：20.4，个性特征（管理理念、广告词等）：30.7，医院文化：22.3。在这组数据中，占百分比最高的量值，即"众值 M_0"，是 65.5；中位值 M_d 是 47.3 与 44.6；均值 $X = \sum X_i/N = 425.7/10 = 42.57$。按 0~10 为 0 档级、10~20 为 1 档级进行类推，42.57 则为 4 档级。如此，该医院的认知度指标即可确定为"4B 级"。

下面我们将医院认知度的所有档级列表如表 6.1 所示。

表 6.1 组织认知度档级一览表

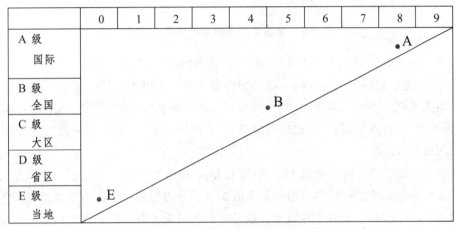

认知度：五级——A-国际、B-全国、C-大区、D-省区、E-当地
10等——0、1、2、3、4、5、6、7、8、9

从上面的一览表中，显示出斜线的右上方为 9A 级，也就是医院认知度的最高级；而斜线的左下方为 0E 级则是组织认知度的最低级。可以说，任何一个组织的认知度都可以从中找到一个对应点。

二、"美誉度"的内涵与量化确定

（一）美誉度的内涵

美誉度，即一所医院获得公众欢迎、接纳、称赞、信任的程度，是评价医院社会影响好坏程度的客观指标，侧重于"质"的评价，是医院形象受公众给予美丑、好坏评价的舆论倾向性指标，是一种对医院道德价值的评判。

美誉度与认知度不同的是：认知度是中性的，不存在道德价值的判断；而美誉度则是有褒贬倾向性的统计指标，是对组织道德价值的判断。因此，一个医院有可能"先天不足"，认知度只能限制在当地 E 级，但它却完全可以通过努力，拥有比 C 级、D 级，甚至 A 级、B 级认知度的医院更高的美誉度。

不同的社会组织，其美誉度的体现有不同的内容，如企业的美誉度与政府的美誉度其衡量的标准就不尽相同，而生产性企业与服务性企业的美誉度也有不同的要求。但美誉度作为舆论倾向性的指标，又是有共识的，任何组织都应该可以在一个统一的指标体系中得到衡量，组织美誉度衡量的坐标图如图6.3：

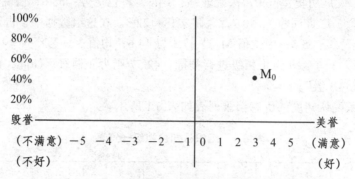

图6.3 组织美誉度衡量的基本坐标图

在这个坐标图中，"美誉""满意""好"为肯定性舆论倾向的一极，即正极；"毁誉""不满意""不好"为否定性舆论倾向的一极，即负极。每一极以5个等级划分，以便打分量化。以此坐标图为基础，还可以演化为"十分满意""非常满意""相当满意""比较满意""有点满意""无所谓""有点不满意""比较不满意""相当不满意""非常不满意""十分不满意"等相类似的衡量方法。

该基本坐标图依然会取出众值 M_0、中位值 M_d、均值 X 等几个变量值，但从美誉度的衡量最后应落到等级上考虑，我们采用的是众值 M_0——所占百分比最高的变量值。即先取其众值 M_0，然后看众值 M_0 位于哪个等级上，该等级即为组织美誉度的等级。如某个医院的众值 M_0 落在等级"3"上，由于众值 M_0 所占百分比最高、具有多数公众众望所归的性质，因此"等级3"就是该医院的美誉度。

如某医院经调查，美誉度的百分比分布为："－1"级1.2%，"0"级17%，"1"级10.8%，"2"级28.6%，"3"级39.8%，"4"级2.2%。根据组织美誉度取众值的原则，该医院的美誉度即为3级。

因此，医院的美誉度总在正、负各5个等级以及"0"这11个等级中。一般来说，大多数医院的美誉度又总在正级的5个等级幅度之内，只是从基本坐标图上看，在正负之间还有一个0等级，因此，在理论上就应该将其加上，医院的美誉度就总共有了11个等级。当然，在实践中，医院的美誉度非正即负，0等级往往是不存在的。

（二）"美誉度"的内容分解与量化确定

由于不同的社会组织其道德价值的体现有所不同，对其美誉度的确定也应分解为不同内容的衡量。这里，医院的美誉度可以从以下角度进行分解：

（1）医院硬件评价。含医院环境设施（建筑、绿化、陈设布置等）、医疗设备等。

（2）医院服务评价。含诊疗项目、制度措施、信息咨询、服务态度、服务艺术、投诉处理、医疗价格等。

（3）医院贡献评价。含医疗技术、影响力覆盖、社会责任、公益赞助等。

（4）医院文化评价。含医院名称与标志、宣传品品位、管理风格、医院理念、员工行为素质、医院领导形象等。

三、"和谐度"的内涵与量化确定

（一）"和谐度"的内涵

与"美誉度"一样，"和谐度"也属于对组织道德价值判断的范畴，但却是美誉度在目标公众中的延伸，即一所医院在发展运行过程中，获目标公众态度认可、情感亲和、言语宣传、行为合作的程度；是医院从目标公众出发、开展公共关系工作获得回报的指标。

在客观世界中，关系无所不在，而关系的最佳境界就是和谐。爱因斯坦认为，统一、联系、和谐、协调是自然界的普遍性质。人与人构成的社会关系，和平共处、和谐发展，同样也是处理各种各样关系最基本的准则。而公共关系学本身，便正是求取组织与公众关系的和谐而应运而生的。美国著名公共关系学专家卡特利普和森特在《有效公共关系》中对公共关系的定义就表述为："公共关系是一种管理职能，它确定、建立和维持某个组织与决定其成败的各类公众之间的互利关系。"在这个定义中，我们应注意到两点：一是公共关系重点关注的是决定组织成败的"各类公众"，即目标公众，而不是对组织认知度、美誉度毫无反映的非公众；二是确定、建立、维持"互利关系"，实际上就是取得组织与目标公众之间的和谐。显而易见，"和谐度"是在"认知度""美誉度"基础之上的必然延伸，是组织最为关心的一个指标。

如此，"和谐度"的确定就与"认知度""美誉度"的确定有所不同，它不是在向普遍性的社会公众（台非公众与目标公众）调查统计的基础上产生，而是建立在专门向各类目标公众调查统计的基础之上。组织和谐度衡量的基本坐标如图6.4所示：

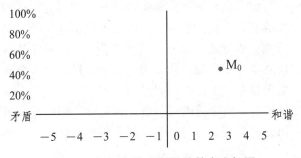

图 6.4　组织和谐度衡量的基本坐标图

该坐标图的操作使用，与"美誉度"的衡量一样，也是取其众值 M_0，然后看众值 M_0 位于哪个等级上，该等级即为医院和谐度的等级。

如某医院的和谐度，经调查衡量，其众值 M_0——53.6% 在"3"上，那么，"3"就是该医院和谐度的等级。在坐标图上我们可以看到，"和谐"与"矛盾"是对应举出的，即关系不和谐就表现为"矛盾"就是"负和谐"。在现实中，一个状态稳定的医院，其"和谐度"就不可能为负数，否则它就无法生存，但在某个危机即将来临的一段时间，医院出现"负和谐"却

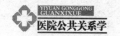

是可能的，它警醒医院要赶紧采取危机公关。

（二）"和谐度"的内容分解与量化确定

医院和谐度建立在专门向各类目标公众调查统计的基础之上，因此医院的和谐度的分解首先就是对目标公众的分类，其次则是对目标公众与医院的和谐度进行程度的划分。而和谐的程度，主要就是目标公众与医院的实际关系而言，一般可分为从"态度赞同"到"亲感亲和"，再到"言语宣传"，最后到"行为合作"这4个档级。我们以某医院和谐度的分解衡量为例，如表6.2所示：

表 6.2　某医院和谐度分解、衡量表

目标公众 ＼ 和谐程度	态度赞同	情感亲和	言语宣传	行为合作
员工	3	2	2	3
政府	4	2	2	3
就医顾客	4	2	3	4
媒介	3	1	3	3
社区	3	2	3	2
名人	2	0	1	0

在表 6.2 中，每一个"目标公众"与"和谐程度"相交叉的空格中，都可以用"组织和谐度衡量的基本坐标图"的正负各 5 个等级来进行衡量。当然，其衡量确定，是以量化统计、取中值 M_0 定等级为基础的。

需要说明的是，一个组织公众和谐度分解衡量的平均档级与组织和谐度的综合档级一般是相统一的，只是分解衡量有利于找到组织和谐度的不足出在何处。例如，某医院和谐度的综合等级前面已认定为"3"，而分解衡量的平均等级为 2.4，两者基本接近；但分解、衡量表中却显示该医院的"情感亲和"方面的公共关系诉求、针对名人公众、就医顾客、员工公众、社区公众的公共关系工作存在不足，均需予以加强。

组织形象三大目标的提出，由于它的可分解、可量化，同时在分解量化后又可合理地概括、综合，从而作出组织公共关系状态的科学评判，因此，就显得具体可行，使整个公共关系的操作过程都具有可比照性。

以上面所分别阐述的三大目标内涵为基础，组织的公共关系工作目标可以具体、稳定地划分为如下等级：

　　认知度；5 级——A—国际、B—全国、C—大区、D—省区

　　　　　　10 等——0、1、2、3、4、5、6、7、8、9

　　美誉度：11 等—— -5、 -4、 -3、 -2、 -1、0、1、2、3、4、5

　　和谐度：11 等—— -5、 -4、 -3、 -2、 -1、0、1、2、3、4、5

　　具体"公共关系状况等级"的确定归位可参见下表 6.3：

表 6.3 组织公共关系状况等级表

认 知 度		美 誉 度	和 谐 度
深度档级	区域等级		
9		5	5
8	A	4	4
7		3	3
6	B	2	2
5		1	1
4	C	0	0
3		− 1	− 1
2	D	− 2	− 2
1		− 3	− 3
0	E	− 4	− 4
		− 5	− 5

"三度""四档级"的合成，就是一个组织公共关系状况的等级，具体可用公式表达，即：

公共关系状况等级＝认知度档级＋认知度区域级＋美誉度等级＋和谐度等级

比如：一个医院的认知度为 6 档、区域为全国 B 级、美誉度为 3、和谐度为 4，那么，该医院的公共关系状况等级则表示为"6D34"。

一般情况下，组织的公共关系状态总是呈正数的，但是极少数情况下，组织的美誉度或和谐度可能呈负数，如："6B－21""5C2－2""4E－1－3"。但只要一出现负数，这个组织就相当危险了，做好"危机公关"就成了必然的选择。

有了公共关系状况等级，医院公共关系状态衡量就有了标准体系，医院所制定的公共关系目标也呈科学化、系统化，而公共关系调查的开展也有了针对性；同时公共关系状况等级还成为公共关系的评估体系，以使公共关系活动开展以后的效果评估，有了可进行比照的具体指标。比如一个医院的公共关系状态，根据对"认知度、美誉度、和谐度"的逐项调查，得出公共关系状况等级为"7E44"，即在当地有 7 等的认知度，且美誉度、和谐度均为 4 等，离最高的 5 等仅一步之遥，应该说这个医院在当地的形象是很不错的，于是它就可以比照性地制定更高的公共关系目标。如果将公共关系状况等级定在"4D44"之上，即在"认知度"上区域从"当地"扩大为"省区"，等级则降低了 3 档，"美誉度"与"和谐度"维持不变，而公共关系工作实施后的评估，则可以比照"7E44""4D44"来进行。总而言之，认知度、美誉度、和谐度这"三度"构成的公共关系状况等级，使得医院公共关系目标的制定可以更为具体，也使得医院公共关系的每一步工作都具有了可比照性。

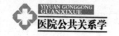

第三节 医院形象定位

医院形象定位是医院形象塑造的前奏。在现代社会中，由于多数组织为了塑造自身的形象，大都采用了公共关系、广告等宣传手段。可由于广告及公共关系活动数量的暴增，导致了对公众的影响力相对减弱。加上繁多的形象宣传方法造成沟通"过度"，使公众更难在眼花缭乱的市场中确认某一组织。此时，最有效的辨识办法就是明确独特的组织形象定位。只有明确自己与人不同的特征，才能使组织形象的信息深入人心，让他们在消费者心目中扎下根。因此，要想给公众留下深刻、清晰的印象，组织必须有准确的形象定位。

一、医院形象定位含义

"定位"是当代市场营销中一个最为常用的字眼，定位理论逐渐为更多的人所接受，它在现代企业经营管理中发挥着越来越大的作用。那么，定位是什么？依照美国学者艾·里斯的说法，"定位就是把一项产品定位在你未来潜在顾客的心中""如何在预期顾客的头脑里独树一帜"。通俗地讲：定位就是使你的顾客能清楚地认识你是谁，你能给他带来什么特别的好处。

作为一家医院，我们究竟能够给患者带来哪些"特别"的好处？而这些好处恰恰是其他医院所不能提供的。将自己的服务与其他医院所提供的服务相区别，让患者在比较中选择自己，这正是在市场竞争环境下医院管理者们运用定位理论所要达到的目标。让我们从以下事例中进一步了解定位理论的深刻意义：在某个大城市，一个人得了冠心病，他想去医院治疗，去医院之前他在脑海中进行了一番比较性思考：A 医院设备先进、环境好，但收费太高；B 医院医疗水平不错，收费也不高，但医生、护士的服务态度不好；C 医院服务态度好：但技术水平又差些……正在思考中一位朋友来看他，对他说去 D 医院吧，那里专治冠心病，而且条件也不错。于是这位患者在朋友的推荐下住进了 D 医院。从这位患者做出选择的心路历程，我们可以得出以下结论：第一，患者是依据来自各方面的信息，特别是别人的推荐做出选择的；第二，在选择过程中患者把医院进行了排队，以他自己的价值观作出评价，分出了第一名、第二名、第三名……最终他选择了他认为最合适的医院，即第一名；第三，当这位患者选择了第一名之后，其他医院自然而然就被淘汰掉了。这种选择揭示了一条市场竞争法则，即在消费者的心目中只认第一名，不认第二名。可见一家医院无论大小，要生存与发展，关键在于能否发现或创造一个或几个第一来，换句话说，你必须依照你医院目前所具备的条件，选择、提炼和创造出你独有的而其他医院暂时无法比拟的优点，我们通常称之为"卖点"或"利益点"。这种选择、提炼、创造过程就是我们所说的定位。

医院形象定位是医院公共关系实务或者公共关系策划的重要内容之一。一所医院选择什么样的总体特征与风格，在不同时期的知名度、美誉度要达到多高，都有一个定位才能形成医院形象。医院没有统一的形象定位，就无法开发形象资源。

医院形象定位指的是医院根据环境变化的要求，医院的实力和竞争对手的实力，选择自己的医疗经营目标及领域、医疗服务理念，为自己设计出一个理想的、独具个性的形象位置。有效的形象定位，要让医院在公众的脑海中占有"独一无二"的一席之地。简而言之，就是你这所医院究竟要给公众一个怎样的总体印象，公众一想到你这所医院，头脑中反映出来的是你哪方面的优势、风格或特征。比如一些综合性医院将自己的形象定位于自己最出名的优势专科：北京同仁医院的眼科，积水潭医院的烧伤科，天坛医院的脑外科，上海九院的整形外科等；又如一些医院利用优质的服务来进行定位：中日友好医院的服务形象定位于"国际化、人性化、亲情化"，上海瑞金医院推出了"以优质的医疗使病人放心、以一流的服务使病人称心、以优美的环境使病人舒心"的人性化服务；再如部分医院通过价格优势来取胜：新疆济困医院、北京上地医院致力于将自己打造为"平价医院""惠民医院"，而中美合资北京和睦家医院则把自己定位为"高端人群健康服务的提供者"，等等。

二、医院形象定位的方法

科学的定位首先要搞清我是谁？我现在在哪儿？医院的决策者实施形象战略时应清楚地了解自己医院所处的位置、环境；了解自己可利用的全部资源，包括物力资源和人力资源；了解自己的优势何在？不足有哪些？竞争对手是谁？通过深入的市场调查；掌握丰富的市场信息，比较分析，扬长避短，审慎地选择、确定自己的目标形象。

医院形象定位的方法很多，这里主要介绍以下几种

1. 个性张扬的定位方法

个性张扬的定位方法主要指充分表现医院独特的信仰、精神、目标与价值观等。它不易被人模仿，是自我个性的具体表现。这既是医院形象区别于其他医院的根本点，又是公众认知的辨识点。因此，医院形象定位时一定要注意把这种具有个性特征的医院哲学思想表现出来。

如重庆西南医院"西南领先、国内一流、国际知名"的形象定位，提出西南医院"满意超出病人期望"的服务理念和"把爱心献给病人，把方便让给病人，把温馨送给病人"的服务承诺，充分体现了医院"以人为本"的医院文化，实现"人本化、人性化、人文化"的服务。

如北京和睦家医院把自己定位为"高端人群健康服务的提供者"，核心特色就是"家庭式的全科服务模式（Primary Care Model）"，能够"全面地、舒服地、快捷地、隐私地、干净地关心他的身体和心灵，乃至生活方式"。和睦家医院吸引患者前来就诊的，不仅是高超的医术和设备，而是最体贴、最完善的患者护理哲学理念及服务意识。北京和睦家医院最著名的科室——产科病房，更是体贴到家，每个病房都是家庭式设计，产妇从入院、待产到正常地生产，都在这一间病房里、在家人的陪伴下进行。病房里所有的治疗器械以及婴儿床都是可以移动的，医疗仪器则隐藏在木制的家具里。当妈妈想休息的时候，婴儿可以推到专门的婴儿房间，由专业的护士护理。每个婴儿出生后，妈妈会收到医院送来的鲜花，宝宝出生的消息会出现在产科的公告板上。公共信息栏里还可以看到张贴得满满的全家福的照片，上面荡漾着一张张不同肤色、不同年龄的笑脸。实际上，和睦家医院的宣传点非常容易理解。在中国，或许愿意花 1 000 元看一次感冒的人不多，但花 6 万元生一个孩子的大有人在。中国人经常能在报纸的娱乐版面看到，某某明星宝宝诞生于和睦家医院，这也令医院更添了一层光环。

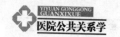

医院形象定位必须是医院所具有的个性，不宜夸张，也不宜捏造，否则一定会被公众所遗弃。定位必须以过硬的技术及服务作为基础。如果一家技术、服务平平的医院，也提出高档豪华的形象定位，其结果只能事与愿违。医院形象定位不是空泛的，也不是随心所欲的，而是实实在在需要以自身品质、价值方式作为其保障和基础的。

2. 优势表现的定位方法

在这个"好酒也怕巷子深"的年代，医院要想在激烈的市场竞争中立于不败之地，除了利用个性的张扬之外，还必须重视医院优势的凸显，尤其是相对具有技术优势和实力的医院，要使用这种优势表现的定位方法。公众对医院形象的认识实质上是对其优势的个性形象的认识。医院给予公众这种优势性形象的定位，才能赢得公众的好感与信赖。因为公众都会不同程度地得益于这种形象定位，当然，医院也同样因这种定位而获得更高的经济效益与社会效益。

优势表现的定位方法追求医院在某一方面给人留下第一的印象，比如最豪华、最低价、规模最大、服务最便捷、某专科方面最好等。

如温州某医院，提出"创一流品牌，铸精品男科，坚持走专业化道路"的理念，全力打造"男性健康港湾"。形象定位中着力表现自己专业男科医院的优势。

如某妇产医院具有一流的人工生殖技术，就在广告词中使用了：走进××生殖中心，就会给你带来好运（孕），出现生机。

某微创医院：体验业界领先的微创技术，健康尽显毫米艺术之间。

3. 公众引导的定位方法

前面两种定位方法是从自身优势出发，直接征服公众，获得认可。一般医院没有这么强的实力和优势则可以用公众引导的方法来定位。

公众引导的定位方法指医院通过对公众采取感性引导、理性引导或感性与理性相结合引导的方式来树立医院形象的定位方法。

感性引导定位法主要是指医院对其公众采取情感性的引导方法，向公众诉之以情，以求公众能够和医院在情感上产生共鸣，进而获得认可。如上海瑞金医院推出了"以优质的医疗使病人放心、以一流的服务使病人称心、以优美的环境使病人舒心"的"三心工程"，以温馨、便捷、优质、高效的服务赢得了社会和病患的信任。某县人民医院的"爱心仁术，来自博爱，人民医院为人民"，则以打动人心的感情形象植根于公众心目中。

理性引导定位法主要指对公众采取理性说服方式，用客观、真实的医院优点或长处，让公众自我作出判断进而获得认可。比如某医院"星级服务，平价收费，为您健康保驾护航"；"优美的就医环境，专业的医疗水平，平价的医疗收费，人性的健康服务。"表现出医院对公众的真诚、坦率，这种理性的引导公众的定位更有利于培养起公众对医院的信任。

感性与理性相结合的引导定位综合了感性与理性的双重优势，"情"与"理"相结合，在对公众"晓之以理""动之以情"的过程中获得认可。如某医院的宣传口号为："爱心由我奉献，疗效请你验证！"这种既表现出医院的价值观又带有人情味的形象定位，能适应不同公众心理的多方面需求，更能赢得公众的青睐。

由此可见，在当今产品、宣传都先进的时代，组织形象要得到公众的认可，首先就必须进行准确的定位。

4. 形象层次的定位方法

形象层次定位法是根据医院表层形象、深层形象来进行定位。

表层形象定位是指构成医院形象外部直观部分的定位，比如医院建筑、医疗设备、就医环境、院徽、医护人员制服、病员服、医院名称、色彩、医疗服务项目等直接定位。例如：芜湖海螺总医院致力于营造庭院式医院。

深层形象定位主要是根据有医院内部的信仰、精神、价值观等医院哲学的本质来进行定位的。例如北京协和医院将"严谨、求精、勤奋、奉献"作为协和精神，即为深层形象定位。

5. 对象分类的定位方法

对象分类定位方式主要是内部形象定位和外部形象定位。

内部形象定位主要指管理人员、医技人员以及全体员工的管理水平、管理风格的定位。如泸州医学院附属中医院的管理理念"以德聚人，以文化人"。凸显医院管理者以高尚的人品和模范行为感召、凝聚、团结、带动广大员工而不是行政命令，以优秀的医院文化引导、熏陶、规范、培育人，以取得潜移默化之效，体现了医院以人为本的文化管理形象。

外部形象定位是指医院外部的经营决策、经营战略策略、经营方式与方法等方面的特点与风格的定位。例如某妇产科医院的"致力于维护妇女儿童的身心健康"；某人民医院的"济世百姓，责任千年，健康万家"，等等，都是属于外部形象定位的方式。

【案例分析】 和睦家医院的成功经营模式

1997 年成立的北京和睦家医院是第一家中美合资医院。作为具有国际水平的医疗机构，北京和睦家医院把优质服务、高品质医疗和高度安全视作运营的根本。

和睦家医院的成功经验主要在以下几个方面：

1. 瞄准差异化高端市场，开辟无竞争蓝海领域

国内的大医院，它们的使命就是追求最尖端的技术，精力集中在疾病的研究上，从器官水平到分子水平甚至 DNA 水平，这是其核心竞争力——围绕医学自然属性拓展竞争力。这从国内医院的科室设置上就能看出来，中国的医院一向是按疾病划分的，呼吸科、消化科、心脏中心、移植中心，等等，但这一模式也容易导致对人的人文属性、社会属性需求的漠视。

和睦家把自己定位为高端人群健康服务的提供者。北京和睦家医院最早的市场定位就是当时住在北京的不到 10 万的外籍人士，这些人追求高水平的医疗服务，同时他们有海外的医疗保险，因此，这样一个新的模式的医疗机构满足了他们的消费需求。和睦家的收费、服务模式都是围绕它的客户群来定位的，他们大都是在中国居住的外国人或从国外回来的海归，这些人在海外购买了医疗保险，他们在中国的医疗费用大部分是由保险公司付费的，因此并不在意价格的高低，而更看重服务。

一家医院正确的战略定位，是它得以良好发展的前提和保证。随着中国经济的发展，和睦家医院的目标客户群定位除外籍人士外还包括医院所在城市及周边地区高收入人群，为其提供全方位、高水准的医疗服务。据统计，北京地区三甲医院一共才 48 家，但北京居民的总人口已经达到 1 382 万，如此密集的人口数量，仅靠 48 家三甲医院无法得到满足，大多居民只能依靠周边乙级医院，甚至社区医院来解决。一旦需要进驻条件较好的三甲医院看病，挂

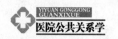

号难、费时费力，且往往由于医生不了解病人全面的身体状况而耽误医治时间。

2. 客户导向，打造全方位完美的品牌美誉度

和睦家的使命则是服务于定位的人群，以人为中心，会设置诸如"女性健康中心""家庭生育中心"这样的科室。其核心特色就是家庭式的全科服务模式（Primary Care Model），因为人们在健康方面更需要一个长期关注与合作的伙伴式医疗顾问，从而能够全面地、舒服地、快捷地、隐私地、干净地关心他的身体和心灵，乃至生活方式。

和睦家的高在于重新阐释以客户为导向的真正涵义：其一，国内首创性与独特性，环境、技术、服务等方面与国际接轨，引入全科医生、患者看病一步到位；其二，个性化与终身化，医院提供家庭医生服务，即由专人负责为家庭成员提供从小到老的全程医疗服务。医院实行的是一年 365 天、一星期 7 天、一天 24 小时的全方位服务。对于全科医生而言，了解患者本身比了解他现在患有什么疾病更重要，他既是医生，又是心理分析专家。在和睦家，医生的问诊时间都在半小时以上，而对于初诊病人则要求是一小时以上。一位医生每天最多看十个病人，可以说和睦家关注的是客人就诊时是否感到轻松、愉快，强调病人拥有绝对的知情权、选择权、服务权、保密权及享用权。

3. 注重人力资源，是医院成功的关键

为满足不同文化人士的需要，和睦家医院组建了一支国际化的医疗队伍。医生们来自美国、中国、英国、德国、法国等十多个国家和地区；和睦家选择医师的标准不仅有出色的医学教育背景和高超的专业技术，同时还要求他们热忱，富有同情心，对中国多文化工作环境的真正热情。和睦家之所以能够形成品牌的优势是因为这么多年来它始终保持着原汁原味的特色，一直不惜成本地聘请海外医生，其外籍医生所占比例始终保持在一半左右，和睦家的人力资源成本也超过其运营成本的 50%，而国内公立医院的人力成本规定不超过 20%。

此外，和睦家还非常注重对员工的培训。这些培训不仅仅针对医生和护士，新加盟的员工有入职课程，医院长期安排有英语和中文的语言课程以及为医院的高层管理者开设的关于领导力的课程，据介绍该课程将聘请美国哈佛大学的老师来进行一对一的培训。

4. 细节决定成败

和睦家在管理方面非常注重细节，比如设置温馨的护士站，儿童区的小摆设等。其实，类似的细节在和睦家还能发现很多，而服务的理念恰恰体现在这些细节之中。

和睦家医院所有的病房都设计为无障碍式，没有一个门坎儿，便于轮椅病人的进出。每间病房的门口都有病人的名牌，上面记录着病人的姓名、主治的医生等信息。洁净而温馨的走廊从没有消毒水的味道，两边各有一排扶手，辅助术后病人行走。说起和睦家最著名的科室——产科病房，更是体贴到家，每个病房都是家庭式设计，产妇从入院、待产到正常地生产，都在这一间病房里，在家人的陪伴下进行。

同时，和睦家医院实行会员共享制度，以便于和睦家医院的会员在上海、北京、广州三地都可以无需重复注册而享受相同的服务及福利。

从这些细节可以看出，和睦家医院吸引患者前来就诊的，不仅是高超的医术和设备，而是最体贴、最完善的患者护理哲学理念及服务意识。

（资料节选自全球医院网：www.qqyy.com，2010-02-09）

思考：和睦家医院在形象定位中运用了哪些定位方法？

第四节 医院形象塑造战略（HIS）

随着我国医疗体制改革的深化，医院竞争出现新趋势。医院之间在医疗技术、质量、价格、服务等方面日益趋同化，自身优势越来越容易被模仿，单靠某一方面的优势已很难提升医院竞争力。在这种情况下，医院欲求生存必须从管理、观念、形象等方面进行调整和更新，制订出长远的发展规划和战略，以适应市场环境的变化。因此，重视医院形象设计，打造强势医院品牌形象，增强就医顾客对医院的忠诚度和信任度，就显得尤为重要。

近些年来，我国企业在塑造品牌形象时通常导入了 CIS 战略并取得了巨大成功。经过多年的发展和完善，CIS 战略也不再只是企业的纯商业活动，已经成为企业、事业单位、社会团体、城市甚至各级政府广泛采用的一种形象塑造方式。部分医院管理工作者也开始重视医院形象塑造战略的研究和探讨，并在实践中加以运用。

一、医院形象战略（HIS）的含义与发展

医院形象战略又称医院形象识别系统（Hospital Identity System，HIS），是一种由企业形象识别系统（CIS）发展而来的医院管理方法。

CIS 是 "Corporate Identity System" 的英文缩写，一般译为企业识别系统，或者称为企业形象战略。所谓识别，就是鉴别。从 CIS 战略来理解识别包括三层含义。一是 "统一性"，即指组织上下各分支机构、各部门等传递给内外公众的形象信息都必须一致。就视觉识别而言，如果组织各分支机构的标志不一，就是视觉形象缺乏统一性。"统一性" 还包括组织的行为识别系统和视觉识别系统必须与组织理念保持一致。二是 "独特性"，也就是每个组织的形象信息要区别于其他组织，只有独特才能达到识别的目的。就理念识别而言，每个组织在确定组织理念时，不能千篇一律，而应体现出组织的 "个性"，让广大公众通过这种有个性的组织理念来认识组织。三是 "持续性"，组织形象识别系统一旦确立，必须保持一定的持续性和持久性，才能容易为外部公众所识记和内部公众内化为自己的行为。如果一个组织经常更换自己的名称、理念或标志等形象信息，则很难给公众留下深刻的印象，也使得员工无所适从。

因此，CIS 战略就是企业为了塑造自身的形象，将企业的经营理念、经营行为、视觉形象、听觉形象以及一切可感受的形象实行统一化标准化与规范化的科学管理体系。

现代 CIS 理论的产生，可以追溯到 20 世纪 50 年代。当时美国 IBM 公司产品很多，而销售额只在 1 亿美元左右徘徊。小汤姆斯·华生接替其父担任总裁后采纳公司设计顾问的建议，于 1955 年正式导入 CIS，聘请世界著名设计师保罗·兰德为其设计出一套完整的企业视觉识别系统，以传达统一的 IBM 形象。保罗·兰德为 IBM 公司设计的标志是由几何图形造型的 IBM 三个大写字母并列组合而成，"M" 字母的大小是 "I" 与 "B" 两者大小之和，名称、字样、图形三者合为一。IBM 是公司全称 "International Business Machines Corporation（国际商用机械）" 的缩写。该企业识别系统简洁、明了、流畅、美观，很好地反映了 IBM 的品质感和时代感。

到了 20 世纪 70 年代，IBM 公司深深体会到企业经营哲学的重要，于是在 1976 年提出在企业标志的设计上，要把经营哲学列为首先表现的东西。于是保罗·兰德又为 IBM 设计了条纹标志，其标准字是"前卫、科技、智慧"的代名词，用蓝色作为公司的标准色，以此象征高科技的精密和实力。其蓝色条纹构成的 IBM 字型标志成功地建立起 IBM 高科技的"蓝色巨人"的形象，并在美国计算机行业占据了非常显赫的霸主地位；随着 IBM 公司导入 CIS 的成功，美国的许多公司纷纷仿效，如远东航空公司、美国广播公司、美国石油公司等。而且导入 CIS 的企业纷纷刷新经营绩效，如克莱斯勒公司在 20 世纪 60 年代初一下子把市场占有率提高了 18%，远东航空公司原濒临破产，结果又起死回生。如下图所示：

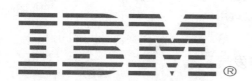

美国 IBM（国际商用机械）公司标志

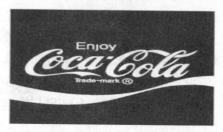

可口可乐公司标志（1970 年）

20 世纪 70 年代成为 CIS 快速发展时期，美国、欧洲、日本都掀起了 CIS 热潮。1970 年，可口可乐公司全面导入 CIS 战略，更新开发统一的视觉识别标志对外传播。由原来的白底、红色圆形轮廓，红色英文手写体和图形，变成了红底和红色方形轮廓，白色英文字品牌手写体和图形，下面又有两条与可口可乐玻璃瓶轮廓相似的白色波状曲线，表现出流动感和韵律感。红底白字、红白相间的波纹，产生了强烈的视觉冲击力，突出了可口可乐"挡不住的感觉"之个性字体。这一改进与统一，使可口可乐名声大振，销售红火，利润倍增。可口可乐的成功震惊了世界各地人士，使 CIS 很快在美国、日本等地迅速发展和普及，在世界上掀起了一股 CIS 热潮。

中国大陆导入 CIS 较晚。1988 年，广东太阳神集团有限公司成为中国第一个导入 CIS 并取得巨大成功的企业。经过十多年的发展，中国的许多著名企业也都导入了 CIS 并获得了巨大成功，如，健力宝、乐百氏、金利来、联想、美的、海尔、三九集团等企业先后加入导入 CIS 战略的行列，在中国大陆掀起了导入 CIS 的热潮。如下图所示：

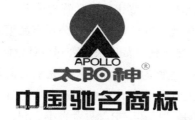

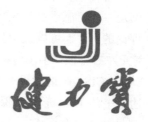

在国际上 20 世纪 70、80 年代开始就有医院实施与导入 CIS，我国医院完整的 CIS 战略的导入是上个世纪末才开始出现，到现在逐渐为各大医院所推崇，成为塑造医院形象的一种重要途径。如下图所示：

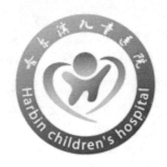 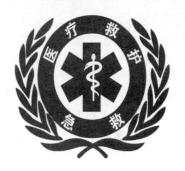

医院形象识别系统指医院在实施管理战略时，有意识地将自身的医技质量和服务质量等各种特征通过医院理念、行为、视觉、听觉、环境等要素向社会大众传播和展示，形成特色化、优质化的医院品牌形象，在提升美誉度的同时，有效进行医院内部凝聚力和向心力的建设。

医院形象识别系统主要包括三大基本要素：（1）理念识别系统（Mind Identity System，MIS），是医院形象识别系统的核心指导思想，所谓"企业的灵魂"，由医院的核心价值观、发展愿景、经营理念等组成，反映了一家医院的精神追求、行业定位和形象定位等；（2）行为识别系统（Behavior Identity System，BIS），是理念识别的具体动态实施过程，所谓"企业的手"，是通过医院及全体员工的各种行为来传递医院理念从而建立医院形象；（3）视觉识别系统（Visual Identity System，VIS），所谓"企业的脸"，是将医院抽象的理念识别系统转化为统一、具体、可见的图形或符号，帮助医院形成有别于其他医院的形象定位。

以上三者构成一个完整的体系，其中 MIS 属于"知"的范畴，是医院员工对医院内在精神品质的认识，是医院的精神资产；BIS 属于"行"的范畴，是全体医护人员在行为中对医院核心理念的贯彻，直接显示 MIS 的内涵；VIS 属于"形"的范畴，是医院留给人的视觉形象，将医院精神内涵的差异性充分表现出来。三者相互联系、相互促进、不可分割，他们功能各异、相互配合、缺一不可，三者共同塑造医院的形象，推动医院发展。

除此之外，有四要素说和五要素说，加上听觉识别系统或环境识别系统，现有学者又加上了一个情感识别系统。总而言之，识别系统的最终目的是通过传播使公众能从众多医院中将自己识别出来，认同自己，选择自己。

二、医院形象塑造的行业特点

医院形象塑造中导入 CIS 战略，与一般生产经营企业相比，在设计策划时既有共同之处，也有其自身的行业特点。医院作为公共服务行业，肩负着治病防治、保障人民健康的神圣责任，虽然也具有生产性、经营性的特点，但公益性是其本质特征。公立医院是社会主义卫生事业单位，不能以盈利为主要目的，即便是属于营利性医院，亦必须贯彻救死扶伤、人道主义精神。

1. 公众性

相对于其他公众行业，医院关系着人本身，关系着人的生命健康。人的生命是高于一切的，所以公众对其关注程度更高，其公众性更强。

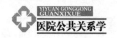
医院公共关系学

2. 关爱性

救死扶伤、治病救人是医院的天职。医院的公益性决定它必须坚持社会效益为首位，提高为病人服务的水平与效果，在防病治病中，坚持以人为本，更多地尊重、关怀病患。

3. 亲和性

某种程度上说，患者到医院是为了寻求帮助，医院的亲和力对病人来说是十分重要的，特别是在医学模式转变的今天，人性化的服务是对医院的基本要求。

4. 可信性

医院在公众心目中的可信程度是决定患者是否到医院就诊的一个前提条件。所以，医院要想有长足的发展，诚信的形象十分重要，要给患者有信任感。

5. 服务性

医院属于高接触度的服务行业，具有服务行业的一切特点，服务就是医院的产品。

三、医院形象识别系统的内容

（一）医院理念识别系统（Hospital Mind Identity System）

理念，顾名思义是组织经营管理的观念，是组织整体的价值观和运行指导思想，是组织精神与文化的核心，是组织发展的原动力。医院理念是医院自创立以后，在为广大群众提供医疗服务的过程中，逐步形成的为全院职工所共享的文化观念、价值取向、生活信念和发展目标等，其核心是医院精神。

理念识别系统（MIS）是医院形象识别系统的核心，也是医院形象的灵魂。医院理念识别系统是指得到社会公众普遍认同的、体现医院自身个性特征的、促使并保持医院正常运作以及长期发展而构建的、反映医院经营管理意识的价值体系。它包括医院院训、医院使命、医院宗旨、医院愿景（目标）、医院精神、医院经营理念、医院管理理念、员工职业理念等。对外它是医院识别的尺度，对内是医院内在的凝聚力。医院的理念识别系统是医院的基本精神所在，是医院文化在意识形态领域的再现，是医院形象识别系统的原动力和核心，是行为、视觉等其他识别系统的基础。

医院 MIS 策划，是医院经营宗旨、方针和医院精神与价值观的提升，目的是增强医院理念的识别力和认同力。因而在设计的过程中，不能随意从事，而应从医院形象策划的整体要求出发，遵循一定的基本原则。

1. 理念识别系统设计原则

（1）个性化原则。是指医院理念策划应展示医院的独特风格和鲜明个性，从而体现本医院与其他医院的理念差别的策划原则。医院理念系统是医院的灵魂，是医院的精神支柱，是医院个性的集中表现，是医院精神的凝练和提升。然而缺乏个性的理念策划和表述，往往因不能体现医院的个性而流于形式。目前，我国很多医院还在沿用计划经济条件下提出的"团结、奉献、求实、创新"等众口一词的政治口号式的精神标语来作为医院理念，令人很难想象和判断出该医院的个性和价值观念所在。就连素有"北协和，南湘雅"之称的全国顶级医院，尽管他们已有百年的历史，我们所看到的仍是比较雷同的套话。湘雅医院精神是："严谨、求实、团结、进取"；协和医院的医院精神是："严谨、求精、勤奋、奉献"。由于没有自己的特色，用的都是空洞的精神象征，放之四海而皆准，并且缺乏具体的表述。这种理念设定方式，几乎普遍运用于每一个行业和大多数医院，体现不出医院的行为特点和个性特点，因而难以提升医院的识别度。

（2）民族化原则。要求在进行医院理念系统的设计时，必须充分考虑到民族精神、民族习惯、民族特点，体现民族形象。无论是医院的经营宗旨、经营方针或价值观，都应当体现本民族的精神追求、价值取向、道德标准，从而不仅在民族文化范围内产生普遍认同，而且也在世界范围内弘扬医院的民族文化个性。因为只有民族性的，才能真正成为世界性的。作为中医药文化重要组成部分的传统医德，无疑是中国传统文化中最为宝贵的精神财富之一，如中国传统医学伦理中"济世救人""医乃仁术""大医精诚"的职业精神；崇尚"生命至重，唯人最尊"的职业信念；对待病患"普同一等""一心赴救""易地而观"的职业态度；恪守"贵义贱利，自正己德"的职业操守等，都是医院理念设计不可脱离的民族文化土壤。

（3）多样化原则。理念系统的设计要求理念表达的方式要多样化。只有多样化才能反映个性化，才能体现民族思维的形象创造力。所谓多样化就是在语言结构、表达方式设计上，以及围绕理念传达、理念宣传的活动设计上都要力求丰富多彩，可以采用标语、口号、广告、院歌、手册等形式，各种形式都要富于思辨色彩，不能淡而无味；活动要注意寓"理"于乐，讲求形式多样化原则，目的在于使理念系统真正民族化、个性化，真正成为医院的灵魂，发挥统帅医院作为的功用。

（4）简洁化原则。就是医院理念策划应遵循简洁明了和高度概括的原则，既要有哲学家的思维高度，又要用老百姓都能懂的语言来表述。医院理念只有简洁明了，富有识别力，才能让公众易于识别、乐于接受，让员工铭记在心；有利于行，从而对医院的经营与发展起到重要的精神支柱和战略导向作用。因此，在语言概括时，要做到言简意赅、易读、易记、朗朗上口，有感染力。

2. 医院理念识别系统主要构成要素

（1）医院院训。院训是医院的核心价值观，是医院历史、文化的积淀，反映医院的独特气质和整体价值追求，是医院宗旨、精神、经营理念的高度提炼，蕴含医院职工的道德理想、医疗人格和历史责任，是全体员工共同遵守的思想行为规范。院训内容要求简洁明快，立意高远，内涵丰富，富有感染力，具有医院的个性特征，能够作为鼓舞全院职工的精神动力和行动指南。一般由2~4个词组构成，易懂易记，朗朗上口，力戒口号式。

如娄底市中心医院的院训"修身至善，厚学济生"，就是要求全体医护人员医德高尚、善待病人、医术精湛、救死扶伤。它涵盖了品德修养、医学精神和时代特点，符合医院的办院宗旨，既能打造和提升医院形象魅力，又能凝聚人心，催人奋进。又如北京积水潭医院院训"精诚、精艺、精心"，江西医学院第一附属医院院训"德高术精，福泽人民"，长春中医药大学附属医院院训"大医德广，博施济众"。

（2）医院愿景。医院愿景是医院未来希望创造的景象，是医院的发展目标、发展方向，未来要建成什么规模、层次和标准，是医院与干部职工共同的目标理想。只有设定了良好的医院愿景，医院才能产生良好的理念识别，才能成为医院革新的指标。医院愿景作为医院未

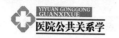

来发展的目标，设计不能好高骛远，要结合医院的实际情况，切实可行。

如上海瑞金医院愿景"数字化医院、人性化服务、科教创新、生态院容"，自贡第四人民医院愿景"建成政府放心、社会满意、病人信赖、员工热爱的区域性医疗中心"，浙江大学医学院附属邵逸夫医院愿景"做精做强，成为一所国际一流的、面向长三角的国际化医院"，南京军区南京总医院愿景"军内领先、国内一流、国际知名的现代化医院"。

（3）医院使命。医院使命是指医院生存发展的社会价值，是医院在人类进步和社会、经济发展中应承担的崇高责任和义务。医院为了自身的生存和发展，必然要实现一定的经济效益为目的，但医院作为一个社会事业单位，它又必须担负社会赋予它的救死扶伤、防病治病的神圣职责。只有明确自身的价值和社会责任，对社会和人们做出应有的贡献，医院本身才能得到生存和发展。因此医院使命的设计要体现医院救死扶伤的社会职责并具有医院的个性化特征。

如爱尔眼科医院使命是"致力于眼健康事业，提升人类视觉质量"，复旦大学附属儿科医院使命是"建树医学典范、呵护儿童健康"，某中医院使命是"精贯中西，佑护生命"，某妇产医院使命是"关爱女性健康，滋养女性魅力"等。

（4）医院精神。医院精神是医院理念系统的核心，是随着医院的发展而逐步形成并固定下来的，是对医院现有观念意识、传统习惯、行为方式中积极因素的总结、提炼和升华，并成为全体职工的精神支柱和活力源泉。医院精神涵盖了广大职工的责任感、使命感、归属感、群体感、荣誉感与自豪感，是引导和凝聚全体职工共同奋斗的一面旗帜。因此，设计医院精神，首先要尊重广大员工在实践中迸发出来的积极的精神状态，要恪守医院的共同价值观和最高目标，同时要体现时代精神，体现时代对医护人员精神面貌的总体要求。

不同医院因规模、属性、发展历程、人员结构以及面对的病源不同，医院精神应有自己鲜明的个性特点。提炼医院精神要着眼于本院的业务特色、人文环境，这是医院的灵魂和本质所在，是立院之本。如同仁医院从百年院史文化的积淀中概括出"精诚勤和"的同仁精神；北京儿童医院的"公、慈、勤、和"，北京宣武医院的"减、勤、严、精"，北京友谊医院的"救死扶伤、精益求精、团结协作、勤奋向上"，等等，均体现了他们有别于其他医院的鲜明特点。

（5）医院经营理念。医院经营理念是医院根据何种思想、观念进行经营，是医院对外经营活动中所奉行的价值标准和指导原则。是医院对外界的宣言，表明医院觉悟到如何去做，涵盖了医患关系理念、服务理念、质量理念、营销理念、品牌理念、竞争理念，等等。经营理念是医院人格化的基础、医院文化的灵魂和神经中枢，是医院进行总体设计、总体信息选择的综合方法，是医院一切行为的逻辑起点。如中山大学附属第一医院的经营理念是"以患者为中心、以专业塑品牌"，自贡市第四人民医院经营理念是"用技术壮大声威，用品质拓展市场"，新加坡中央医院服务理念是"患者永远是第一"，南昌仁爱女子医院服务理念是"亲情人性化服务，全程导诊个性化服务"，等等。它们都是各医院在经营服务中逐渐形成，并具有经营性、实用性的特征。

3. 医院理念的应用形式

医院理念通常用口号、标语、广告、院歌、座右铭、条例、条文、手册等形式来表达。

（1）条例：把反映医院理念的行为准则以条例的形式加以表现，制定成文件公布。

（2）标语：把医院理念用箴言、警句加以表达为载体，广泛张贴，以达到宣传的目的。

（3）歌曲：用歌词来反映医院理念，配上乐曲来感染、激发人的心智。

（4）广告：宣传医院理念的广告，有形象化的宣传，却没有明确的经济指向，容易获得社会公众的信任。

总之，医院理念的实用范畴和表现形式不仅仅局限于以上所述这些。重要的是医院在导入 CIS 的过程中要善于创造出符合医院实际、有个性特点的医院理念识别语汇，使医院理念更好更快地在内外公众中传播。

【案 例】 医院理念识别系统

杭州市萧山区第一人民医院

医院使命：本着爱心和奉献精神，群策群力，提供以病人为中心的高质量的医疗保健服务，促进人类健康。

核心价值观：诚实、同情、专业、尊重与社会责任。

医院愿景：成为本地区最好的医院、现代化的学习型医院、杭州江南的医学中心，让人民生活更健康。

医院宗旨：救死扶伤，立院为民。

医院精神：锐意开拓，敢创一流。

医院院训：仁爱、敬业、凝聚、创新。

医院服务理念：倡导人医关怀，创造满意服务。

医院口号：人民医院，我们自己的医院，七十六年为人民服务的历史凝铸成的萧医品牌。

泸州医学院附属中医院

院训：德业并修，精诚致远。

愿景：省内一流，国内知名中医、中西医结合特色的现代化医院。

使命：仁和精诚，佑护生命。

管理理念：以德聚人，以文化人

服务理念：千方百计，臻于至善。

湖南中医药大学第一附属医院

医院宗旨：传承国医精粹，服务大众健康。

院训：继承创新，术精德仁。

医院愿景：中医特色鲜明，文化底蕴深厚，名医名科荟萃，综合实力领先。

办院方针：中医为本，人道为宗，特色惟尚，中西相融。

服务理念：精诚仁爱，济世奉献。

人才理念：尊重知识，人尽其才。

员工的集体理念：爱院敬业，团结友善。

医院的员工理念：尊重体贴，至亲关爱。

（资料来源：杭州市萧山区第一人民医院 http://www.xshospital.com/info/list-001003、泸州医学院附属中医院 http://www.lzmctcm.com/Article/ShowArticle.asp?ArticleID=348、湖南中医药大学第一附属医院 http://www.hnzyfy.com/page/linian/index.php）

思考：上述医院在设计理念系统时遵循了哪些原则？

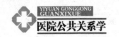

（二）医院行为识别系统（Hospital Behavior Identity System）

行为识别系统（BIS）是理念识别系统（MIS）的外化和表现。如果说 MIS 是企业的"想法"，那么 BIS 则是企业的"做法"。医院行为识别系统是指在医院理念的指导下，逐渐培养起来的、全体员工自觉遵守的行为方式和工作方法。医院行为识别的目的在于通过医院内部的制度、管理与教育训练，使员工行为规范化；医院在处理对内、对外关系的活动中，体现出一定的准则和规范，并以实实在在的行动体现出医院的理念精神和经营价值观，从而建立良好的社会公众形象展示医院的魅力。

医院行为识别涵盖了医院的经营管理、业务活动的所有领域。可以分为医院内部行为识别和外部行为识别两个方面。

对内包括：发展战略、规章制度（员工岗位行为等）、管理方式（组织机构组建、领导决策行为，员工选聘、考评、激励行为等）、员工培训教育（业务技术、职业道德、行为规范、敬业精神、医疗服务标准等）、研究发展（新项目、新疗法、新技术的开发研究运用）、福利制度、危机对策、协调沟通行为等。

对外包括：医院营销活动（市场调研，新项目、特色项目的介绍，营销对策等）、资金对策、大型公益性的社会活动、社会文化性活动等。

1. 行为识别系统设计原则

（1）情感表达的原则。人类的特征之一就是有情感，沟通、理解也都基于人类共有的情感。直接为人服务的医院要想在社会上塑造自己的形象，就必须把感情因素摆放在首要地位来考虑。凡到医院就医的患者，大多有着一定的痛苦，医院不仅仅是看"病"，更是面对着一个活生生的病人，因此，在与病人的接触中一定要注重真诚的情感表达，做好这一点会给医院带来意想不到的效果。

（2）爱心奉献的原则。医疗卫生事业是一项"爱心"事业，医院的行为要体现真心真意，真正站在患者的角度，急患者所急，想患者所想，在社会上建立起美好的医院形象。

（3）突出医院社会责任感的原则。医疗卫生行业是涉及千家万户的欢乐与悲伤的行业，对人民的健康有着不可推卸的责任，医院只有树立强烈的社会责任感，医院行为才能得到社会的认可和理解。

2. 医院行为识别系统主要构成要素

（1）战略规划：战略规划是塑造医院形象的第一步，战略规划包括的内容有经营策略、价格、营销手段等。战略规划首先是要进行市场调查，以求得与医疗需求的一致性，即医院根据就医顾客的需求进行技术项目的开发设计，并且利用服务策略加深就医顾客对医院的印象。

（2）管理模式：医院管理模式就是医院管理的运作方式和所采取的样式。医院管理模式的选择主要受医院任务目标、医院内外环境、技术和医院本身的特性影响。大的综合性医院与小医院的组织结构有差异，综合医院和专科医院的结构也有差异。但随着医学科学的发展和改革的深化，以及广大人民群众对医疗服务需求的变化和医疗市场竞争的激烈，医院的管理模式也将会发生很大的变化，比如董事会领导下的院长负责制，医院出现经营总经理等。

（3）规章制度：医院的各项规章制度，是医院根据自己的管理模式和实际情况，依照有关卫生法规而制定的各种管理规定，涉及与医疗活动有关的各个方面。由于医疗服务工作具有很强的科学性和严密性，因此，对医疗服务的各个流程和参与医疗活动的每一个人都必须有明确的制度，以使每一个工作人员尽职尽责，共同完成医疗任务。

（4）员工培训教育：医院员工来自不同的社会阶层，学识修养、脾气秉性各不相同。员工培训教育的目的是使其行为规范化，符合行业行为系统的整体要求。如果医院理念只以条文化的形式出现，那么医院的员工就不会把它放在心上，也就无法渗入组织内，成为医院成员共同的价值观而表现在行为中。因此，必须开展多种形式的教育培训，让全体员工知道医院开展形象策划的目的、意义和背景，了解甚至参与医院形象系统的设计，熟悉并认同医院的理念，清楚地认识到医院内每一位员工都是医院形象的塑造者。通过教育培训，使员工从知识的接受到情感的内化，最终落实到行为的贯彻。

（5）员工行为规范化：医院形象的评价相当部分是来源于病患及家属对医院直接接触的感受。疾病患者及家属对医院发出的各种信息中，医护人员在技术、态度、医德等方面行为举止的规范化成为其最关注的内容。一个医院要在经营活动中步调一致、令行禁止，必须要有一定的准则规范。它包括的内容有职业道德、仪容仪表、服务规范、操作规程等。

（6）服务活动：服务是直接与社会公众打交道，优良的服务最能博得消费者的好感。服务活动对塑造医院形象的效果如何，取决于服务活动的目的性、独特性和技巧性。服务必须以诚信为本，来不得半点虚伪，它必须言必信、行必果，给就医顾客带来实实在在的利益。

（7）公关活动：公关活动是医院行为系统的主要内容。因为任何一个医院都不是一个孤立的客观存在，而是一个由各种社会关系包围着的社会存在。通过公关活动可以提高医院的信誉度、知名度，通过公关活动可以消除公众的误解，免除不良影响，取得公众的理解和支持。公关活动主要有专题活动，公益性、文化性活动，展示活动，新闻发布会等。

3. 医院行为识别系统设计的表现形式

医院行为识别系统通常通过医院的发展战略、规章制度、劳动纪律、工作守则、行为规范、操作规程、考勤制度、福利制度、培训教育制度以及其他各种管理制度、实施细则等来表现。

【案例赏析】 温州医学院附属第一医院工作人员医德行为规范

卫生部医务人员医德规范：

1. 救死扶伤，实行社会主义的人道主义。时刻为病人着想，千方百计为病人解除病痛。

2. 尊重病人的人格与权利，对待病人，不分民族、性别、职业、地位、财产状况，都应一视同仁。

3. 文明礼貌服务。举止端庄，语言文明，态度和蔼，同情、关心和体贴病人。

4. 廉洁奉公，自觉遵纪守法，不以医谋私。

5. 为病人保守医密，实行保护性医疗，不泄露病人隐私与秘密。

6. 互学互尊、团结协作，正确处理同行同事间的关系。

7. 严谨求学，奋发进取，钻研医术，精益求精。不断更新知识，提高技术水平。

医院工作人员医德规范：

1. 坚持以病人为中心，实行社会主义的人道主义，千方百计为病人解除病痛，待病人如亲人，关心、体贴、爱护病人。

2. 文明行医，礼貌待人，作风严谨，仪表端庄，语言文明，衣帽整洁，佩带服务胸牌。

3. 尊重病人权利，对病人一视同仁，精心治疗，恪尽职守。

4. 廉洁奉公，遵纪守法，不以权谋私，不收受索要"红包"及各种回扣、好处费，坚持合理检查、合理用药、合理收费，自觉抵制各种不正之风。

5. 服从领导，爱医院、爱集体，同事之间搞好团结协作，互尊互助。

6. 严格执行各项规章制度，刻苦钻研业务技术，对技术精益求精，不断更新知识，提高医疗技术水平。

7. 在医、教、研活动中以身作则，为人师表。

领导干部行为规范：

1. 坚持全心全意为病人服务的宗旨，坚持社会主义办院方向，坚持两个文明一起抓。

2. 严谨求实，不断学习，提高管理水平。

3. 廉洁奉公，遵纪守法，以身作则，自觉抵制不正之风，不以权谋私，不搞特殊化。

4. 勤政高效，尽职尽责，敢抓敢管，勇于改革，不断创新。

5. 发扬民主，集体领导，分工合作，任人唯贤，广泛团结同志，善于听取不同意见。

6. 胸怀宽广，谦虚谨慎，工作深入，作风正派，坚持原则，办事公道。

行政人员行为规范：

1. 认真学习党的路线、方针、政策，努力钻研业务. 不断提 高管理水平。

2. 坚持全心全意为病人服务的宗旨，认真履行岗位职责，团结协作，不互相推委。

3. 廉洁奉公，以身作则，遵纪守法，不以权谋私，不搞吃、拿、卡、要，公务活动中不接受钱物。

4. 作风严谨踏实、勤业高效，坚持原则，办事公正，尽职尽责。

5. 谦虚谨慎，语言文明，态度和蔼，增强服务意识，虚心听取群众意见，深入第一线，为科室解决实际问题。

医师、医技人员行为规范：

1. 实行救死扶伤的社会主义人道主义，全心全意为病人服务。

2. 严格遵守医疗规章制度，认真执行操作常规，保障医疗安全，防范医疗缺陷。

3. 对技术精益求精，以高度的责任感和同情心精心治疗病员。

4. 严格执行保护性医疗措施，不泄露病人隐私和秘密。

5. 廉洁奉公，遵纪守法，不收受索要"红包"、合理检查，合理用药，维护病人的权益。

6. 言行文明、仪表端庄，佩戴胸牌，态度和蔼，尊重病人。

7. 敬业爱院，积极投身医、教、研工作。

护理人员行为规范：

1. 发扬救死扶伤的社会主义人道主义，热爱护理专业，全心全意为病人服务。

2. 忠诚维护病人利益，以高度的责任心、同情心千方百计为病人解除病痛。

3. 严格执行岗位责任制，认真执行各项规章制度、操作规程和护理常规。

4. 努力学习，钻研业务，勇于探索，为病人提供高水平的服务。

5. 尊重病人的人格和权利，保守病人隐私和秘密，不得损害病人利益为自己牟私利，不得收受索要"红包"、好处费、礼物。

6. 工作时着装整洁，佩戴胸牌，不穿响底鞋，不化浓妆，不戴戒指，语言文明，态度和蔼，动作轻稳。

7. 保持心理健康不带情绪上岗，保障医疗安全，工作中互相团结，互相配合，防范医疗缺陷。

窗口人员行为规范：

1. 树立全心全意为病人服务的观念，把为病人服务作为一切工作的最高宗旨。

2. 遵守纪律，忠于职守，不擅离岗位。

3. 克服困难，主动采取各种措施，方便病人，宁让自己添麻烦，不让病人不方便。

4. 尊重病人的权利和人格，改善服务态度，使用文明语言，耐心解释，不与病人争吵，严禁侮辱病人，刁难病人。

5. 严格执行规章制度、收费标准和操作规程，不漏收、多收、乱收，减少差错，不以权谋私。

6. 对病人一视同仁，不徇私情，不开后门，维护正常医疗秩序。

7. 认真学习，努力提高业务水平，虚心听取各方面意见，接受群众监督。

后勤人员行为规范：

1. 服从领导，顾全大局，当好配角，努力搞好本职工作。

2. 面向临床，为医疗、教学、科研工作服务，为职工和病员生活服务，坚持三下，保证后勤供应。

3. 努力学习本职专业知识，提高管理技能，提高工作质量和效率，加强资金物资管理，开展增收节支，努力实现优质、高效、低耗。

4. 廉洁奉公，遵纪守法，不徇私情，不谋私利，自觉抵制不正之风。

5. 作风正派，礼貌待人，语言文明，服务周到，尽职尽责。

6. 关心集体，敬业爱院，遵守劳动纪律，团结同志，互助协作。

（以上资料来自互联网）

思考：请你谈谈医院构建行为识别系统的重要意义？

（三）医院视觉识别系统（Hospital Visual Identity System）

据心理学研究表明，一个人在接受外界信息的时候，视觉接受的信息占全部信息量的83%，"百闻不如一见"是普遍的心理定势。这种情况决定了医院要做的不仅仅是"善其身心"，还要珍惜与每一位潜在就医顾客每一次"目光捕捉"的机会，使公众对自己"过目难忘"。而医院视觉识别系统（VIS）往往决定了医院与公众之间"第一印象"的效果。因此医院 VIS 是医院联系公众最为密切的细节，是医院对外传播的"脸"，是企业导入 CIS 战略的先导。

视觉识别系统（VIS）是医院形象识别系统的静态识别形式，是将医院理念、价值观等通过静态的、具体化的、视觉化的传播系统，有组织、有计划和正确、准确、快捷地传达出去，并贯穿医院的经营行为之中，使医院的精神、思想、经营方针、经营策略等主体性的内容，通过视觉表达的方式得以外显化，使社会公众能一目了然地掌握医院的信息，产生认同感，进而达到医院识别的目的。

医院视觉形象，必须通过一定的视觉样式，把医院的理念等抽象概念形象化，运用图形、色彩等视觉语言，通过有效的媒体传达出来为人们所感知。这就要求医院在进行视觉形象策划时，应遵循以下几方面的原则：

1. 视觉识别系统设计原则

（1）充分表达医院理念原则。视觉识别系统设计要以传达医院理念为核心原则。医院视觉识别系统的设计是传达医院理念、医院精神的载体。在设计的过程中要认识到它不仅是医院的表面性标志，更主要的是它传达一种精神和内核，而且这种标志必须表现出医院独特的个性。

（2）人性化原则。医疗服务必须体现人文关怀，使人感受到关心和尊重，并产生亲切感和信赖感。因此，医院视觉形象设计必须要满足人的心理情感，以情动人。有"亲切感"的形象常是最足以影响业绩的要素。根据调查，那些"具有亲切感"的标志多半拥有具体、单纯、明快的特质。一般人对于常见的事物，自然会产生亲切感。

（3）民族性原则。不同民族的文化均有自己的特点，在语言、文字、审美、色彩、图形等方面，各个民族均有它的偏爱和厌恶，因此在医院视觉形象设计上必须传达民族的个性，不符合民族习惯的视觉形象设计必然是失败的。

（4）简洁抽象原则。复杂的设计，也许能更好体现医院理念和实态，仅对于就医顾客和公众来说，他们每天接受的视觉信息有几千条，对其中许多都没有接受，少数只是一晃而过，人们根本没有时间，实际上也不愿意去思考、理解那些复杂的设计。因此，在视觉信息泛滥的今天，医院视觉形象设计必须简洁明了，一目了然，一看就懂。当然"简洁"不是"简单"，不是"缺乏吸引力"。

（5）个性化原则。医院视觉形象设计如果与别人相同，没有特点，就难以达到目的。因此设计必须要有个性，突出个性化。

2. 医院视觉识别系统基本构成要素设计

（1）医院名称设计。

医院名称的开发设计是指为医院设计一个能体现医院理念和特色的名称。目前我国许多医院名称为××市第一人民医院，第二人民医院，这种名称带有明显的计划经济痕迹，如果不是对医院熟悉，很难判断两所医院各自的特色，不利于医院品牌形象的建立。某些企业医院已经推向了社会，依然使用"某某职工医院"的名称，针对性又过强，对企业以外的群众难以产生亲切感。事实上，好的医院名称不仅有利于医院形象的塑造，而且可以给医院带来超值的利润。如和睦家医院，其名称就承载着深厚的中国传统文化内涵：中国有句古话叫"家和万事兴"，追求家庭和睦与健康，是中国人共同的心愿，虽然是一家外资医院，但却抓住了中国人的心理，命名为"和睦家"，既朗朗上口，又亲切感人。再如我国有300多年历史的老字号"同仁堂"，其名称本身就是在中国封建社会居主流文化地位的儒家伦理道德追求的集中体现，并借此传达了商家的经营哲学和价值观念。作为现代医院，一定要借鉴和吸收中国传统文化和国外医院的优秀营养，为医院设计一个富有感召力的名称，这是打造良好医院形象的当务之急。

医院名称的设计应把握以下几点：① 形象力。具有表现医院理念、服务特色和整体品牌的形象张力；② 个性化。具差异性，与众不同，表现行业特征与医院个性；③ 关联度。与医院的传统、历史沿革或医院理念、具有独特性和排他性；④ 现代感。与国际接轨，利于现代医院形象塑造；⑤ 文化力。注入医院文化或理念精神内涵，与本医院的性质、员工素质、思想水平、文化程度相切合，因而具有渗透力、号召力；⑥ 亲和力。字面优美，字义纯正，有亲近感，蕴含理念为社会所认同；⑦ 读音。读音响亮，利于传诵；⑧ 书写。简洁明快，利于传播。

总之，医院命名设计是一个全新的实际问题，同时又是一个在实践中探索其规律的理论问题。若能在"大众认同却又与众不同"的标准下恰到好处，那将会给医院创下巨大的无形资产价值。

（2）医院标准字设计。

医院标准字，就是对医院名称的字距、线条粗细、笔画搭配以及造型等进行整理、组合，专用以表现医院名称或品牌的字体。标准字是医院视觉形象识别系统基本要素之一，应用广泛，常与标志联系在一起，具有明确的说明性，可直接将医院或品牌传达给公众，与视觉、听觉同步传递信息，强化医院形象与品牌的诉求力，其设计的重要性与标志具有同等重要性。设计过程中，不要只求单个字形美观，还考虑其风格是否与医院的整体风格和谐统一。

（3）医院标准字设计方式。

① 书法体标准字。书法是我国具有3 000多年历史的汉字表现艺术的主要形式，既有艺术性，又有实用性。目前，我国一些医院主用政坛要人、社会名流或书法家的题字，作为医院名称或品牌标准字体。如：北京"同仁堂"药铺的店铺名用书法字体作为医院名称，有特定的视觉效果。其设计端庄规矩，既有艺术性，又有实用性，值得医院同行参考。如下图所示：

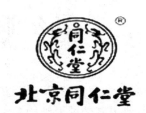

② 装饰字体标准字。装饰字体是在基本字形的基础上进行装饰、变化加工而成的。它的特征是在一定程度上摆脱了印刷字体的字形和笔画的约束，根据品牌或医院经营特色的需要进行设计，达到加强文字的精神含义和富于感染力的目的。用装饰字体表达医院名称可展示丰富多彩的含义。如圆润柔滑的字体，常用于展示细心、殷勤的服务环节等；而浑厚粗实的字体则可表现医院的强劲的实力；而有棱角的字体，则易展示医院个性，等等。医院可参照装饰字的特点及本医院整体风格，设计出自己的院名字体。

③ 英文标准字体。医院名称和品牌标准字体的设计，可采用中英两种文字，以便于同国际接轨，参与国际市场竞争。从设计的角度看，英文字体根据其形态特征和设计表现手法，大致可以分为四类：一是等线体，字形的特点几乎都是由相等的线条构成；二是书法体，字形的特点活泼自由，显示风格个性；三是装饰体，对各种字体进行装饰设计，变化加工，达到引人注目、富于感染力的艺术效果；四是光学体，是由摄影特技和印刷用网纹技术原理构成。

（4）医院标志设计。

医院标志是通过造型简单、意义明确的、统一标准的视觉符号，将经营理念、医院文化、经营内容、医院规模、服务特色等要素，传递给社会公众，使之识别和认同医院的图案和文字。医院标志是视觉形象的核心，它构成医院形象的基本特征，体现医院内在素质。医院标志不仅是调动所有视觉要素的主导力量，也是整合所有视觉要素的中心，更是社会大众认同医院品牌的代表。因此，医院标志设计在整个视觉形象系统设计中，具有重要的意义。

统一的卫生行业标志已不能满足医院形象设计的视觉需求，要使医院在公众中树立独特的形象，就有必要设计医院自己的院徽。

优秀的医院标志的设计，应该考虑注入医院深刻的思想与理念内涵，方能传达出鲜明独特优良的医院形象，达成差异化战略之目的。

（5）医院标志设计方法。

① 文字标志。所谓文字标志，是指以特定字形的排列或构成来传达医院理念和特色的标志。其中，中文、英文大小写字母、阿拉伯数字等，都可以作为医院文字标志的设计元素。这类标志简洁而表现力丰富。

在文字标志中，有直接传达医院信息的强力诉求的全名文字标志，也有以医院品牌命名单字首、双字首或多字首的字首文字标志，还有的医院、品牌名称合二为一的文字标志。如下图所示：

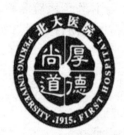 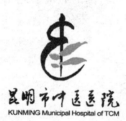 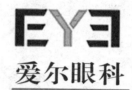 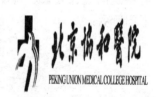

② 图形标志。所谓图形标志，是指通过图案或几何图案来传达医院理念和特色的标志。通过适当的设计，它能以简洁的线条或丰富的图形结构来表示一定的含义，这类标志生动、直观、形象、识别性强、易于克服语言障碍、便于传达，为不同阶层、不同文化背景、不同年龄的人所共同接受与认同。在图形标志中，既有借助自然界中的动物、花卉等具象化图案，将医院独特经营观念与精神文化传达出来的写实图形标志，又有用夸张变形手法，透过蕴涵深刻的视觉符号来暗喻医院理念和医院特色的抽象图形标志，以及抽象与形象二者相结合的图形标志。如下图所示：

 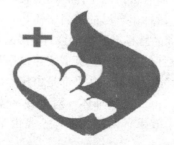 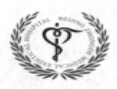

③ 图文组合标志。所谓图文相结合的标志是指以文字、图形的相互组合而构成的标志。它集文字标志和图形标志之长，兼有文字的说明性和图形的直观性特点。因此具有可视性、

可读性、视觉传播与听觉传播的综合优势，形象生动、含义清楚、易识易记，为广大群众广泛接受，在现代医院标志设计中被广泛采用。如下图所示：

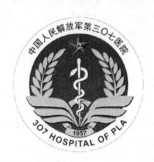 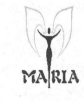

（6）医院标准色设计。

医院的标准色是用来象征医院特性的指定颜色，是标志、标准字体及宣传媒体专用的色彩。在医院信息传送的整体色彩计划中，具有明确的视觉识别效应，因而具有在市场竞争中制胜的感情魅力。

医院用色设计要建立在医院经营理念、组织结构及人文关怀的基础之上。

医院的用色主要可分为两个层次进行设计：第一个层次为医院的主调色彩，选择以一种色调为主的复合色为医院的标准色，主色调定位要做到自然环境与人文环境的融合，并考虑该色调对病人的思维活动、心理情绪产生的影响，是用于医院各种场合、各种导向标识系统的色彩主线。

第二层次的色彩选择空间较大，根据医院各个不同地点、病人需求而变化，给人以乐观、和谐、富于生命气息的感觉，应用于医务人员服饰、环境布置、特殊警示牌等，是第一层色彩的补充。

目前我国许多医院仍然以单一的白色调为主，尽管从卫生学的观点来看，白色在医院中确实有一定的优点，但是白色有眩光、冷感、萧索等缺点。更由于长期以来，我国人们只有在丧葬的场合才采用白、黑色的习俗。在我国古代的医院，为避免病人对白色的不好联想及对其心理上的不良影响，考虑到色彩对病人情绪的感染力等因素，医院建筑是不采用白色的，在建筑形式的处理上也不追求庄严肃穆，并尽量争取能给病人以希望，给人以生气、蓬勃向上之感。现代科学的发展已经证实，长期处于白色环境中，对人有不利影响。当前人们已逐渐认识到色彩功能的重要性，使色彩调节技术得以迅速发展。这首先是从医院手术室开始的，由于外科医生在做手术时，长时间凝视血液的红色，当把眼睛转向白色墙壁时，便会感到有蓝绿色的幻觉，产生了生理上补色的后像。后来将手术室墙壁改变成蓝绿色，就克服了上述弊病。为此，国内外手术室目前多采用蓝绿色，应当说这是一大进步，不过手术室的色彩，随着科技的进步和发展，必将还会有第三代、第四代的产生。对一般病人病房则宜采用暖色系统，如乳黄、柠檬黄、浅棕色等明快色调，以使病人心情愉快，增强战胜疾病早日痊愈的信心。另外，对一般儿童病房宜采用鲜艳明快的色调，这可使孩子们乐观快活，习惯于医院的治疗环境；但对老年人病房则应避免刺激性色彩，而青少年病房可用浅蓝色或淡绿色等冷色调，这可减少病人冲动的机会。

对病房的色彩（包括室内的相关设施等），应进行周密、全面的考虑，要设法创造出具有家庭生活气息的色彩情趣，使病人能习惯于医院的治疗环境、安心治病，并从中得到有家庭般

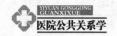

的温暖和乐趣，它也应视为配合治疗的有力手段。显然，现在提出要使"医院色彩民族化""医院色彩科学化""医院色彩家庭化""医院色彩多样化"这些要求的时机已到。相信随着时代前进，可以肯定医院的建筑色彩势必要从单一的白色调中解脱出来，将成为多色彩的和谐统一。

（7）医院象征图案设计。

在视觉形象系统中，除了医院标志，辅助性的象征图案也经常运用。

象征图案亦称装饰花边或辅助图案，是视觉识别设计要素的延伸和发展，与标志、标准字体、标准色保持宾主、互补、衬托的关系，是设计要素中的辅助符号，主要适用于各种宣传媒体装饰四面，加强医院形象的诉求力，视觉识别设计的意义更丰富，更具完整性和识别性。

一般情况下，标志、标准字体在应用要素设计表现中，都是采用完整的形式出现，容许其图案相重叠，以确保其清晰度，对象征图案的应用效果则应该是明确的，而不是所有画面都出现象征图案。

象征图案的设计是为了适应各种宣传媒体的需要而设计的，但是，应用设计项目种类繁多，形式千差万别，画面大小变化无常，这就需要象征图案的造型设计是一个富有弹性的符号，能随着媒介物的不同，或者是版面面积的大小变化作适度的调整和变化，而不是一成不变的定型图案。如下图所示：

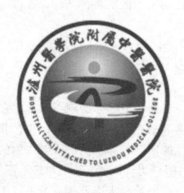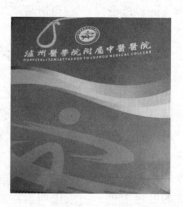

医院除了通过标志、标准色、标准字等基本要素的设计塑造医院及医务人员的形象外，关键还在于如何将它们系统化、规范化地应用到医院各个视觉媒体中，建立医院的视觉形象。

3. 医院视觉形象应用要素策划

（1）医院的办公事务用品设计。办公用品是医院信息传达的基础单位，是医院视觉形象的有力传播手段，通常被排在应用要素的首位。医院的办公事务用品主要包括：名片、信封、公文纸、便笺、处方、门诊病历、票据、胸章、药袋、中药包装纸、会员卡、公文袋、保健卡等。其视觉设计及构成要素大体包括：医院标志、名称、标准字、标准色、经营内容、创立年号、联系电话、地址、医院网址、传真、邮政编码等。医院办公用品形态设计上需要运用繁简疏密、虚实浓淡等技法，色彩配置上除采用医院标准色外，其他设计宜沉着庄重、典雅大方，不宜过于花俏，以达到对比调和、统一、均衡等视觉设计效果，来传达医院的风格特色。

（2）医院交通工具及流动设施的设计。作为流动工具，医院交通工具也是医院信息的载体，其活动性大、宣传面广，是医院形象系统应用设计的重要项目之一。医院交通工具包括医院的体检专用车、救护车、服务车、小推车、通勤车、公务车等。对它们的设计应力求达到风格统一、形式多样、且具有识别性。其中涉及 VIS 基本要素的选择如选择字体、标志、色彩的面积的组合设计，使其既要有视觉的宣传冲击力，又要大方、耐看，还要适合其交通工具的外形尺寸和结构。

（3）医院标识、标牌、展板设计。是指引性和标识性的医院符号，包括医院的门牌标识导向、公共标识导向、指示医院的诊室门牌、医务人员简介展示幕、健康教育宣传、各种工作制度牌、医院对外文化展览，等等，其一般安置在医院诊室门口、门诊大堂、展示厅内，不仅有指示和引导的功能，同时也是医院文化的象征，可以在传播信息的同时美化医院。但对医院这些标识系统进行 VIS 设计时要注意：其设计要以医院标准色为统一；注意标识中远距离的效果；合理安排视觉要素的结构方式；尺寸要适当，内容简明，设计大方、鲜明、突出；并充分考虑室内及室外用料的异同及作用。招牌的造型主要表现在形式、用料、构图、形状等方面。例如，可以是灯箱、霓虹灯等立体化形式的招牌，也可以是塑料、铝片、釉面砖、有机玻璃等材料制成的大型招牌。现代许多医院的招牌大多饰以徽标体现一种文化，这既是医院的一种标志，又是医院的一种形象，而且对招牌起画龙点睛的作用。一个给人深刻印象的徽标，必须具有形象的个性化和强烈的形式感。

（4）医院服饰设计。医院服饰成为医院重要的视觉形象的媒体，具有传达医院经营理念、行为特点、工作方式、精神面貌等重要作用。包括医生、护士、工作人员、病人的服饰配置。医务人员的服饰设计能显示医务人员工作的风格、气质，给病人安全可信赖的感觉，是医院重要的视觉传达媒体，具有传达医院理念、精神面貌的特点。如广东江门市五邑中医院注重医务人员服饰上的统一视觉形象，要求医护人员工作服要烫平、整洁，男士打领带，女士化淡妆、梳发髻，统一佩戴反映医院个性的工作牌、护士带帽子、穿护士鞋，对外形成了整齐、统一的视觉形象，得到公众对医院形象的一致认同。此外，在病人的衣服、床上单元的设计上也应系统性地进行视觉识别设计，务求给人以强烈的视觉冲击，显示医院的个性，达到宣传形象的作用。

（5）医院对外宣传活动的应用设计。在现代信息社会中，医院同样需要借助各种传播媒体包括报纸、电视台、电台、网站、海报、公共宣传板报等对外传播医院的信息和医院的形象。利用相同的视觉基本要素反复应用于医院举办的各类公益活动、专题新闻宣传、庆典、知识比赛、会议、学术报告场景的视觉策划布置及各类对外宣传资料的设计，不但可以帮助社会大众直接地了解医院的整体情况，还可以不断强化基本视觉要素的作用，树立医院良好的视觉形象。

【案例赏析】 马鞍山市中心医院视觉识别系统

马鞍山市中心医院原为马钢医院，是一所有着 70 年历史的大型综合性医院，改制后医院迫切希望借助文化的力量，于变革中求生，在创新中发展。北京灵顿品牌管理咨询有限公司在接受任务后通过考察调研、访谈问卷等形式首先进行了文化诊断和形象评估，为医院提炼了以"厚德博爱，精诚创新"为院训的系列文化理念，并创作了新院徽和全新的视觉识别系统，使医院宝贵的精神财富得以延续并焕发光彩。

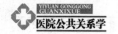
1. 医院标志和辅助图案

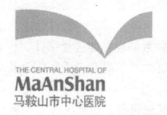
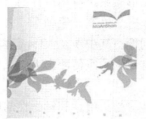
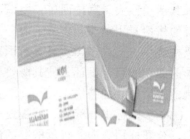

（1）标志释义。

标志以简洁而精巧的设计带给人丰富的想象，将"M"进行艺术化的处理，使之成为一只翱翔的飞鸟，又似一本翻开的医学藏书。弧形的跳跃以及颜色的渐变代表着医院立足马鞍山地区的二次腾飞及医院跳跃式的发展，更增强了标志的联想性和象征性，绿色到蓝色的色彩渐变代表着清新、健康和自然，象征医院未来无限的发展空间和潜力，给公众带来一种充满勃勃生机的生命力量。

辅助图形由自然的生命体和精确表格构成生机盎然的画面，饱含院徽传达的精神，富有美感和延展性。构图大量留白、蓝绿相间，一派健康开阔的景象。给观者带来多样化的视觉感受和想象空间。表格暗示医院精医钻研，使人产生信任感。

整套 VI 以翱翔的"M"为线索，应用现代主义设计风格，将多个辅助图形单独或穿插使用，风格统一但互为补充，结合色彩之间的灵活搭配，一个清新自然、健康现代的医院新形象脱颖而出。

2. 办公事物性用品

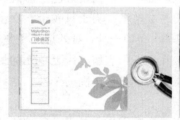
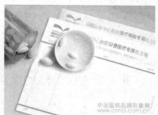
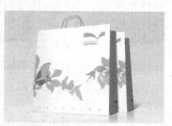

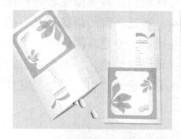

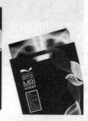
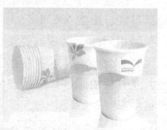

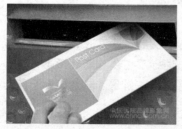
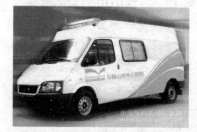

3. 标识导引系统

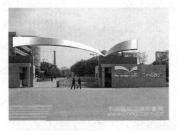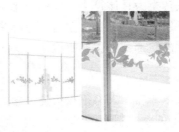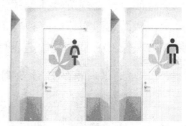

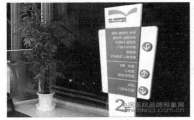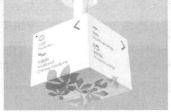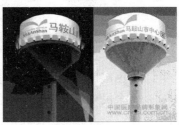

4. 病员服装

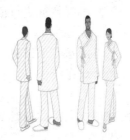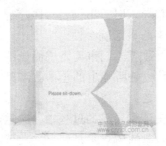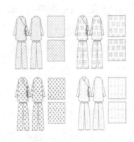

　　办公用品、导向系统等方面的设计处处体现出情趣及用心，为患者的就医过程增加乐趣，创造好心情。如 CT 袋，运用了植物在 X 光下的医学影像，元素相似但手法不同。标识系统中，科室配以图形进行区分，即充满个性、生动有趣，又方便患者迅速就诊和记忆。

　　全新的视觉识别系统的建立，使医院宝贵的精神财富得以延续并焕发光彩。

　　（资料来源：北京灵顿品牌顾问有限公司，http：//www.thechannel.nee.cn/content.asp?id=3181#menu=childmenuz. 该套作品入选《国际设计年鉴 2009》）

（四）医院听觉识别系统（Hospital Aisual Identity System）

　　随着社会的发展，科技的进步，CIS 的理论及其策划在不断发展和完善。在 CIS 中的 3 个基本识别系统——理念识别系统（MIS）、行为识别系统（BIS）、视觉识别系统（VIS）日臻成熟之时，一种新的 CIS 子系统——听觉识别系统（AIS），已经迅速发展，逐渐完善，成为现代 CIS 型企业的第四张王牌。

　　听觉识别系统（AIS）是通过听觉刺激传达企业理念、品牌形象的系统识别。听觉刺激在公众头脑中产生的记忆和视觉相比毫不逊色，而且一旦和视觉识别相结合，将会产生更持久有效的记忆。比如，很多产品的系列电视广告片，他们每版广告的背景音乐或者主题音乐甚至语音、语调、语感、语速都有着惊人的相似，作为观众或听众，你只要一听到这种音乐或者话语，甚至不必去看画面，就会想到大约又是某某商品在做广告了。

医院听觉识别系统是指以听觉传播力作为感染体，将医院理念、服务内容、服务特色、风格特征、医院规范等抽象语意转换为具体符号，以标准化、系统化的有声语言传播给社会公众，从而达到塑造医院独特形象，凸显医院个性的一种经营技法。它是 CIS 的重要组成部分，是现代 CIS 型医院塑造良好医院形象的重要手段之一。

1. 听觉识别系统设计原则

（1）系统科学原则。AIS 的设计和导入必须以医院理念为宗旨，充分传达医院精神。医院的"言"（声音识别）与"心"（理念识别）必须在设计中达到完美结合，"言"为"心"声。在系统科学的指导下，把构成医院 AIS 元素分成若干子系统，通过对这些子系统的分析和研究，获得开发和实施成功的条件，再通过系统科学的方法整合在一起，获得"整体大于部分之和"的效果。

（2）民族性与个性原则。各个民族都有自己的特点，在语言、音乐、文字、审美习惯等方面。每个民族均有它自己的偏好。因此，在设计和导入时，必须要满足民族和个人的心理情感，以情动人。传达民族个性，不符合民族习惯的听觉识别设计必然是失败的。之所以要进行医院形象设计，就是要使医院从同行中脱颖而出。要想与众不同。就必须突出自己的个性。这就要求在 AIS 的进行设计和导入时，不仅要对医疗行业与医院本身特征进行把握，更要通过特别的 AIS 的设计和导入来凸显医院个性。

（3）美学原则。这一原则是为适应人们审美需求而设的，AIS 不仅是一个带有功利性的为传播医院形象的声音文件，而且也是听觉上的艺术。AIS 应该让公众在接受医院形象的同时得到愉悦，享受到医院的"声"之美。

（4）持续改进原则。在 AIS 设计和导入的过程中，应随着医院理念宗旨的转变与内外部环境的变化进行持续改进。医院形象的树立不是朝夕之功可以解决的，AIS 应随着医院的发展而不断创新、完善。

2. 医院听觉识别系统主要构成要素

医院 AIS 的要素包括医院院歌、主体音乐、背景音乐、广播、广告词、广播宣传口号或标语、医院名称等。

（1）院歌。院歌是医院经营理念、医院精神的集中体现，要求员工传唱，对内可振奋员工精神，增强医院凝聚力，鼓舞士气，对外可达到展现、传播医院形象的目的。歌词要简洁明快，内涵丰富，寓意深长，反映医院的历史、现状和未来，体现医院办院宗旨、医院特色、管理理念和服务文化等，生动精练，构思新颖，富有医院文化特性，充满时代气息；曲调要求旋律要优美、大气，节奏明快流畅，曲调热情、高亢，富有时代感，具有较强感染力，能鼓舞斗志、凝聚人心、催人奋进。

（2）医院广告词。医院广告词是医院听觉识别系统的重要内容，将医院的经营理念、方针和价值观等不断地、完整地通过大众媒体传播给社会公众，使社会公众在反复收听中增加对企业的认同感。广告词的设计要简练、上口、入耳、不含糊其辞，诉求点要独具特色，力排其他竞争者。如某眼科广告语——眼睛小窗口，光明大事业；某美容科广告语——给美丽一个机会；某口腔科广告语——专业对口，无痛温柔；某妇科广告语——女人如花，阳光呵护。

（3）广播。作为医院，其整体听觉环境应该是安静的。但医院可以在病房设置收音广播系统，由病人根据自己的需要自由调节使用。

（4）医院名称。从听觉识别的角度来看，医院名称设计时强调读感，以朗朗上口、响亮悦耳为宜。应好认、好念、好记、好看，具有强烈的听觉冲击力，使人们听、说后不易忘怀。

（5）背景音乐。医院背景音乐可以带给病人就医时直接的感官印象，而病人直观感觉的好坏关系到社会人群对医院印象的优劣，也直接影响到医院形象的树立。有医院尝试在手术室根据病人的文化程度及欣赏水平、个体差异、病种，选择不同的背景音乐，增加手术室的温馨感，减轻手术病人的心理压力，使病人保持一个较好的生理和心理状态，同时调节医务人员情绪，舒缓手术室紧张气氛，收到了满意的效果。

（五）医院环境识别系统（Hospital Environmental Identity System）

现代医学研究表明，优美的医院环境具有非介入性、非药物的作用，能够对患者产生积极的心理影响，有助于患者身心疾病的康复。随着医疗体制的改革，"生物—心理—社会"新医学模式的确立，"景观治疗"的概念被提及，医院环境识别逐渐被重视，创造良好的医院空间环境，满足病人生理、心理和社会需求，让医院充满"人情味"已成为现代医院环境设计的宗旨。

环境识别系统（EIS）是指医院员工在生活、工作、发展过程中，逐渐形成的以治病救人为主要目的对特定空间的规划和创建，包括医院建筑、病房布局、门诊大厅、道路走廊、医院景点以及医院活动的基本设施等方面设计规划所形成的整体格局。

一方面，医院环境识别系统是医院文化的外壳和载体，体现着医院的价值目标，审美意向等，是富有内涵的人文环境。另一方面，现代医院应当具备人性化的医疗环境。由于病人主体意识的确立和强化，出于对病人意愿需求的尊重和理解，要求医院把以管理为中心转移到以病人为中心来。医院环境识别就需要对环境设计进行重新定位，不是简单地对医院环境进行装修粉饰，而是从空间划分、人流、物流等方面，按照病人的需要和理想进行规划设计，把病人的心理、社会需求全面地体现在医院的空间环境之中，真正做到以人为本。

托尼·蒙克是英国的一名建筑师，在医院和医疗中心的设计方面颇有研究，他在其研究论文里指出："医院的环境要对患者的治疗和康复有利，人们在那里呆得高兴，心情愉快了，康复得就快。生病的人本来心情就不好，精神也非常脆弱，如果医院的建筑颜色单调，大楼破破烂烂，环境嘈杂，一切都令人觉得厌烦无趣，那无疑会产生一种雪上加霜的效果，让病人心情更糟，不利于治疗康复。"

1. 环境识别系统设计原则

（1）整体性原则。医院环境设计是一项系统工程。因此，创设优美的医院环境，要遵循医疗规律，按照美学原则，做到统一规划，精心设计，整体和谐。医院的整体设计，建筑群的合理布局，医院环境的绿化、美化以及景点、雕塑，活动场所的布置，都应该是医院整个物质环境的一个部分，医院周边的立体环境和医院特定的文化氛围必须相协调，从而体现出医院的整体特色和核心理念。

（2）特色性原则。这里的特色性，既指医院历史性的建筑与设计以及与医院有关的历史名人、伟人的塑像、手迹、纪念馆（地）等历史传统性特色，又指能体现医院办院思想和经营理念的医院办院特色。每所医院都应该根据自己的特色进行物质环境的建设，尽可能体现出医院办院思想和人文气息。

（3）审美性原则。医院的物质环境，要按照美学的规律来规划、设计，要尽可能借助艺术手段，使之具有美感。从整体布局，到每一场所、每一角落、每一细节都必须具有审美性，因为外观环境的美可以内化，从而有利于病人的康复和医护人员全身心地投入工作。

（4）适用性原则。医院的物质环境布置，应充分考虑其适用性。医院作为医治病人的场所，须为病人提供良好的疗养环境，医院的环境物质景观建设一定要体现出医院的这个特色。例如：医院树木的选种上既要考虑适宜树木栽植的水土条件，又要考虑到他所提供的物质价值。如银杏树有利于降低温度，保持环境湿度，从而使患者步入其中，心旷神怡；再如榆木能阻滞空气中的烟尘，起滤尘作用，而且可以分泌杀菌素，杀死空气中的细菌、病毒，还可以减弱噪声。

（5）可持续发展原则。社会在不断发展，人们的审美标准也会随之改变，在医院环境规划建设中不能只注重某一时期的流行文化，应该将对医院有益于医院长远发展的文化融入其中，使环境文化能够随着时间的推移能够愈显其底蕴深厚。另外，在医院环境规划建设中，还应适当留有建设空间，根据社会发展不断补充完善，以使医院的环境建设能够时刻跟随时代潮流。

2. 医院环境识别系统主要构成要素

医院环境识别系统包括医院建筑风格、空间布局、色彩装点、装饰材料等方面。

（1）建筑风格。由于医院建筑具有长久性特点，因此，建筑师应通过多层次的建筑理念的深入和更新来把握医院建筑的设计风格。医院建筑设计中一定要贯穿以人为本的设计理念，立足未来，力求在反映医院行业特点的基础上，创造出中国现代化的、具有民族文化特色和地方风格的个性化医院建筑作品。这样不仅可以更好地传达医院的理念，而且还会以其鲜明的个性吸引公众就医，使人提起这个医院，脑海里就展现一座别具风格、形式独特的建筑。

（2）空间布局。医院环境是一个特殊的公共环境，其组成复杂、科室繁多、走道纵横。根据医疗建筑设计的要求，人流、物流的合理性乃是决定医院环境好坏的关键。总体布局中，要科学化、人性化地协调相互间的功能关系，遵循功能分区合理、洁污分流、路线清楚、避免或减少交叉感染、布局紧凑、交通便捷、管理方便的原则，在规划中认真考虑各部门科室、各种人流、物流的走向及其相互之间的空间关系，有机地将医院各功能科室联系起来。同时，将主要物流安排在地下层，使人流、物流有效地区分开，避免和减少了院内交叉感染。

除停车场、生活服务区、行政楼、门诊大楼、住院部及各科室合理布局，充分考虑患者看病流程的合理性之外，医院还应考虑病区的休闲广场、中庭花园、绿色休息长廊等，为其提供园林式环境作为休闲区域。

如挪威的里克绍斯皮塔莱特大学医院，该医院以器官移植，尤其是肾脏移植而名扬世界，该医院环境非常优美，充满了田园牧歌式的风光，因其"人性化的设计"成为世界级的样板医院。

（3）色彩装点。色彩装点是医院建筑环境设计中不可忽视的一方面。色彩装点，重要的应在于色调的和谐统一。医院工作场所色彩的调配应从室外调色和室内调色两方面考虑，室外调色主要考虑与气候、行业特点和建筑物相协调，基调色彩要体现行业特点和本院个性。

在医院内改变包括病房、诊室、周围设施的布置，营造不同的色调氛围，可以一反医院死气沉沉的传统布局，消除病人恐惧，使人产生亲和感，对康复也有明显作用。如重病区和手术室则可以用代表生命和希望的浅绿色为主色调，可以增强病人心理稳定和激起他们的求生欲望；心血管病房和精神焦虑的患者可以采用宁静的浅蓝色环境有助于舒缓情绪；妇产科病区可采用温馨的粉色环境；儿科可以在病房的墙壁、玻璃窗贴上彩色卡通图案，消除儿童的不安感，使其摆脱疾病压力，在愉快的环境中康复。

在设计中还可以引进绿色风景和流水的概念，流水能产生清爽与宁神作用，而绿色环境则能给人安静的感觉。"三季有花，四季常青"的色彩环境，可以给病人以温暖、舒适、愉快、宁静和美的视觉享受。

（4）装饰材料。装饰材料的多样性与高档化，迎来了装饰风格的变化。传统的木料装饰反映了古色古香、自然清新的传统风格；用钢铁框架以及铝合金材料装饰表现了坚实的形象；利用大型透明的玻璃材料装饰，使内部情景融为一体，把内部空间的经营活动原封未动地向行人显露，以它巨大和生动的造型，吸引了就医顾客的目光，起到了广告的效果。另外，大块不透明的亮丽玻璃作外观，也显示了富丽堂皇的气派；总之，装饰材料的选择应体现医院的经营风格，充分反映医院的良好形象。如某中医院的名医馆大量运用传统木质窗格，典雅温馨，颇具中国传统文化特色。

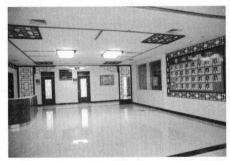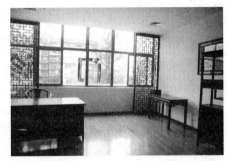

泸州医学院附属中医院名医馆

第五节　医院形象的传播、巩固与更新

医院形象经过正确的定位和设计以后，需要通过一系列的传播推广活动，才能被内外公众知晓、理解和认同，达到提升医院在公众心目中形象的目的。同时医院的形象塑造不是一劳永逸的，还需要不断地巩固与更新，才能确保形象"永葆青春"。

一、医院形象的传播

医院形象传播是指医院利用各种媒介将医院的一些信息或观点有计划地与公众沟通交流，从而展示其面貌和风格，力争获得社会公众的信赖与好感，并从公众获得反馈信息的一种双向互动过程。

医院形象的传播分为内部传播与外部传播。

医院形象的内部传播就是要让全体员工充分理解和认同医院所设计的形象，切实落实到员工行动中去。

医院形象内部传播通常可采用人际传播和群际传播等方式，保障医院内部信息沟通渠道

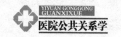

的畅通，注重自上而下的宣传，强调自下而上的反馈和深化横向沟通等，采取内部刊物、内部网络、员工通信、广播、宣传栏、会议、讲座、学习、讨论等形式来达到沟通的目的。

医院形象外部传播的目的是让更多的外部公众知晓和了解医院的形象定位，从而对医院产生好感、认同感和信心，进而支持医院。

医院形象外部传播则广泛借助人际传播、群际传播和大众传播的形式，采取广告、刊物、网络、电话、会议、新闻发布会、医患沟通以及各种公共关系实务活动等，达到宣传医院的目的。

二、医院形象的巩固

医院形象通过传播和推广为内外公众认同、支持以后，医院要想在公众心目中一直保持良好形象，还需要不断地加以强化和修正。尤其是激烈的医疗市场竞争状态下，医院形象建设也如逆水行舟，不进则退。

首先，不断提高医疗技术水平，提升医疗服务质量。良好的医院形象是以医疗技术水平和服务质量为依托，就医顾客对医疗技术和服务质量的信任度是影响其择医行为的最关键因素。医院必须要不断地引进先进医疗技术和设备，加大引进和培养优秀医疗人才，开展特色诊疗，发展新业务；同时，加强医疗质量管理与监控，做到有章可循，有法可依。使医院形象在医疗质量不断提高中得以升华。

其次，加强医德医风教育，提高职业道德水准。医院的医德医风直接关系到医院形象的优劣，提升员工职业道德是巩固医院良好形象的前提。医院应加强领导，高度重视，不断组织员工学习提高和开展先进典型示范教育，强化医务人员的职业责任感，牢固树立"以病人为中心"的思想，逐步形成和培育起医院群体共同的心理和价值取向，形成正确的价值观。同时建立健全运行机制，促进医德医风建设持之以恒。

再次，利用一切有利时机，进行医院形象传播。一方面医院应通过各种媒介，低姿态地、持续不断地向社会公众传递医院良性信息，使医院形象潜移默化地植根于公众长期记忆系统中，一旦需要，公众就可能首先想到你，选择你；另一方面，医院还可以抓住适当机会，高姿态地策划新闻、制造新闻，开展有新闻价值的活动，以求强化公众心目当中原有的形象。如某医院开展连体婴儿分离手术，邀请包括中央电视台、省电视台在内的20多家媒体追踪报道，借以扩大影响，提升医院形象。

最后，维护医院信誉，妥善处理医疗纠纷，注重舆论控制。医患纠纷在所难免，有时责任并非在医院，但受公众同情弱势群体心理影响，医院也难免会受到各种舆论的谴责，这会对医院形象带来很不利的影响。医院应根据实际情况加以实施控制，及时与媒体沟通，引导舆论公正导向，积极协商妥善处理，及时挽回影响，尽快重振声誉。

三、医院形象的更新

医学在不断地发展、进步，人们对医院的要求和评价标准也会与时俱进，这就要求医院形象必须适时更新。

首先，是医院理念的更新。医院形象是以医院理念为内涵而建立的，医院理念要随着医学的进步，医院的发展而不断地加以调整、修正，以创造出最能体现医院精神、医院价值观、医院目标、最能征服公众的医院形象。如医学模式从"生物医学模式"发展到了"社会医学模式"，现在又提出了"绿色医院"的概念。这就需要医院不断地根据时代发展，抓住公众心理需求，更新理念，凸显自身个性的同时又具时代感，带来医院形象升级的同时也成为医院发展的活力之源。

其次，领导者观念的更新。医院领导是医院形象更新的核心主宰，他们决定着医院形象更新的方向和前途。因此，他们是否具有新的观念，是否从旧文化中脱胎换骨都直接影响着医院形象的更新。

再次，是医院视觉外观形象更新。医院视觉外观形象如果一味墨守成规、数年如一，只能让社会公众对其视觉形象产生审美疲劳。因此，医院的广告、内部装饰风格、园林绿化等，都需要适时更新，在人性化的基础上充满创意，给人耳目一新的感觉。

除此之外，医院形象的更新同巩固一样，同样是建立在员工素质的提高和医疗技术水平及服务质量提高的基础之上的。

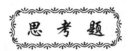

1. 什么是医院形象？医院形象有哪些构成要素？
2. 塑造良好的医院形象有什么重要意义？
3. 医院形象塑造的目标是什么？各包含哪些内容？
4. 什么是医院形象定位？形象定位的方法有哪些？
5. 什么是医院形象识别系统？包括哪些内容？
6. 简述医院理念识别系统的设计原则和构成要素。
7. 简述医院视觉识别系统的设计原则和构成要素。
8. 请你为一家医院做一份CIS策划书，医院名称自拟。

【案例赏析】 中日友好医院品牌形象策划设计

一、中日友好医院背景分析

中日友好医院是由日本政府提供无偿帮助，中日两国政府合作建设的大型现代化、综合性的国家级医院，直属于中华人民共和国卫生部，在中国医疗界占有重要地位，在海内外享有极高盛誉。

作为国家级医疗中心，中日友好医院以树立中国医疗服务业的窗口形象为出发点，在改善医疗服务品质的同时，全面系统地进行了医院的视觉识别、环境识别与传播识别等方面的形象策划设计。承担此项策划设计的北京辉视企业形象设计中心以"国际化、人性化、亲情化"为基本理念，对这一设计工程进行了全盘策划。此项工程的成功实施是中国医疗服务行业首次系统凭借形象策略完善医院服务形象的一个重要举措，它对于推进我国医疗系统与国际接轨具有一定的探索和借鉴意义。

二、中日友好医院服务形象定位

"国际化、人性化、亲情化"的现代医院形象是中日友好医院的服务形象定位。

当今社会服务行业已向品牌化延伸，公众品牌意识加强，因此，如何塑造医疗服务行业的品牌，进一步发展中国健康产业，更好地为患者服务，是中日友好医院形象建设的初衷。

一切以病人为中心，改善医患关系，通过亲情化、人性化的视觉形象设计，强化中日友好医院的服务品牌概念，这利于应对加入WTO后的中国医疗服务市场竞争日益激烈的状况，有助于树立医院良好的公益形象，提高医院服务竞争能力，完成与国际医疗服务水平接轨。

视觉形象以美好、清新、具有亲和力的特征为视觉传达风格，通过"让病人自主选择医生"的服务模式进一步提高医院服务品质，以体现人性化、亲切化的服务精神。

按照中日友好医院何惠宇院长的要求，中日友好医院不仅仅是家"大"医院，更应该是一家"强"医院，在抓人才建设，练内功提高服务品质的同时，抓好形象建设是实现"惠民强院"的基础工作，以最终致力于中国健康产业的开发和进步。"走向世界，始于足下"，要想与国际医疗服务水准看齐，就必须从服务形象入手抓起。北京市已将中日友好医院指定为2008年奥运会定点医院，并得到了国际奥委会评估团的高度评价，在申奥评估中获得"满分"，从而证明了形象建设所取得的初步成果。

三、中日友好医院服务品牌标志形象

按照"总体规划设计，分步实施推广"的原则，将中日友好医院视觉形象识别系统分为基本要素系统和应用设计系统。应用设计系统中又分为管理事务系统、医疗服务管理系统、环境识别系统、形象传播推广系统及国际医疗部视觉形象识别系统五大部分。在整体策划设计过程中，配合不同服务措施和宣传主题开展相应的传播推广活动，以求得以有效地实施。

首先，确定中日友好医院服务品牌标志形象，其标志形象来自"中日友好，一衣带水"的主题理念，以象征中国的长城和象征日本富士山构成"一衣带水"的稳定图形结构，装饰化的海浪具有中国传统山水画和日本浮士绘中的浪花表现风格。标志形象的整体造型以红十字形框架加以柔化处理，形成樱花般的美好形象。

标志形象以雅蓝色为主色，具有清晰雅致、温馨轻松的感觉。而标志图形视觉中心为国家医院标志图形、红色花瓣衬托出反白的红十字造型，使整体标志形象更为突出醒目、和谐完美，形成视觉传达明确、造型结构完整、充满生机活力和优雅形态的形象风格。

在标志形象确定的同时，设定了医院名称的中英文标准字体、标准主色和辅助色系、象征图式、装饰图形等基本要素内容。在视觉形象基础方面打下坚实的基础，对于统一规范中日友好医院形象起着重要的作用。

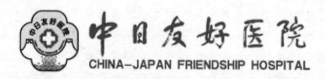

四、中日友好医院环境识别系统的形象规范

按照"病人自主选择医生"的服务模式要求，环境识别系统的形象规范分为门诊区，急诊区、住院部和国际医疗部四大环境区域，进行"医师介绍牌""科室特色介绍牌"和"医院服务项目介绍牌"三种系列展示形式的设置，通过规范标准的标识牌，构成美好的医院环境识别效果，采用透明有机板彩色喷绘画面和金属装饰铆扣形式，设置于各区域环境中，起到统一识别的作用，具有方便快捷、明晰准确的指示、导向功能。

由于医院规模大、科室多，建筑与室内空间错综复杂，就诊者往往入其内而不知所往，指示导向系统不明确，经常走弯路，无形中增加看病难的因素。通过全方位的环境批示导向符号系统的规范，极大地改善了这种状态，赢得了就诊者的好评。这种环境识别系统的建立，本身体现了"为病人服务"的理念，这是人性化的设计，符合病人的实际要求。

因此，室内外的科室名称标识牌、导向牌、指示牌设计，做到从急诊，门诊到各科室的全方位系统化的整体规划设计，充分体现了方便患者就诊这一重要的导诊功能，使患者能在较短时间内就医问病，避免因走错路而延误时间带来的不良后果，从而提高查询效率，方便病患者。

在环境识别系统的指示导向符号功能方面，还采取多空间、多角度的设置方式，高空间部分以悬挂式走廊导向指示牌为主，中空间部分则以立墙式和贴墙式指示牌、电梯口立地式指示牌、就诊窗口指示牌和夜间灯箱指示、软管串灯引导指示等形式为主。而低空间部分则采用走廊地面引导式导向地贴形式，利用不同色彩识别方式指示引导患者沿着彩色地贴线走到所去的科室。

色彩识别在环境识别中也起着十分重要的作用，不同的科室采用独特的色彩体现其个性征，如儿科病房以七彩图案来装饰布置环境，产科和妇科病房则以淡雅温馨的粉红色调来识别，其他科室以干净明快的蓝白色为基调，而国际医疗部则以生面盎然的绿色为基调。

科室护士站统一设置"科室介绍"及"医疗组""护士组"等介绍标牌，护士服也根据不同护理人员分为淡蓝和粉红色等色彩，不再是"白一色"的白色大褂，给人一种温情、雅致的形象，而不是冷冰冰的印象。从护士站到病房环境，从护士服到病人服装都做了既统一又具变化的丰富规范，这一切都属于医院的环境识别范畴。

另外，还利用古今中外的医学家头像作为装饰画悬挂在医院走廊的墙面，并设置了中国古代著名医学家半身青铜雕像，在中药房大厅进行中医药文化的展示宣传，设置玻璃展柜，陈列中医药的药材、用具等，从中国传统中医药文化方面营造具有文化感的环境氛围。

在病区的室内中庭花园和护士站休息区等处采用绿色植物如翠竹、小草坪作为医院室内环境的装饰布置，达到人性化、亲情化、温馨感的环境设计效果。室外环境中则采用江南水乡风格的园林式环境作为休闲区域的特征。设置"鉴真和尚"和"南丁格尔"青铜雕塑及装饰性雕塑小品在大面积的绿色草坪映衬下，显示出美好的生活景象和充满人文气息的医院环境识别特征。

建筑楼体外观色彩统一为浅灰色，楼顶和医院大门两侧的大型灯箱标识牌则采用白底彩色标志的形式，形成现代简洁、明快醒目的识别效果。功能明确、装饰人文化、识别人性化的医院环境识别系统设计是达到国际化医院管理规范的基本要求。

五、中日友好医院医疗服务管理形象

《中日友好医院服务形象管理手册》中还明确规范了医院的行政管理事务系统和医疗服

务管理系统。其中行政管理事务系统对行政管理部门的各类办公用品和科室门诊办公用品以及一些日常性的各类医疗办公用品进行规范化设计制作，使整个医院的办公用品规范化，有效地传达出现代型医院管理形象。

对于医疗管理形象，最重要的内容还是医疗服务管理系统，这是直接服务于患者，体现人性化，亲情化服务的重要方面。医疗服务管理系统包括与医疗相关的各类服务管理用品，从急诊、门诊、儿童门诊到各科室、国际医疗部的各类医疗服务用品均采用统一的形象设计形式。

通过服装识别、胸牌识别将医师、护士、医工等不同科室人员按其工作性质、工作环境加以区别化，便于患者识别。医师胸牌上除姓名、职称、职务外，还标注有语种、医疗专长等内容，信息明确的识别胸牌看似虽小，却体现出人性化的特征。

与患者生命相关的急救车辆也采用统一的车体识别形式，对外传播着"治病救人"的医疗服务精神。另外，从候诊中央大厅的"专家门诊一览表"标识牌和病人就诊流程指南，到病例档案、门诊病案卡、医患联系箱、医师介绍卡、服务满意卡、病房用品等医疗服务用品均从细微处体现着"一切为病人服务"的理念。

六、中日友好医院的形象传播识别

针对目前我国医疗服务市场的变化，中日友好医院满足广大病患者的基本医疗保障的同时，还积极开拓高消费层的医疗市场，将国际医疗部的服务定位于外国驻华使馆的外交官、外国商社企业人员及部分高收入人群，逐步提高涉外人员及高收入人群的门诊量，使国际医疗部成为我国涉外医疗服务的国际医疗中心。

北京作为中国的首都，聚集着上百个驻华使领馆，近万个外国驻京商社机构，构成了能够享受高级医疗服务的消费人群。因此，中日友好医院医疗部针对这一医疗消费定位，加强了自身的形象传播。以往名牌医院几乎很少在公众媒体上做广告，名牌医院及其名家基本上依靠口碑传播，但是口碑传播的速率较低、影响面窄。因此，有效的利用公众的传播媒体宣传医院及医疗服务特色，是现代医疗机构开拓医疗市场的重要途径。

同时，充分利用医院拥有的自身宣传媒体进行公众传播，可以深度介绍宣传医院的服务理念和服务品牌形象，设计印刷医院医疗服务介绍画册、科室介绍宣传册、医师介绍画册等系列画册。并根据不同宣传主题推出系列医疗服务形象主题海报，举办社会义诊宣传活动，广泛散发宣传品，既能够体现医院关心患者、贴近社会的服务意识，也同时提高了医院服务品牌的社会知名度和美誉度。

在户外媒体传播方面，以关爱健康为主题、利用大型擎天柱广告和重要区域的楼顶广告牌等形式，与药业企业联合发布公益主题户外广告。在报纸杂志等媒体方面发布系列性医疗服务项目及特色的宣传广告，主动宣传、传播医院不断改善的医疗服务措施，让社会不断关注和了解中日友好医院的医疗服务品质和服务项目，进而促进医院医疗服务质量的提高，更好地为患者服务。

医院形象的传播识别系统有其独特的传播特征，公益主题性是其首要特征。医疗服务传播不同于纯商业传播，以人类的健康作为服务的对象，自然具有较强的科学态度和人性化观念，其传播主题和形式应围绕"关爱人类健康，一切为病人服务"为传播核心概念，才能更好地体现医疗服务品牌的良好形象。

应该说，中日友好医院医疗服务品牌形象的策划设计、推广传播，为推动中国医疗服务机构提升自身形象，加强服务意识，建立国际化、人性化、亲情化的现代医院形象起到了一定的示范促进作用，这也是中国健康产业成熟发展的要求。

（资料来源：华夏医界网：http：//www.hxyjw.com/）

思考：

1. 请用形象定位理论分析、评价中日友好医院的服务形象定位。

2. 分析中日友好医院在形象识别系统设计中采用了哪些方法？遵循了哪些原则？

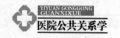

第七章 医院公共关系危机管理

随着我国医疗体制改革的逐步深化，医院不仅要面对激烈的市场竞争，还要面对各种突如其来的影响和制约医院生存发展的危险因素。与此同时，病人维权意识与日俱增，媒体监督性报道也蔚然成风，在发生重大医疗事故时，医院管理者压力重重，医院甚至成为媒体不断发难、突发事件频频显现的一个行业。哈医大二院"天价医药费"事件、南京儿童医院"徐宝宝"事件等，把医院推上了舆论的风口浪尖。医院管理者应如何面对公众监督？媒体公关如何展开？在舆论压力下，管理者应该具备什么样的危机思维和现实考量？医院管理者的危机公关素养高低将决定解决问题的效果。

第一节 医院公共关系危机管理概述

一、医院公共关系危机管理含义

危机管理的概念由美国学者于 20 世纪 60 年代提出，作为决策学的一个重要分支，首先应用于外交和国际政治领域，后逐渐引入其他领域。我国医疗机构对于危机管理的认识却是在应对 2003 年爆发的非典型肺炎的过程中开始的，尤其是 2005 年某医院发生的"天价医药费"事件使医院面对着来自社会各界的质疑和谴责，从而使医院开始认识到危机管理的重要性，学术界也纷纷进行研究医院危机的预防与处理，以及危机过后的医院形象的重建工作。

按照罗森塔尔和皮恩伯格的定义："危机是指具有严重性、不确定性和有危机感的情境"。从医院角度来讲，医院危机可界定为由于某种突发事件的出现和爆发而打破医院原有的平衡状态，超出了医院常态的管理范围，要求医院采取特殊措施加以应对的紧急状态。危机可能对医院正常运营或声誉造成潜在破坏，会给医院带来损失、危害和负面影响，如突发疫情、重大事故抢救、严重医疗纠纷、自然灾害、人为灾害、传染病事件等，它多具有突发性、不确定性、紧迫性和破坏性等特征。

医院危机管理，是指医院对突然发生、过程短暂或持续、对医院损害巨大、对医院经营管理产生巨大负面影响，甚至会导致医院倒闭的突发性事件的识别、预测、监控、处理和善后的全过程。

随着医疗保健体制的改革、医患关系的失衡和新的传染病的出现，危机管理越来越成为我国医院管理的一个重要内容。"人无远虑，必有近忧"。将潜伏、游荡在组织周围的危机化解，将不可避免的危机的破坏性减少到最低限度，并在危机中获得新生，这是现代危机管理的目的。

二、医院公共关系危机的特征

医院危机的发生可能是人为原因，也可能是自然原因；可能是内部原因，也可能是外部原因。因此，医院危机的产生已经成为一种不可避免的现象，其特点如下：

第一，突发性和紧迫性。医院危机事件具有突发性，它是在人们意想不到的时间、地点发生的。在爆发之前毫无征兆可言，通常是从一些细小而不为人所注意的事件迅速演变而来的。危机爆发之后，由于其有巨大破坏性，要求管理者在没有经验性知识可供指导的情况下，能够迅速地利用当前的有限资源来应对危机事件，以降低危机对医院所造成的损害，具有时间的紧迫性。

第二，不确定性和未知性。由于医院危机事件演变迅速以及周围环境的复杂多变，导致事件变化的影响因素具有高度的不确定性，再加上人类的有限理性以及信息的不对称决定了事态发展的趋势无法用常规性规则进行判断，所以危机的发展过程难以控制，结果也难以预测。

第三，危害性和破坏性。这是医院危机的最根本特征。危机的产生会导致医院脱离正常轨道而陷入危机的非均衡状态，对医院的发展造成一定的破坏性。

医院危机的上述几个特征互相交叉存在，决定了其对医院的生存、稳定构成威胁。医院必须在有限的时间内做出决策，避免危机的发生或将危机带来的损害程度降到最低。

【案例】 从 SARS 看政府危机公关

2002 年 11 月，突如其来的"非典"疫病降临中国大地，广东，香港，北京，台湾……几乎中国所有地区都出现了病例或疑似患者。在这场灾难中，社会公众从极度恐慌到逐渐镇定，有关部门从最初的掩盖到主动通报，大众媒体从视若无睹到全面报道，其中，政府的危机公关处理意识及手法起了举足轻重的作用。这次非典的蔓延无疑是一场公共安全与公共卫生的危机，也是一场全人类的危机，但从这场危机的处理过程中，我们也可以从中领悟成功的危机公关的巨大作用。

从整个过程来看，中国政府的危机公关可分为两个阶段。

第一阶段：危机公关

2003 年春节期间，广东地区爆发 SARS 疫情，各种流言、谣言迅速传播，很快引发了强烈的社会恐慌与抢购风潮，并波及临近各省。一些不法商贩趁机散布谣言、加剧恐慌、囤积居奇、哄抬物价，社会秩序受到严重影响。

面对危机，政府迅速展开了第一阶段的危机公关，并很快取得成效，社会重新恢复稳定。然而 SARS 疫情却并未及时得到相应的控制，四月初，人们发现疫情已开始在北京爆发并向周围地区扩散。国外敌对势力趁机恶意造谣攻击，各种流言、谣言再度流行，人们极度恐慌，抢购风潮迭起。

各地各级政府迅速反应：利用媒体优势，通过卫生部门、医疗界专家的权威声明安抚公众，声称疫情完全能够被控制以平息社会恐慌；在各地调配物资并通过工商、司法部门严厉打击不法商贩。这一系列行动很快取得成效，人们相信政府对疫情的控制能力，恐慌平息，市场秩序恢复稳定，SARS 一时间"销声匿迹"了。然而由于政府有关部门没有深入调查危机产生的根源，低估了疫情的严重性，以为可以在短时间内控制疫情。因此，这一阶段危机公关偏重于采用公关策略与技巧来控制由疫情引发的社会恐慌与抢购风潮，并且犯下了一个原则性错误：隐瞒和缩小了 SARS 疫情。这违背了信息应真实公开的公关原则。现代公共关系要求任何一个社会组织（包括各级政府机构）在处理涉及公众利益的问题时，应特别注意公开全部事实，即"公众必须被告知"。第一阶段危机公关虽然暂时平息了社会恐慌、遏制了抢购风潮，维持了社会稳定，但未能消除危机产生的根源，即疫情的蔓延。

第二阶段：公关危机

疫情的扩散引起了中央政府高度关注，应对 SARS 的各项行动迅速展开。以 4 月 20 日为起点的第二阶段危机公关也迅速展开：首先，迅速会同有关职能部门，及时进行调查分析 SARS 危机恶化的原因，确定存在的问题。其次，主动承担责任，因政府工作的失误向国内国际公众道歉，表达政府的诚意。再次，果断采取实际应对行动：追究有关部门领导责任，裁撤瞒报或应对不力的官员；迅速成立"防治非典指挥部"，公布施行《突发公共卫生事件应急条例》，以法律手段确保 SARS 危机的应急处理：每日发布疫情信息，确保信息传播的主动权；积极与国际合作，展开大规模的科研攻关；兴建小汤山隔离治疗基地；并且不惜经济代价，取消"黄金周"，实行"大退票"。同时胡锦涛、温家宝等国家最高领导人多次深入疫区、到抗灾前线视察慰问。

这一系列行动清晰体现了政府高效、务实、负责的运作方针，展现了政府应对突发事件的能力与高效率，重塑了将人民利益放在第一位的负责任的形象。政府摆脱了被动，重新争取了主动，挽回了公众对政府的信任。随着社会恐慌的减少、抢购风潮平息、SARS 疫情的逐渐控制，政府信誉恢复，形象扭转，获得普遍的赞赏和支持。第二阶段的危机公关取得了明显成效。

（资料来源：王剑锋. 从 SARS 看政府危机公关及其改革[J]. 党政论坛，2003（3）.）

思考：通过案例分析，请谈谈组织危机公关管理的必要性和重要性？

三、医院公共关系危机的类型

按照不同的标准，医院公共关系危机可以有不同的分类。

1. 常见的分类标准是按危机性质分为五类

一是自然灾害。即指突发疫情、地震、台风、洪水等所带来的意外情况，诸如"非典"疫情等。

二是人为灾害。即指重大工伤事故、交通事故、火灾、化学品泄漏、食物等引发的集体伤害和中毒事件以及其他人为伤害，如山西长治医院锅炉爆炸事件等。

三是医患纠纷危机。是因医疗事故或医疗意外、医患分歧所致的医患纠纷等，如广东深圳"产妇肛门被缝"事件。

四是经营危机。医院在激烈的市场竞争中、在自身的经营活动中由于自身定位不当、对市场判断的不准确，选择错误的经营决策导致利润下降、效益减少，引发医院经营危机。

五是管理危机。因管理疏忽、职工违法违纪行为、不妥当或错误言行等所造成的医院形象和信誉损害，如核心员工背叛，学科带头人突然离开医院到竞争伙伴医院工作等。

六是媒介危机。是因一些新闻媒体对医院不利或不实报道而引起的媒介不良影响，如杭州"茶水发炎"事件等。

2. 根据危机发生率，可以分为医院经常性危机和突发性危机

（1）经常性危机。主要指医院正常状态下可能发生的各种潜在危机。归纳起来，医院"常态"危机有以下几个方面：

一是医患冲突危机。主要因为医疗技术、服务质量、服务价格、就医环境因素引起的医患纠纷或导致的医疗事故，并由媒体曝光引致公众关注，使医院品牌形象和信誉度受到打击，甚至危及医院生存。

二是医院运营危机。主要因为医院内部体制机制变革、资源匮乏、经营管理不善或员工个人与医院利益发生冲突或劳资、部门、人事纠纷甚至刑事案件引起的医院运营困难。

三是医院竞争危机。随着外资和合资医院的进入，"医药分家""医疗保险"等医改措施逐渐出台，使各医院间竞争日益加剧，竞争力不强的医院将面临被托管、兼并、淘汰等危机。

四是医疗卫生政策危机。政府卫生政策宏观调控、上级主管部门行政干预、利益协调等都可能引发医院潜在危机。

（2）突发性危机。"突发"危机主要指应对公共卫生突发事件，包括疫情，如 SARS、禽流感等；灾情，如洪灾、旱灾、火灾等；伤情，如事故、震灾等引发的重大伤亡救治等。

3. 根据危机来源，可以分为医院外部危机和医院内部危机

医院外部危机主要是指医院与外部公众、媒体、政府、其他社会组织之间因某种突发性、灾难性的事件而引发关系恶化，导致其正常运作受到影响，形象遭受破坏，生存和发展受到威胁的情况。

医院内部危机主要是指医院与内部员工之间因发生某种突然性事件引起的关系恶化，形象受损，医院正常秩序受到威胁的情况。

医院外部危机与内部危机是可以相互转换的，医院外部危机引发社会对医院的信任出现危机，进而医院的运行出现问题，医院内部职工对医院失去信心，继而引发医院内部危机。医院内部危机引发医院运行出现问题，通过媒体或其他中介组织进行传播后，在社会上造成一定影响，引发社会对医院的信任危机，进而由医院内部危机转化为外部危机。

四、医院公共关系危机的成因

（一）医院自身原因

医院在其发展过程中由于指导思想、工作思路、工作方式、运行机制等内部原引起的危机。它是由于医院的不作为或行为过失，管理不善所造成的。如由于责任心不强引起的医疗差错或医疗纠纷；片面地追求经济利益，擅自提高收费标准，滥检查，滥用药；医生收受红

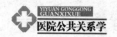

包和回扣，医德医风不正；服务态度差；医疗技术水平低；经营决策失误，等等，所有这些都将引起医院信誉的急剧下降，甚至引起社会舆论的强烈谴责。

1. 医疗事故引发危机

目前医学科学的发展水平和医院的医疗技术虽比过去有较大提高，但医疗事故仍难避免。医疗事故分责任性医疗事故和技术性医疗事故。

发生责任性医疗事故的主要原因在于责任人玩忽职守，不履行职责；不认真执行卫生行政法规和医院规章制度；不按医疗护理常规和技术操作常规办事；过分自信或疏忽大意，以致使病员产生了不良后果等。例如：工作责任心不强，在诊断中不认真听取病员主诉，体格检查不全面，过分依赖实验室检查；对疑难重症病员观察不仔细，遇有困难不请示上级医师，主观臆断、自作主张，或上级医师不亲自检查病人，轻信汇报而作出错误处理；值班人员不坚守岗位，擅自脱岗以致病员发生病情变化时未能立即抢救处理；在护理工作中，不认真执行查对制度，不按规定交接班或违反常规操作；不履行首诊负责制，推接病员或不负责任的转院、转科以致使病情恶化；手术中因疏忽大意开错部位、摘错器官，体院内遗留异物或违反操作而误伤重要脏器；不经领导批准，不作充分准备，自行其是开展新技术、新疗法、新项目；由于失职错选麻醉方式、部位，用错麻醉药，用药过量，违反药物禁忌、药物过敏试验及使用规定；药剂工作中配错处方、发错药品、用错用法；在各种检查治疗中（如检验、病理、理疗、放射、同位素、输血输液、特殊检查等）因不负责任而发生错误；为了掩盖病情，伪造、涂改、销毁病历及有关检查资料而贻误了治疗，甚至发生了差错事故又不及时报告而丧失补救机会；医院管理混乱、制度不严等，以及其他由于责任因素造成的医疗事故。

发生技术件医疗事故主要由于医务人员技术水平有限，例如：有的因业务水平差、临床经验不足，发生漏诊、误诊以致误治，有的对病情的严重程度估计不足，治疗护理不力或不当，待发现病情恶化时已丧失抢救时机；有的不了解药物的药理作用，以致误用于禁忌症病人，或不掌握药物的应用原则和方法，导致不良后果；有的对解剖不熟悉，组织结构不会辨认，手术中误伤重要组织器官，补救措施又不力；对病员出现的并发症不认识，延误了抢救时机；检验、病理、放射、同位素、超声等辅助检查，因技术原因提供了错误报告，导致不良后果等。

医疗事故在所难免，对医院来说是 1% 的事故，对病人及家属就是 100% 的痛苦或生离死别。一旦出现医疗事故，很容易造成医患关系紧张。大多数医院能本着实事求是的态度，诚恳地向病员或家属检查错误，坦率地承担责任，取得病员及家属的谅解。然而也有少数医院的管理工作者缺少这种姿态，过多考虑本院的利益，怕影响医院的声誉，怕丢掉荣誉称号，对于比较明显的医疗事故亦采取遮遮掩掩的态度，回避矛盾，甚至采取推卸责任、蒙骗病员及家属的做法，致使病员及家属对医院不信任，从而引发危机。

2. 医疗纠纷引发危机

导致出现医疗纠纷的原因很多，从医院的角度分析，除了医疗事故之外，还包括服务态度、不当收费、医患沟通等多方面的原因。

（1）服务态度差。

受社会不良风气的影响，部分医务人员对病员缺乏同情心，工作不认真，服务态度生硬。

有的对病员及家属的主诉和询问的问题不能认真听取，表现得不耐烦，不能作耐心的解释，对那些病情复杂、危重的病员交代不够，应发病危通知的却没有发给；手术中可能出现的危险及并发症未向病员及家属讲明白或未填写手术志愿书；对履行新的检查与治疗手段可能发生难以预料的意外交代不够；或对病员及家属反映的病情不予重视，甚至无理训斥、恶语伤人，使病员及家属丧失了对医务人员的信赖和希望，产生不信任感甚至对立情绪。这时，一旦病员出现不良后果，尽管并无医疗护理过失，但病员及家属将其联系起来，容易诱发医疗纠纷。

（2）医务人员语言不慎。

有的医务人员在医疗过程中不避患者或其家属，发表对病情的议论，在病床前、手术台上、治疗室、抢救过程中议论病情，或轻率对以后打包票，以抢救会成功或手术不出问题等承诺让病人或家属放心等。如随便议论"好像氧气不够了""怎能用这一种药""胃管是否插进气管了"，等等，都是说者无心，听者有意，一旦由于某种客观原因导致抢救或手术失败，家属难以接受现实，势必发生医疗纠纷。

（3）不廉洁行为。

有的医务人员利用职业之便，以医谋私，利用病人及其家属急于治好病的心理，收受红包，接受吃请和礼品，开搭车药、串换药品等不良行为。有的甚至还暗示病员要赠送，向病员及家属索取利益。本来病员及家属出于无奈送钱物，原想能得到好的回报。然而，一旦治疗效果达不到预想的结果，患者或家属就会萌发对医务人员的不满情绪，而引起医疗纠纷。这类情况虽不多见，但严重地损坏了医务人员的形象和声誉。

（4）收费不合理。

由于没有按标准收费、错收费，巧列名目收费；大处方，滥检查；有的甚至私自收费等，最终引起医疗纠纷。如哈尔滨"天价医药费"事件在中央电视台新闻调查节目曝光后，在全国引起极大反响，由此必然带来公众对医药费用的极大质疑和对医院、医生极大的不信任。

（5）病案书写缺陷。

病案是反映病员病情的真实记录，是进行医疗、教学、科研有价值的珍贵资料，同时也是认定医护过程是否有过失从而追究责任的重要证据之一。而病案又保存在医疗单位一方，一旦医患之间对医疗存在争议，极易引起病员及家属的不信任。因此，对病案必须认真书写，严格加强管理。

在实践中，个别医生病案书写不认真，遗漏重要的阳性或阴性体征；有的病程记录缺少或记录不详细、不及时，时间填错；有的是涂改、添加、删除、补记、笔误，甚至有极少数的伪造销毁等现象，使病案的真实性受到怀疑而引起医疗纠纷。

3. 经营不当引发危机

在医院的经营活动中，自身定位错误，对市场的判断不准确，盲目投资，经营政策选择错误等，可以造成利润指标下降，成本增加，效益减少，引发医院经营危机。

4. 管理不当引发危机

在医院管理上，危机管理意识不强，应急能力低下，管理政策选择错误，管理重点定位错误，管理制度不健全或管理措施落实不到位，缺乏激励及竞争机制等，可以引发医院管理危机，造成人才流失，员工满意度降低；医院文化建设和政治思想工作是医院管理工作中的重要环节，稍有疏忽，就会造成员工整体素质下降，工作效率降低，责任心不强，服务意识不强，服务态度冷漠，服务质量下降，甚至发生严重违纪违法现象，使医院社会公众形象和诚信度下降，从而导致医院的医疗市场份额下降，引发诚信危机。如某医院医生对于不是自己主管病人的家属咨询，采取不理睬态度甚至直接叫病人家属"滚出去"，严重缺乏人文素养。

5. 劣质医疗材料或设备引发危机

由于在药品、医疗材料或设备上没有严格把关，也会带来医患危机。如 2006 年广州某医院因用了某制药厂生产的假药"亮菌甲素注射液"导致 10 位患者死亡，被全国多家媒体报道，问题虽然主要是由提供药品的公司造成的，但由此引发的医患危机使医院形象也大受影响。

（二）就医顾客方面的原因

1. 期望值过高

现代医学科学虽然有了很大的发展，但远远达不到人类社会对健康的需要，人类目前还不能掌握所有的医疗技术。但由于公众对于医学知识相对缺乏，尤其是对医学的局限性认识不够，所有的病人及其家属对医院的期望值过高，过分依赖医生，认为医院能医治百病。在此心理影响下，一旦对治疗进度、治疗效果不满意或治疗失败就认为是医护人员的责任。当他们的期望落空后，就心理失衡，致使医患关系紧张，甚至把医院或医生告上法庭。

2. 维权意识增强

社会的发展和法制的进步，一方面使就医顾客较为关注自身的隐私权、知情权、同意权等权利是否得到保护和尊重，是否与医生处于平等地位。另一方面，在信息社会，患者能够方便地了解到与疾病相关的信息，要求更多地了解自己的治疗方案、用药及愈后情况。当患者这些权利被忽略或患者先入为主，医院、医生行为稍有不妥时，患者就会立即持怀疑或对立态度，认为自己权利被损害，从而引发纠纷，导致危机。

3. 缺乏医学知识

由于缺乏医学常识，部分公众对医疗工作的高风险性认识不够，有的患者及家属对医疗意外、手术或操作可能出现的并发症、对于疾病本身可能产生的合并症及后遗症、对于某些诊断不可缺少的检查技术（如腰穿、插管检查等）、对于一些抢救措施（如气管切开、心脏按摩等）不能理解；也有的病员不按医嘱随意服药，不按规定进餐，不适当地增加活动量等，均能加重病情或导致不良后果。一旦出现意外后患者及家属又不理解，认定是医护人员的工作失误，由此可能引起纠纷。

4. 动机不良

病员绝大多数都是抱着求医治病的目的来到医院，并配合医务人员进行治疗。但也有极少数患者及家属受利益驱动，不讲道德与诚信，借故挑起纠纷，以发泄心中的不满，甚至出现对医务人员进行人身攻击等过激行为。有的为了达到拖欠医药费或索要赔款的目的而无休止地纠缠；还有的是寻找借口，长期住在医院，以减轻家属子女在家照料的负担；也有的把家庭之间的矛盾转嫁给医院，例如有的因家庭纠纷而寻短见，到医院抢救无效时硬说是医疗事故，把矛盾转移给医院，从而减轻自身责任。更有甚者，极个别的家属为了骗取钱财或其他目的，竟不惜以亲人的生命与痛苦为代价，嫁祸于医院，制造纠纷。

（三）社会方面的原因

1. 医疗市场竞争加剧

随着改革开放的不断深入，我国的医疗机构已不再拥有垄断地位，外资医院、民营医院日益充斥着国内市场，使医疗服务行业的竞争加剧，医院生存面临着严峻的考验，经营危机随时存在。

2. 医疗制度环境改变

在新形势下，国家出台了各项新的医疗法规及医疗保险制度，要求医院要迅速转变角色，以适应新制度下社会的需求，但在转变的过程中，医院会因应对不当而产生危机。如医疗纠纷"举证责任倒置"出台后，使患方权益获得了一定保障，却也给医方更多的束缚。少数患者把"举证责任倒置"看作"尚方宝剑"，对医疗服务稍有不满，就利用"举证责任倒置"这个武器要求医方拿出证据，讨要说法，即使无理也要闹一场，甚至出现职业"医闹"，使医院陷入无休止的医疗纠纷中。

3. 医疗费用负担过重

近些年来，由于国家医疗投入不足和医疗资源分配不合理，出现群众"看病难""看病贵"等问题，个人医药费用支出增长过快，群众负担加重。由于医院是给患者提供医疗服务的直接窗口，患者就把"看病难""看病贵"均归因于医院和医务人员高收费、乱收费、过度检查和大处方等，把所有的不满发泄到医院和医务人员身上，甚至部分患者对诊疗不满意时，会寻找借口拒绝付款或要求经济补偿，从而产生医疗纠纷。

4. 信息沟通不畅或舆论负面导向

我国医疗卫生领域存在很多弊端和不良现象，媒体进行舆论监督是完全应该的。但是，舆论监督的前提是尊重科学、尊重事实，尤其是在专业性很强的医学领域。但往往媒体对患者具有同情心而缺少对医务人员的理解，其立场倾斜于患方，强调患者弱势群体的地位，可能存在失实报导，甚至个别媒体炒作，对事件本身夸大其词，加剧了广大人民群众对医务人员的不信任感，进一步激化了医患矛盾，使医院形象受损。如发生在杭州的"茶水发炎"事件，就是个别媒体对公众的一次误导，使本已紧张的医患关系越发陷入不信任之中。

5. 自然灾害或突发公共卫生事件

突发事件引起的医院公共关系危机是指由于非预见性、外在因素引起的突然发生的事件，导致医院公共关系形象受损的危机。这些突发事件主要包括不可抗拒力、突发公共卫生事件、外来的故意行为等。如传染病流行，其他单位不协作、诋毁或假冒本医院名义行医行骗等。

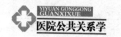

还有更多的社会不安定因素渗透到医疗领域的事件，如打架斗殴、食物中毒、爆炸事件等等。突发事件引发的公共关系危机会给医院造成较大的形象或利益损失，公众对医院是否恢复正常运转或服务产生怀疑，病人有逃避情绪和消极思维。如医院收治了"非典"病人，其他病人就会敬而远之，从而导致医院公共关系危机。

【案例分析】　深圳医院产妇"肛门被缝"事件

2010年7月23日，深圳一名孕妇在凤凰医院顺产下男婴后，产妇感觉肛门疼痛。其丈夫陈先生发现妻子肛门处肿成鸡蛋大小，周边都是线，怀疑肛门被缝闭。助产士称是产妇分娩时，痔核脱出，为止血，为其免费做了结扎止血手术，并"以人格担保未动过针"。凤凰医院院长则表示，肛门肯定没有被缝上，并非医疗事故。但其丈夫怀疑助产士因索要红包不成伺机报复。

当事人的丈夫陈先生接受媒体采访时表示："23日在妻子进产房前，助产士曾四次跟我暗示'你的儿子是我接生，他出生后第一眼看到的人就是我，你要非常重视这件事啊，你准备好没有。'由于身上只带了卡和200元现金，就用纸包了100元给助产士，并跟她说妻子手术后至少会再给1 000元的红包。前日（29日）晚，卫生调查组的人告诉我说助产士已经把红包还给我了，后来我在床头柜里找到了红包。"

助产士张某在接受记者采访时称，她并没有向患者暗示要红包。助产士解释："红包是当天晚上（23日）11点多接生完后，家属塞到白大褂衣兜里的，当时我正抱着孩子喂奶。由于怕家属不能接受当场拒接，就没有立即归还红包，而是第二天早上把红包放到病床左边的柜子里，退还红包时未告之任何人。家属能给红包就是看得起我了，不可能会嫌少的。"

该事件闹得沸沸扬扬，众多媒体介入报道，主题多为"产妇少送红包肛门被缝"。该新闻引起不少读者的震惊，引来了很多"仗义之士"对当事助产士、医院乃至整个医疗行业的口诛笔伐。

深圳市卫生部门迅速介入调查此事。2010年7月28日，深圳市卫生和人口计划生育委员会表示，助产士无权做外科手术，如果发现助产士在行医过程中有问题，将依法依规严肃处理。2010年7月29日，深圳市卫人委召开新闻通气会，通报无证据证明助产士将肛门缝闭，是否缝针专家说法不一。2010年7月31日，陈先生就"肛门事件"向罗湖公安分局派出所以助产士涉嫌故意伤害为由报警。2010年8月2日，深圳市卫人委宣布此前调查结果系行政调查，非医疗鉴定结果。助产士离岗检查。2010年8月12日 罗湖公安分局公示法医鉴定结果——产妇林某萍的肛门处可见"黑色丝线缝扎"。

2010年8月，深圳市卫生与人口计生委曾召开新闻发布会通报了调查情况，认为凤凰医院助产士张某并未缝产妇肛门，而是进行了肛门痔疮止血，但其行为已超出其执业范围，将责成凤凰医院加强管理，并且将根据医疗机构管理的相关规定，对助产士所在的凤凰医院进行行政处罚。

"缝肛门"事件在深圳市卫人委的调查后沉寂了一段时间。8月22日，助产士张某突然将产妇林某的丈夫陈先生及深圳两家媒体一起推上被告席，告其侵犯名誉权，索精神损害赔偿金10万元。

罗湖法院认为，本案系名誉侵权纠纷。根据深圳市卫生和人口计划生育委员会作出的调查报告认定，无证据证明张某存在实施了缝合产妇肛门的事实。判决陈先生在某媒体上刊登向张某的道歉声明，并赔偿后者精神损害抚慰金 3 万元。判决书中称，张某在本案中曾一并起诉深圳两媒体并要求其承担侵权责任，在本案审理过程中，张考虑到两媒体已经进行了更正报道，故申请撤诉。

陈先生表示不服，肯定要上诉。

曾经发生"缝肛门事件"的深圳凤凰医院，因为城市规划的原因，该医院在 2011 年 8 月已经停业。

（资料来源：http://baike.baidu.com/view/4134707.htm；市卫人委：无证据证明产妇肛门被缝合[N].南方日报，2010-07-30；"少送红包遭缝肛门"追踪——产妇被判赔 3 万[N]. 德州晚报，2011-01-23，另根据部分主流媒体网站资料整理。）

思考：请你分析该医院陷入舆论漩涡，导致形象危机的原因。

第二节　医院公共关系危机管理的程序

危机是一个连续发生的常态，没有一个医院不会遇到危机，而且随时都有可能出现危机，因此每一个医院都应建立适应自己的危机管理机制。医院危机管理基本可分为事前、事中、事后三个阶段予以应对，也就是要搞好危机预防、危机处置和善后恢复。危机不仅具有破坏性和灾害性，处置得当也可创造发展机遇，危机变转机。

一、危机预防阶段

建立完善的医院危机预警体系是危机预防阶段的重要任务。海恩法则告诉我们：每一起重大的飞行安全事故背后有 29 个事故征兆，每个征兆背后有 300 个事故苗头，每个苗头背后有 1 000 个事故隐患。危机预警的目的就是观察征兆，发现苗头，消灭隐患。医院危机预警体系是一种对危机进行超前管理的系统，主要包括全员危机意识的树立、危机管理组织的组建、危机预警信息搜集系统的建立、危机预案的设计、危机模拟演练等内容。

1. 树立全员危机意识

《晋书·诸葛亮民传》曰："富贵必履危机"。中国还有一名古训："晴带雨伞，饱带路粮"，都在诚勉我们要有危机意识。正像几毛钱一支的疫苗可用来预防一次耗资巨大并可能致残致死的传染病一样，避免危机是控制潜在危机花费最少、最简便的危机管理方法。但是，危机的预防常常被完全忽视，我们常常看到"救火"专家，却难于看到"防火"专家。

危机意识是危机预警的起点，由于危机具有突发性和不确定性，医院危机是随时随地都可能发生的。至于危机何时发、何地发和怎样发生？都是很难预测的。因此，医院管理者要广泛树立危机意识，努力提高发现、捕捉、判断危机信息的能力，将对各种潜在风险的随时评估，纳入危机管理的日常工作。其次，必须不断完善危机发生的预警和监控系统，使相关部门领导和工作人员时刻做好防范危机的心理和物质准备。

同时，在危机事件中，医院全体员工是一个利益共同体，医院里任何一个人的言行都将

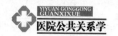

有可能影响事件的发展态势。因此，医院应普及危机管理知识，开展危机教育，使每一个员工从思想上做好应对各种危机的准备，树立全员危机感。在危机教育中，医院可将危机理论指导、危机发生情况和相应的处理措施等以通俗易懂的语言编成危机管理计划手册，或制作成录像、幻灯片等向员工全面介绍应付危机的方法，让全体员工对出现危机的可能性有足够的了解，整体提高对危机的把握能力，强化医务人员的职业道德，提高其业务能力和技术水平，以减少危机事件的发生。

例如：2001 年，某医院呼吸科同时出现 2 例金黄色葡萄球菌感染，立即引起科主任的重视，在短时间内感染管理科组织人力调查，调查期间出现了第 3 例和第 4 例同样的情况，最后证实为呼吸机管道污染所致，问题得到了妥善解决，也阻止了病情蔓延。相反，1998 年，深圳市某妇幼医院对不断出现的手术切口感染视而不见，最后造成震惊全球的 100 多名产妇集体感染非结核分枝杆菌危机。

2. 建立健全危机管理组织体系

具备健全的危机管理组织体系，是医院管理成熟与否的标记。因为危机的发生不仅会影响医院的经济利益，使医院的正常经营受到损害，更重要的是，如危机处理不当，还会使人民的生命安全受到威胁。一些医院缺乏必要的危机应对机制，既缺乏专门负责此项工作的领导、部门及工作人员，也缺乏相应的危机应对程序和具体措施，比如医院发生医疗纠纷，一般由医务科处理；如遇媒体采访，又归宣传科或办公室的接待，致使对同一事件或问题口径不同，说法不一；处理上也往往"头疼医头，脚疼医脚"，疲于应付，效果不佳。

医院应设立高效的危机管理组织机构，可归属于公关部，没有设公关部的医院可归属于办公室，明确其职责和任务，全权负责医院公共关系危机事务管理。

一般来讲危机管理组织应该包含以下几个部分：管理决策机构，执行处置机构和专家组。

危机管理决策机构一般由医院分管院长和公关部负责人构成，主要职责为制定危机管理策略和计划，指导和监督执行处置机构的日常工作，危机管理方面重大问题的决策，危机发生时的指导、协调和咨询工作等。

执行处置机构即公关部危机管理办公室，接受医院危机管理决策机构的领导，平时负责长程规划；执行管理机构的策略和决策；深入了解引发医院危机的潜在因素并随时监察可能出现的危机，研究、制定防范措施；加强医院内部危机管理方面的培训和宣传，进行危机处理技术训练，组织模拟危机环境下的培训和演练，提高全员的风险管理意识，强化医院风险管理文化；制定医院的风险管理目标、规划、制度，做好资源保障和储备工作。一旦危机发生，立即成为处理中枢，成为信息汇聚和资源协调中心，能迅速、及时、高效地采取应对措施，协调处理危机引发的各种问题。

危机管理专家组，是由医院内外部顾问组成的智囊团。他们或是医院相关部门负责人，如办公室主任、医务科长、护理部主任、总务科长、财务科长等，或是聘请的公关专家、法律顾问等。他们具有危机管理方面的理论和实践经验，并能够将这些经验同医院的日常运作相结合。平时能够提供危机管理的指导，战时能够提供意见，供危机管理委员会决策参考。

3. 建立危机预警信息系统

在危机管理过程中，信息发挥着十分重要的作用。及时收集、传递和共享信息，能够舒缓危机，降低危机的损害。所以，医院建立危机预警机制的前提和关键就是建立有效的危机预警信息搜集系统。

危机状态下的信息常常不完整、不及时、不准确，甚至虚假信息如潮如涌，给危机管理者带来决策风险。因此，信息的正确收集、准确分析和恰当传递非常重要。

首先，应建立畅通的医院内外部信息收集渠道。外部渠道包括大众传媒、政府相关部门、利益相关公众等，内部渠道包括医院管理层、医护人员等。通过座谈会、交心会、个别访谈、实地调研、大众传媒报道、文献报告资料和互联网等途径广泛收集内外信息，并对信息进行甄别鉴定，以便准确、及时地预测到可能发生危机的征兆，帮助医院管理者做出正确决策，采取有效措施控制危机，避免猜测和谣言带来的医院不稳定。

其次，充分利用现代化的技术检测手段，对可能引起危机的各种因素和危机的表象进行严密检测，及时掌握危机变化的第一手材料。如，复旦大学附属儿科医院在抗击"非典"对疑似病例及相关医护人员进行隔离期间，利用网络视频和人机对话等技术手段，对隔离人员情况进行全程及时监测，并在第一时间内掌握危机变化的第一手信息。

再次，实行预警信息发布制度，建立健全危机汇报制度。危机管理办公室应建立预警信息汇报制度，定期向危机管理决策机构汇报工作，实行周报或月报制度。一旦监测到潜在危机信号，应马上做出应对预案并及时向危机管理决策机构报告，最好实行每天报告制度。危机处理过程中更是要时刻关注事态发展趋势，随时汇报使管理决策机构能及时掌握事态发展动向，以便做出正确决策。

危机管理办公室应及时发布危机预警信息，学会运用媒体，引导公众。全体员工要迅速对危机达成共识，通过新闻发言人对外统一发布信息，通过媒体，让社会了解事件的真相和医院的态度，为医院处理危机创造一个良好的舆论环境。

4. 制定科学合理的应急预案

"凡事预则立，不预则废"。要做好医院的危机管理工作，必须在广泛收集信息情报的基础上，科学预测和评估医院存在的危机，制定一个完整、可行、有效的危机管理预案。预案应与员工共同参与制定，不能只是少数人闭门造车的产品。这样，在危机来临时，医院才能从容应对，减少危机给医院带来的危害。医院应投入人力和物力，研究各种危机发生的可能，结合国内外典型的医疗机构危机事件展开危险因素分析，并针对本医院的规模、实际人力和物质资源情况，制定适合本医院的危机应变预案。

医院危机预案的制定是一种进攻性的行动，制定者要预见到事发现场的种种可能，拿出实际可行的解决措施以达到预定的目标。预案包括确定问题及等级，确定总目标、细分目标和关键目标、多目标方案；制定实现目标的一系列行动、制定保证目标实施的规定；预算（该等级医院危机事件处理工作的内容及人员分配，危机现场可动用资源、完成行动或目标所需的时间总量、危机恢复需要的资金）。

根据紧急情况医院危机可分为4个等级：

（1）低度紧急情况：危机程度较轻，对医院影响较小，由发生危机的部门或科室独立解决即可，无需其他部门或科室协助解决。

（2）中等紧急情况：危机程度一般，对医院有一定的影响，必须由发生危机的部门和科室与其他部门或科室共同协调解决。

（3）高度紧急情况：危机程度较重，一定程度损害医院的信誉或利益，须提交医院最高管理层解决。

（4）重大紧急情况：重大突发公共卫生事件、重大医疗事故或医疗纠纷，严重损害公众身心健康或医院利益，医院无法解决，须交卫生行政主管部门，由社会各相关部门协同解决。

危机预案制定后，不应该是机密档案锁在公文柜中或束之高阁，而应当是让所有员工人人知晓。一旦危机发生，懂得用事先拟定成文的有关危机事件的处理程序、原则和方法应对危机，在危机发生时及时采取补救措施，尽可能控制事态。如果事前没有周全的计划和能够立即付诸实施的制度、流程以及能够立即投入角色并展开工作的人员，那么在危机发生时反应迟缓、内外部混乱的现象则将无法避免。

如，在 2003 年 SARS 危机中，北京解放军 309 医院在危机爆发前未雨绸缪，制定并实施了严格有效的危机管理策略，收治 200 多例 SARS 病人，无医务人员感染，无病人交叉感染。与之相反的是北京某医院，在危机出现前既无切实可行的预案，在接诊第一例 SARS 病人后又处理不当，导致了 90 多例医务人员感染和不少其他患者交叉感染，最后全院被隔离。因此医院应按危机性质分类制定各类危机预案，以备突发事件措手不及。

5. 模拟演练危机情景

医院危机管理不能只有预案即可，必须根据医院可能发生的危机，模拟可能出现的情况，进行针对性训练，这是实施医院危机管理必不可少的重要环节。

模拟训练可强化全院人员的危机管理意识，提高员工应对危机的能力。训练时，应充分考虑到危机产生时各方面情况，即从可能出现的最坏、最糟的状况出发，对制定预案的不合理或未考虑周全处进行修改，借以研究出一整套最佳的解决方案。此外，还应该注意收集国内外医院处理危机成功或失败的案例，吸取他人的经验，检查和发掘自身潜在的危机因素。

二、危机处置阶段

危机处置阶段即危机公关阶段。危机一旦发生，应立即启动应急预案展开危机公关，控制危机，减少损失成为医院管理当务之急。日本危机处理专家泷泽正雄认为，危机管理的本质就是管理损失，要以最节省的费用，使危机损失减少到最低限度。

医院危机公关（Crisis public relations of Hospital）是指由于自然灾害或人为原因等，导致医院在日常业务活动中出现具有重大不利影响的突发事件时，医院运用公共关系的策略、措施与技巧，以达到控制局势、解决纠纷，减少损失、维护矫正形象，帮助医院走出危机的目的而展开的一系列具有针对性的公共关系活动。

危机顷刻之间爆发，会以迅雷不及掩耳之势迅速向社会蔓延，医院的形象、品牌、效益等马上面临严峻的考验。医院决策者应迅速判断事件性质和危害程度，适时启动相应范围的应急预案展开危机公关，积极控制危机，并在危机公关工作中遵循"5S"原则。

"5S"原则是关键点公关公司董事长游昌乔先生通过十年积累所创导，既填补了我国危机管理理论研究的空白，同时成功帮助众多企业从容应对危机，化危为机。危机公关"5S"原则，即速度第一原则（Speed）、承担责任原则（Shoulder The Matter）、真诚沟通原则（Sincerity）、权威证实原则（Standard）、系统运行原则（System）。

1. 速度第一原则（Speed）

速度第一原则是处理危机的第一原则，赢得时间就意味着减少损失。危机发生后，能否迅速控制住事态，使其不扩大、不升级、不蔓延，是处理危机的关键。迅速反应可以将危机的损害尽可能减少到最低程度，在最短的时间内重塑或挽回医院原有的良好形象和声誉。所谓迅速就是要求医院在第一时间必须做好以下几方面的工作。

（1）迅速成立危机公关领导小组。

医院如发生三级以上的危机事件，首先要成立由医院相关领导牵头的危机公关小组，并全权处理相关事宜。

危机公关领导小组一般由医院最高领导者召集，医院院长任组长，作为医院的最高决策者，能够保证公关指令的权威性和执行力，还能保障危机公关时必要的物资供应；分管副院长任副组长，全面指挥危机公关工作，组织修订应急方案并督促执行完成情况，整体把握危机处理动态，向组长负责；与医院危机相关的各部门领导和人员任组员，对组织和副组长负责，积极协助、配合组长、副组长完成危机公关任务；经常与传媒联系的部门领导任新闻发言人，适时对外统一发布信息，保持口径一致；危机公关领导小组还可聘请外界公关专家、法律专家或其他权威机构的人士任组员，可以比较全面地考虑医院危机的各个方面，确保公关活动能有效化解医院危机，重塑医院形象。

（2）迅速查明危机事件真相。

危机公关领导小组组建以后，应立即组织有关人员，深入一线了解真相，迅速展开调查工作。

首先，了解事件的时间、地点、原因，涉及的人员，当事人的状况，已经采取的措施，事态的发展等，找出危机事件的关键点，准确分析医院危机事件的原因。

其次，查明危机事件已经造成和即将造成的财产损失情况、人员伤亡状况，这些损失会影响哪些相关人的利益和感情问题。

再次，查明医院危机事件的影响范围，媒体的介入及负面影响情况等。

最后，医疗事故或医疗纠纷危机，应特别注意保持病案记录等原始资料的完整性、真实性和安全性，交由指定部门封存保管。

全面调查了解危机事件的基础上，冷静客观地分析事件的责任，我方的责任在哪？我方的理由是否成立？对方的责任在哪？对方的理由是否成立？调查要尽可能做到准确、清楚、尽量不要忽略每个细节，对责任和理由的推断要尽可能从第三方的角度去思考，不能意气用事。在此基础上形成基本的调查报告，为处理危机、制定相应政策及应急措施提供基本依据。

（3）迅速沟通危机事件信息。

好事不出门，坏事行千里。在危机出现的最初 12 ~ 24 小时内，消息会像病毒一样，以裂变方式高速传播。而这时候，可靠的消息往往不多，社会上充斥着谣言和猜测。医院必须当机立断，快速反应，果决行动，与媒体和公众进行沟通。从而迅速控制事态，否则会扩大突发危机的范围，甚至可能失去对全局的控制。

首先，在医院内部要达成共识，统一口径。查明事实真相后，不能忽视向内部职工介绍情况，应组织安排各种交流活动，保证内部及时沟通，增强透明度和员工信任感，取得职工的团结，避免不稳定情绪的发生和内部流言的外传。

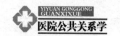

其次，医院新闻发言人要先声夺人。危机发生后，有的媒体为抢独家新闻或提高媒体知名度，会置职业道德于不顾，发表刺激危机局势的负面消息，激化危机事态：如夸大炒作危机事件中的某些因素；在受访专家意见不统一的情况下，将矛盾信息传播出去，加剧恐慌；提供缺乏专业性的建议，误导公众；散步不实传闻等负面信息，毁坏医院形象。医院新闻发言人应当在第一时间抢发新闻，对危机快速回应，通过媒体传递真相和相关信息，平息愤怒与恐慌，赢得良好舆论空间，稳定人心，挽回形象。

（4）迅速安抚当事人。

医院危机事件能否迅速控制事态发展的关键是能否快速安抚好当事人。

重大公共危机事件发生后，会引起公众恐慌、愤怒、抑郁、焦虑等负面情绪，对公众的安抚不只是医院独立能完成的事情。应协同政府、各相关部门、相关领域专家、专业心理工作者、大众传媒等对公众进行心理抚慰、引导，帮助公众尽快走出危机阴霾。

医院陷入医患危机时，一般情况下病患及家人的情绪会十分激动，指责医务人员不负责任，给就医方带来巨大损失。如不及时安抚，会使事态出现扩大化，从聚众取闹、设置灵堂到打砸医院、砍杀医生，从利用媒体、网络造势到直接对簿公堂，医患矛盾不断升级。危机处理小组应及时派出工作人员，一方面组织最好的医疗小组，力争将病人的损失降到最低限度。另一方面耐心听取当事人的意见，表达安慰、同情与歉意，尽可能提供其所需的服务，指明解决的办法和程序，并承诺对受害人的各种损失，将实事求是地积极承担法律规定的经济赔偿，对医院存在的不足，应坦诚承认并主动道歉，以求获得病人及其家属的谅解、宽容。因此，突发事件后医院的及时表态是控制事态发展的有效措施。

（5）迅速向主管部门汇报，向相应部门联系援助。

应对突发事件，医院要善于"借力""使力"，通过各种途径，最大限度地博取政府、传媒、相关行业、广大民众对本医院的支持、谅解和同情。

首先，医院应积极主动向上级主管部门汇报情况。上级主管部门有责任领导下属单位，帮助下属单位排忧解难。因此医院一旦发生危机事件，在积极采取措施应对的同时必须及时实事求是地将医院危机情况向上级行政主管部门汇报，做到不隐瞒、不歪曲事实真相。并注意保持与上级行政主管部门的联系，随时汇报事情的发展动态，争取主管部门的支持。危机处理后，还要形成详细汇报材料报告给有关主管部门。任何理由的瞒报、迟报甚至不报，都是危机管理之大忌。

其次，医院危机发生以后，除了要争取上级行政主管部门的支持，经常还需要请求相关部门的援助。如，希望得到媒体的公正报道和准确信息的传递；医疗器械或药品质量所导致的形象危机还需要供货商的配合支持以及质检部门的参与；没有正当理由甚至失去理智的医闹严重影响医院正常工作时需要执法部门的干预；医疗事故鉴定还需要医疗事故鉴定委员会出面，等等。医院应如实向相关组织传递危机信息，通报医院对此采取的措施及危机处理的进展，以争取相关部门最大的支持。

2. 承担责任原则（Shoulder The Matter）

医院危机事件发生以后，病人和家属会关心两方面的问题：一是利益问题，即责任的追究和经济赔偿问题，会成为其关注的重点。二是感情问题，病患很在意医院是否在意自己的感受。病人由于本身医学知识的欠缺，一般对医院和医生医疗技术方面的投诉无从进行，导致医患矛盾更多的常常是因为医院和医生的态度所引起，进而引发对医疗环节存在问题的猜疑。因此，危机事件发生以后，医院的态度至关重要。

首先，医院应及时表明承担责任的态度。决策层要做的第一步是迅速向危机发生现场派出副院长或院长等高级负责人，特别是院长的出现，会传递两条信息：我很重视我也很负责。尤其是处理重点医疗纠纷或医疗事故时，显得非常重要。事实上，人们对管理层对事件的态度的关注，常常不亚于他们对事件本身的关注。如湖南衡阳某医院在医疗纠纷出现后领导迟迟不到现场，不与家属对话，导致了一场震惊全国的医生受辱受害危机。

其次，医院应及时查明事件真相，分清责任。属于医方责任要勇于承认失误，实事求是地承担相应责任，向受害者诚恳表达歉意，积极主动沟通，协商解决办法，做好挽救或补救工作，尽量满足患方的正当要求，绝不能推诿、敷衍。若医院本身没有责任，就要积极向对方作解释，特别是医疗纠纷往往涉及大量专业知识，只有耐心细致的解释说明，才能得到对方的理解和支持；对于危机事件中受影响的弱势群体和受害者，即使医院没有责任也应主动承担起人道主义、救死扶伤的社会义务，这样做会迅速提高医院的美誉度。

再次，医院在存在过失的情况下应迅速做出整改措施。当出现责任在医院方的情况时，在积极表明解决问题的态度、努力与对方及媒体沟通的同时，尽快地拿出合理的整改措施更有助于事情的解决，特别是一些针对收费、服务等方面的纠纷事件，及时而合理的整改措施往往就是最好的解决之道，这样就向对方及媒体表明，医院不仅有解决问题的态度，更有解决问题的行动。

【案　例】　因没钱交押金，农民工死于北京某医院

2005 年 12 月 13 日，37 岁的来京务工人员王某在某医院死去。其家属认为该医院未能履行"救死扶伤"的法定职责，将医院告上法庭，索赔 47.8 万余元。

鲜活生命悲惨死去。

2005 年 12 月 11 日 24 时左右，王某被 120 送到北京某医院。因拿不出 5 元钱挂号，医生拒绝为其施救，遭受病痛折磨的王某被人搀扶着离开医院。

10 个多小时后，王某再次被送到了某医院。这次他疼得比上次更厉害，满地打滚。医生见状却称"患者没有生命危险，有钱才能抢救"。

12 月 13 日 19 时 30 分，王某躺在担架车上不停地喊"疼！救命！"大口大口地吐着黑血，走廊的墙壁喷溅上斑斑血迹。此时该医院的工作人员见王某躺在大厅里挡道，将王某推到一楼男厕门口，男厕距离抢救室不到 10 米。22 时许，北京最冷的那个冬夜，被疼痛折磨了 40 多个小时的农民工王某悲惨地离开了这个世界。

12 月 15 日，《新京报》以"无钱治病死于某医院"为题，率先报道此事，在社会上引起关注和争议。

15 日下午，北京某医院召集当地多家媒体在医院内召开一个小型新闻发布会，通报了王某死亡事件的院方调查结果。院长助理田某否认了王某是因为没有钱治疗而死亡，并认为媒体报道失实，同时通报了院方对王某的救治过程。医院方面称，医院并没有因王某没钱而放弃救治，13 日王某第二次到医院时，医生曾给王某开过门诊暂记卡，也给他们开了很多项检查的单据，凭卡可获得相当于 500 元的医疗救助费用，但由于医生没有和王某沟通好，王某没有使用这张卡及时治病。"但是他们自己不检查，这就不是医生的责任了"。

12月28日，北京市卫生局纪检监察部门参与调查王某死亡事件。要求北京市卫生局和北京该医院认真调查、澄清此事，给社会一个交代。

29日晚，王某家属的代理律师单某与该医院负责人田某就赔偿事宜进行了对话。田某表示，由于院方对王某的死亡不负有责任，因此只能对其家属作出相应补偿，而不能按照家属的要求赔偿。

2006年1月5日，王某家人认为该医院没有履行救死扶伤的法定职责，委托律师将该医院告上法庭，索赔医疗费、死亡赔偿金等共计47.8万余元。东城法院正式立案。

2月14日，东城警方公布尸检结果：王某因异物吸入气管及肺窒息死亡。尸体解剖化验还认定，王某生前患有胃溃疡穿孔继发急性化脓性腹膜炎及心肌炎。

该医院院长助理田某称，王某的死亡是一场意外。他说尸检的结果表明王某是窒息性死亡。在医学上推理，王某当时所患的胃穿孔造成窒息性死亡的可能性很小，这是一个小概率的事件。"在医学上来说小概率的事件，医院是不需要承担责任的。"同时田某说根据对方证人的证词，王某有长期的酗酒行为。而酗酒行为会使窒息性死亡的几率增高。

庭审最后阶段，法官提出庭上调解，双方均表同意。该医院提出，同意在承认医院无过错的情况下，出于人道主义，对王家进行一定补偿，

2007年8月，拖了近两年、备受社会各界瞩目的农民工王某惨死北京某医院一案，终于尘埃落定。经过法院十余次调解，王某家属与该医院签订"和解协议"，在"同意由法院申请撤诉""不向媒体等其他第三方透露协议内容"以及"无任何其他争议"等条件下，拿到了该医院"出于人道主义考虑"给付的"补偿金"18万元。

在2006年1月7日召开的2006年全国卫生工作会议上，卫生部部长高强在讲话中提出，要控制公立医院特需服务，建立医疗救助基金，不许见死不救，同时要求各地建立平价医院或平价病房。

（资料来源：耿小勇，张汉宇. 无钱治病死于某医院[N]. 新京报，2005-12-15；高强：卫生部要求各地建立平价医院或平价病房[N/OL]. 新华网，2006-01-07；耿小勇，张寒. 无钱男子死于北京某医院案开庭[N]. 新京报，2006-03-29；刘姝媛. 无钱民工病死某医院续：签保密协议获赔18万[N/OL]. 东北网，2007-09-04，另根据部分主流媒体网站资料整理。）

思考：请从危机公关的角度探讨医院履行救死扶伤社会职责的重要意义。

3. 真诚沟通原则（Sincerity）

"谣言止于智者"，医院处于危机漩涡中时，是公众和媒介关注的焦点，一举一动都会受到质疑，因此千万不要有侥幸心理，企图蒙混过关。医院应主动与相关公众进行全方位的沟通，除了沟通时间上要及时，沟通态度上还要真诚。

真诚沟通是处理危机的基本原则之一。这里的真诚指"三诚"，即诚意、诚恳、诚实。如果做到了这"三诚"，则一切问题都可迎刃而解。

（1）诚意。在重大危机事件发生后的第一时间，医院的管理高层应亲临现场，向当事人了解情况，及时表态并致以歉意，体现医院勇于承担责任、对病患负责的精神，赢得病患者的谅解和宽容。

（2）诚恳。一切以病患者为中心，不回避问题和错误，不惜一切代价救治伤员，哀悼遇

难者，慰问家属。及时与媒体和公众沟通，向公众说明危机的进展情况，重拾公众的信任和尊重。

（3）诚实。诚实是危机处理最关键也最有效的解决办法。不要企图隐瞒真相，这样只会增加受害者及家属的不满，采取过激或报复行动，失去对医院的信任。要以诚实的态度面对患者、公众，以换取他们的谅解，平息舆论的不满。我们会原谅一个人的错误，但不会原谅一个人说谎。

公关之父艾维·李早已提出这一公共关系工作之基本准则："公众必须迅速被告之事情的真相"。危机事件发生后，特别是在事件初期，由于种种原因，传播的信息容易失真。为了避免公众的猜测、误解和有关危机事件的谣言造成新的危机事件，医院应及时告知相关公众事实的真相。

危机沟通有五大对象：受害者、内部员工、媒体、上级部门和关联组织。

首先，医患沟通要诚恳。事实上，许多医疗纠纷、医患关系紧张、投诉等是由于沟通不够或沟通缺乏诚意引起的。医生良好的服务，与病人充分的情感交流与沟通，能减少或化解许多公共关系危机。危机发生后，医院应迅速确定专人与患者及家属进行沟通，把事件的来龙去脉、调查和处理意见心平气和地向患者及其家属作解释。认真听取患者的意见和要求，并及时作出明确的答复，选用恰当的方式、方法，恢复医院公共关系形象。

其次，内部沟通要及时。医院对内应第一时间统一认识，统一口径，保证内外说法一致，避免谣言产生。应及时向员工告知危机真相和医院采取的具体措施，搜集了解员工的建议意见并做好耐心细致的解释工作，传达挽回不良影响和重建医院形象的具体措施等，增强危机事件的透明度和员工对组织的信任感，务求大家同心协力，与组织共同进退，共渡危机。

再次，媒介沟通要准确。危机公关要求建立新闻发言人制度。对于医院来说，医院新闻发言人的存在并全权处理相关事宜，使得医院可以统一口径，避免不利"传闻"的扩散，为医院危机处理赢得主动权。

医院危机事件领导小组做好信息发布方案，统一口径，由新闻发言人通过召开记者招待会或座谈会的形式，主动提供真实、准确的消息，不隐瞒或省略某些关键细节，公开表明医院的态度和处理原则，介绍医院为化解危机正在进行的种种努力，并对公众关心的问题作出负责任的解答。对一些涉及技术性较强的信息，尽力用通俗语言准确表达，耐心做好解释、说服工作，切忌"无可奉告"。

最后，上级部门和关联组织沟通要持续。对上级主管部门应当及时地实事求是地汇报事态发展情况，进而与上级有关部门保持密切联系以求得帮助与指导。

对关联组织应当根据具体情况，及时向公关顾问、法律机构、质检部门、执法部门、医疗事故鉴定委员会等组织通报危机事件及其处理措施，以求得到理解与援助。

【案　例】 "天价医疗"事件反思

事件回放：

2005 年 11 月 21 日，中央电视台《新闻调查》栏目播出了《天价住院费》的报道。在报道中称"2005 年 6 月 1 日，因多脏器功能衰竭的 74 岁恶性淋巴瘤患者翁某，被送进哈尔滨 A 医院（A 医院）的心内科重症监护室；于 8 月 6 日抢救无效在医院病逝。

在其住院的 67 天里，住院费用总计 139.7 万元。病人家属又在医生建议下，自己花钱买了 400 多万元的药品交给医院，作为抢救急用，合计耗资达 550 万元。然而，高昂的医药费并未能挽回病人的生命。"

随后国内各类媒体竞相转载或者报道，"550 万元天价住院费"的提法被所有报道过这一事件的媒体广为引用，成为当时的一个公共事件。

2006 年 4 月 29 日，中国卫生部、国务院纠风办通报了中央纪委、监察部、卫生部和黑龙江省纪委联合调查组对 A 医院有关违纪违法问题的查处情况。指出了在治疗过程中，A 医院存在违反规定乱收费、违法违规伪造和大量涂改医疗文书、部分科室管理混乱、相关职能科室监管不力、对患者家属投诉采取的措施不力处置不当等问题。并宣布了事件处理结果：A 医院被吊销"三甲"医院资格 1 年；A 医院主要责任人员依法依纪分别作出了处理；责成该医院向患者家属退还违规收取的费用，并向患者家属赔礼道歉。

案例反思：

（1）对过错无动于衷，缺乏真诚沟通。

早在"天价医疗"事件曝光之前，患者家属通过多种渠道获得住院费用清单，发现医院存在药物使用记录不全或有明显的计算错误。对于这些明显过错，患者家属曾专门请 A 医院有关负责人和当事科室负责人及医生当面对质，提出索赔。

有人分析，患者家属选择与医院方对质，最初更多的是想让医院给一个说法，也可以说是患方主动给院方发出了"私了"的信号。然而，院方对自身存在的过错拒不承认，对患方发出的"信号"无动于衷，只是一味地强调对患方提出的问题进行核查，而核查结果又与患方所认为的大相径庭，最终逼迫患方将事件全盘抛向媒体。

很显然，直到"天价医疗"事件曝光后，A 医院仍未对事件可能的走向及将要产生的严重后果做出正确的评估，或者说一直以来医院认为根本就不需要辩解什么。当时，甚至有一位副院长还公开表示："我们不担心对方告，就是告了，医院照样还是门庭若市，因为这里的老百姓离不开我们。"

（2）对危机放任发展，缺乏全员公关意识。

正因为这种高估了医院能量和社会对其依赖程度的错误认识，以及近乎"自杀"的强硬态度，医院管理者在医院身陷事件漩涡之中时，并没有意识到加强对全院员工危机教育的重要性，医院许多工作人员成为媒体的追逐焦点并比较"便利"（对于媒体来说）地接受了采访。

将此事件作为一项课题研究的中国人民大学新闻传播学院院长助理、著名医院管理培训专家胡教授惊讶地发现，医院管理者一开始对外采取沉默的姿态，但各家媒体的记者们对该医院医生的采访并没受到任何限制："就在医院闭口不言的那些日子，我们的课题组还是很轻松地采访到了该院 28 位医护人员，这不能不令人吃惊。""很显然，医院身陷事件漩涡之中时，仍然没有意识到要加强对全院员工的危机公关教育。当危机事件突发后，每一位员工都是医院的一分子，他们的每一句话都会成为媒体的追逐焦点。"胡教授分析说。

（3）对舆论陷入被动，缺乏指定新闻发言人。

随之而来的是，当事医院工作人员的不同说法成为媒体及患方打击医院的重磅炸弹，A 医院也因此失去了利于自己维权的最后机会。院方并没有指定新闻发言人"用同一种声音说话"，使得这个案例有了构成"精彩新闻故事"的要素：院方狡辩抵赖，某些受采访人员言之无物、词不达意，分管医疗的副院长表示"我不清楚这个事情，具体情况我不了解，我没有参与这个事情"；这些言谈不仅无助于引导舆论，而且使整个医院高层深陷被动；主治医师王某自曝黑幕，继而神秘失踪；某主任反咬一口，认为患者"还欠医院的钱"。在处理这件事情的过程中，院方没有及时指定新闻发言人，统一口径对外发布信息，而是由很多没有受过新闻发言人专业培训、没有掌握最全面信息、更重要的是没有获得院方授权的人接受了媒体的采访。他们囿于自己所处的小环境，并不像发言人那样可以协调各方，统揽全局，因此提供的信息可能不够准确、全面，使得医院在处理这件事情上乱了方寸，声誉遭到极大毁坏。为了保持对外信息的一致性和权威性，医院应建立新闻发布制度，同时培养专门的新闻发言人，由新闻发言人或组织决策者代表组织发布信息或澄清事实真相，回答与此有关的提问。新闻发言人统率的危机处理小组还要解决医院要说什么、由谁来说、何时说、向谁说、何地说、如何说的问题。

新闻发言人制度的建立，避免了医院一出事就由院长出面答复媒体的做法，使得医院多了一道隔绝危机的防火墙。

（资料来源：汪言安. "天价医疗"凸现医院危机公关之弱[J]. 医药经济报, 2006-1-22；赵飞，李希光. 发言人制度建立与医院危机管理[J]. 医院院长论坛；2006（3）.）

4. 权威证实原则（Standard）

医院危机发生后，公众必然产生抵制心理，医院若一味正面宣传，自己整天拿着高音喇叭叫冤，只会越描越黑，很难让公众信服。此时，最好的办法是通过间接渠道，主动邀请有关权威部门或第三方联合参与纠纷的调查与处理过程，依靠权威部门或专家给予证实，表示对医院及其服务、技术的认同，提高信息的可信度。如：当病员及其家属与医院对医疗事故纠纷的性质确认和处理存在争议时，可提请当地医疗事故鉴定委员会进行鉴定；南京市某医院"徐宝宝"事件中第二次调查成立了第三方联合调查组，最终还原了事实真相。

【案 例】 南京"徐宝宝"事件的启示

事件回放：

2009 年 11 月 3 日，南京市民徐某夫妇带着发高烧的五个月大的孩子徐宝宝到南京某医院就诊，诊断为右眼眼眶蜂窝组织炎。在救治过程中，孩子病情恶化，徐宝宝的母亲曾三次向医院的医生和护士下跪，却因医生"要睡觉"甚至在网上玩游戏"偷菜"而延误抢救时机，孩子于次日宣告死亡。

在舆论的压力下，南京市的卫生行政主管部门进行了前后两次结果迥异的调查，最终还原了事实真相。

2009 年 11 月 10 日，针对"患儿死亡事件"，南京市某医院迅速作出了回应，但是这个由院方自行调查的结果却否定了患儿父母所投诉的"医生打游戏"和"家属下跪"等说法。

根据南京市某医院在网上公布的调查报告认定："值班医生当晚没有"偷菜"而只是写论文，主观上并无过错，只是水平还不够高，对患儿病情估计不足。"对于这个调查结果，家属难以接受。

南京市卫生局在没有做任何调查的前提下，直接引用了南京市某医院的这个调查结论。就在当天，南京市卫生局召开了第一次新闻通气会，通报结果为：一、医院的责任主要是对患儿病情判断上的失误，对病情的凶险性估计不足；二、至于说医生上网"偷菜"，调查认为医生不存在玩游戏、发牢骚等情况；三、患儿家长向医生下跪求助的时间和地点和网友说的不一致。这个结果和南京某医院给出结论完全一致。

南京市卫生局给出的这个调查结果使家属无法接受，也引发了民众的强烈质疑，事情很快发生了重大转机。

在第一份调查报告公布 48 个小时后，2009 年 11 月 12 日南京市卫生局又公布了一份堪称"颠覆性"的调查报告，针对社会普遍关注的值班医生是不是在玩游戏？是否存在失职行为？患儿母亲是否跪求帮助等细节，新的调查报告终于承认家属投诉基本属实。

相隔仅仅 48 个小时，为什么会出来两份迥异的调查结果？

事情还要从 10 日公布的第一次调查结果说起。面对大家的强烈质疑，11 月 11 日，南京市卫生部门决定再次成立一个由第三方参与的联合调查组继续调查。联合调查组由 14 人组成，其中 4 名是主管部门工作人员、5 名中央省市媒体记者、一位网民代表、一名计算机专家、两名省级综合性医院医疗专家、一名人民调解委员会成员。

调查组一方面通过与当事人谈话了解事实真相，另一方面通过电脑专家恢复了被删除的上网记录。责任医生终于承认自己玩过下围棋的网络游戏，与技术恢复的上网记录相吻合。

调查组在调看 11 月 4 日的监控录像后，也清楚地看到了宝宝母亲三次下跪的镜头。

事情终于真相大白，南京市儿童医院有 12 人受到严厉处分，医院方面向徐宝宝的父母赔偿 51 万元。

徐宝宝事件启示：

连第一个接诊徐宝宝的医生都不敢相信，这个孩子最终竟然死在了医院，他说就该医院的医疗水平，小孩不应该走。而在事件随后的进程中，又出现了一个又一个让人难以置信的情况。在一家著名的医院里，发生了这么多令人不可思议的事情，给我们带来了怎样的拷问？

我们不仅需要反思和追究某些医护人员和医疗机构的职业道德、职业操守，也应该反思我们的医疗事故鉴定制度。

江苏圣典律师事务所律师、代理人耿延："应该说到目前为止在我做律师生涯的当中，不仅仅是医患纠纷，在各类案件当中这个案子都是处理得最快的。"

对于能够如此快速的解决问题，耿延认为，联合调查组的工作功不可没。这个做法首先突破了目前传统的医疗事故鉴定在用人方面存在的缺陷。

耿延说："这个医院出了事情由那个医院来鉴定，那么下一次反过来也一样，他们那个医院出事情的时候，由这个医院的医生来鉴定，那么彼此之间他们不可能没有利害关系。"

除此之外，在手段方面也有着重大创新。耿延："目前的医疗事故鉴定手段太单一了，他就是由专家看病例，最关键的问题是，这个病例全部是由当时医生自己写的，事实上也很多是可以补写的，我们知道封存病例能在两三天封存已经是比较快捷了，而医生当天晚上就可以把病例赶出来。" 因此在事故的判定中，病人处于相当弱势的地位。

而这次的第三方联合调查组不仅调查了当事双方，还通过调看电脑、监控等手段还原现场，做到了以前医疗事故鉴定机构做不了的事情，得出的结果势必更加客观、真实，也推动了整个进程超乎想象的顺利。

徐宝宝的夭亡无疑让人痛心，但更让我们关注的是对这一事件的两次调查。现在已经认定：在第一次调查中值班医生隐瞒事实真相，南京市某医院调查手段简单、调查深度不够、调查结果不实。我们看到，第一次调查是被投诉的医院自己查的，发布调查结果的江苏省卫生厅和南京市卫生局都没参与调查，而调查组也只调查了当事医生，并没找家属核实。当自己调查自己或者老子查儿子的时候，难免要保护自己的利益，掩盖自己的过失与责任，南京市某医院敢于做出这样的调查结果，并不奇怪。

事实证明，对于公共事件的调查，应该形成一个客观的第三方调查制度，因为缺少独立的取证过程，忽视调查工作的程序正义，放弃赋有法定监督权力的外部监督，就有可能让真相被掩盖，让公众利益被侵犯。不仅是医疗责任鉴定，任何面对公众利益的事件，都应该撇开利益相关者参与事件调查，争取尽可能公平公正的调查结果，让公众的利益得到保障。

（以上资料来源于 CCTV《经济半小时》，2009 年 11 月 16 日，有改动。）

5. 系统运行原则（System）

在逃避一种危险的时候，不要忽视另一种危险，在进行危机管理时必须系统运作，绝不可顾此失彼，应四面出击，得到多方面的理解与支持。员工、病患当事人及家属、政府、媒体、相关组织、专家等，只有协调处理好多方关系，借助多方力量，医院才能创造性地解决问题，顺利渡过危机，化害为利。

对于影响较大的突发事件，医院必须综合运用多种形式、多种渠道，从多个侧面、多个角度处理好各方面关系。如：医院应立即成立危机处理小组，指定新闻发言人，及时与内部员工沟通，达成共识，形成团结稳定、共渡难关的局面；及时与危机事件当事人沟通，做好安抚工作，以免事态进一步恶化；及时与新闻媒介沟通，做好舆论导向工作；及时向上级主管部门汇报，请求政府出面调解，解决医院无法解决的棘手难题；及时向相关部门和专家请求援助，等等。医院必须多方出击，多管齐下，才能争取以最快的速度化解危机，将危机对组织的损害控制在最低程度，在最短的时间内恢复组织形象。

三、危机善后恢复阶段

"祸兮福之所倚，福兮祸之所伏""每一次危机既包含导致失败的根源，又孕育着成功的种子。发现、培育，以便收获这个潜在的成功机会，就是危机管理的精髓。"医院经过危机后，应进行深刻的反思、全面的检讨，以便在更新观念、完善制度、变革机构、再造流程和功能重组等方面获利。

1. 及时总结经验教训

医院危机公关工作结束以后，危机公关领导小组要及时进行全面的评估总结。

首先，对医院危机公关中的决策、指挥和行动进行评估总结。虽然医院就不同的危机有不同的危机预案，但每一次危机的发生情景不可能与预案完全吻合，要求危机公关领导小组要根据具体情况临时决策、指挥。危机公关中的决策是否正确、指挥是否得当、行动是否协调一致、目标是否能实现，都需要总结得失。

其次，对医院危机管理工作进行全面评估总结。危机公关领导小组要对危机发生的原因、相关预防和处理措施进行系统调查，彻查危机发生原因并彻底解决，防止再次引发同样的危机；评价医院危机管理工作，找准危机管理存在的问题；将危机管理中存在的问题综合分类，提出整改措施并责成有关部门逐项落实。医院只有在不断总结中才能不断提升医院危机管理的整体水平。

如：有的医院发现其组织内部信息沟通不畅是危机事件发生的根本原因，则要进行改进

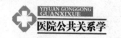

包括重新设计医院的组织结构，强化组织内部的信息沟通渠道和反馈渠道，从而避免因信息沟通不畅而再次引发危机事件。

再次，整理危机公关资料，作为修订危机预案的依据。每一个典型的医院危机公关事件结束后，医院公关部危机管理办公室应将危机公关所有资料进行梳理分类、整理归档、建立数据模型，以便于分析研究，提供借鉴。

2. 加强医德医风教育

医院危机事件中相当部分的诱因是医生的医德医风失范。中央电视台《调查连线》节目曾经公布了一组调查数据，其中，群众对医院和医护人员最不信任的 10 条原因中，医院存在过分追求经济效益和医务人员职业道德缺失分别排在第一。由于病人对医药专业知识的欠缺，无法对医疗技术进行评判，更多的直接感受是来自于医生的职业道德、敬业精神和对病患的关怀程度。

医德医风建设问题，既是社会议论的热点、群众关注的焦点，又是纠正行业不正之风的难点，更是医院工作的重点。医院应以危机为契机，把医德医风建设摆在重要位置，提高认识，认真对待，不断提高医护人员的思想觉悟、道德水平和作风行为，重塑医院新形象。

3. 提升医疗技术水平

病患者到医院的目的是诊治疾病，因此，医院的医疗技术水平是医院吸引就医顾客的首要因素，精湛的医疗技术水平是医院的生命力所在，医疗技术形象是医院形象中的决定性因素。这就是为什么技术实力雄厚的医院，接诊率受危机影响较小的原因之一。

医院要想在危机中受到的影响较小以及危机后在最短的时间内恢复形象，必须以高超的医疗技术水平为基础。要求医院要不断更新医疗设备，医务人员要不断学习新的医学知识，掌握医学领域最先进的理论知识和实用技术，不断提高医疗质量。同时要通过媒体充分、及时地宣传，展示医院的技术实力，树立医院精湛的医疗技术品牌形象。

4. 提高医疗服务质量

有人提出这样一种观点：临床医学 = 医学科学 + 服务艺术。据有关统计，医患纠纷中 40% 以上同医务人员不善沟通、情感、爱心、同情心及责任心有关，医疗服务质量成为当前医患信任危机产生的重要原因之一。

医疗人性化服务是解决医患信任危机的重要途径。随着医学模式的转变，医疗服务必须充分体现以病人为中心的思想观念和人文关怀的服务理念。病患到医院来治病的同时也是接受医疗服务，医护人员必须转变观念，纠正医患错位，承认自己是服务者，自觉树立以患者满意为标准的观念。既要重视疾病，更要关注人，必须从观念上由单纯重视疾病转变到重视人上来，在为患者治病的同时，更要关注患者的心理，尊重其情感、人格及隐私。努力满足患者的多层次需要，变被动单一服务为主动全面服务。以"一切令患者满意"为目标，认真分析患者需要什么样的服务和哪些方面的服务。要把便利原则贯穿于诊疗工作的全过程。由"要我服务"的被动服务向"我要服务"的主动服务转变；由传统的窗口服务向全员、全程的人性化服务转变，不断营造医院的服务优势，重塑医院服务形象。

5. 强化公关转危为机

"危机"包括危险与机会，危机公关的最高境界即变危险为机遇。医院应该努力消除危机不良影响，继续积极与政府、媒体、权威部门、执法机构等密切合作，搞好正面引导宣传，展开立体公关，创造并及时抓住新的机遇。

医院一方面可以借危机事件进行公关造势，变不利为有利。以危机为契机，因势利导，借题发挥，通过引导媒介进行事件报道的同时，显示自己的真诚、善意，通过积极主动的行为，树立医院在处理危机中的良好形象，增加社会公众的信任度，对医院的概况、优势、学科特色以及医院文化等进行广泛的宣传，扩大知名度及信誉度。甚至通过危机处理增加外界对医院的了解，并利用这种机会重塑良好形象。

医院另一方面要针对性地开展一系列有利于医院形象恢复的公关活动。包括投放医院形象广告、公益广告、医疗技术广告、医疗服务项目广告；推出全新医疗技术服务活动、公布新的医疗服务项目发展计划；开展大型义诊活动、特定人群超低价位诊疗活动、爱心救助活动；通过媒体创办专题节目、专家咨询栏目等等。通过一系列有针对性的公关活动，重建医院关心和维护患者权益的良好形象，让患者及公众感知医院的品牌新形象，体会医院的真诚和可信，进一步提升医院的知名度和美誉度。

【案例1】 周全应对，转为危机

危机对医院来说也是机会，是改善和发展的机会。2004年2月，四川某医院发生了中年妇女持刀砍伤医院外科主任的恶性伤人事件。虽然凶手当场被抓获，但是该事件却立即引起了一系列的不良反应：一部分手术被取消；医患关系紧张，医生受威胁的情况增多；媒体报道部分失实，医院形象受到损害，等等。然而，面对这种突发事件，该医院并没有慌乱。医院立即成立了由医教部、宣传部、党办、法律顾问等构成的临时危机应对小组，统一对外宣传的发言人和口径：全力治疗受害者，安抚本人及亲属，及时安抚全院医护人员，通报情况；把材料及时上报四川省政府、卫生部、卫生厅等各有关部门，寻求上级部门的配合和支持；向法院提请刑事诉讼，追究凶手的法律责任。

在一系列深入细致全面的工作之后，该医院恢复了正常的医疗秩序，原定的各种手术也得以如期进行。同时医院也没有忽视危机过后的处理。在对这次危机事件的总结时，医院认为：与媒体应该及时、准确、有效地沟通，在医疗纠纷未处理前不宜报道，以免引起不良导向；重申个人和部门未经批准不能接受单独采访；最好低调处理医患纠纷，以免媒体炒作。

另外，该事件也暴露出医院对医生进行教育的不足；暴露出医生自我保护能力较低；医生未履行职业医师法所规定的医生的义务和职责；医患沟通不畅通等问题。可以说，该医院成功处理了一起危机事件，并从中得到了宝贵的经验和教训。

思 考 题

1. 什么是医院危机管理？
2. 简述医院公共关系危机的特征。
3. 分析医院公共关系危机的成因。
4. 如何构建医院危机管理预警机制？
5. 什么是医院危机公关？医院危机公关应遵循哪些原则？
6. 危机过后，医院应如何尽快地恢复形象、提升形象？

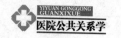

【案例2】 超女整形致死，公众需要真相

2010年11月23日，微博上流传一则消息："24岁超女王某武汉整形致死"，微博上写道：11月15日上午，王某母女走进了武汉某整形医院，接受面部磨骨手术，如此简单的手术却出现了意外事故，王某经转院抢救无效死亡。

1. 对外封锁消息

王某究竟是怎样死的？为何去世近10天后才偶然曝光？

医院陷入"隐瞒死讯"的质疑声中。28号近九点，记者拨通了整形医院对外公开的值班电话，接电话的年轻女子语气轻松地表示："这是谣传！我们医院相关负责人正在紧急处理此谣言对我们医院名誉的伤害。"记者欲要对其追问具体详情，该女子以"拒绝透露"为由挂断了电话。有消息称，出事后王某被紧急送往武汉A医院抢救。记者拨通A医院急诊室值班电话，值班人员查询15日接诊记录上的人员名单后表示，"名单上没有叫王某的人。"

虽然离11月15日事发当天已经去超过一周时间，但该整形医院的官网上运转正常，对此事没有做任何文字解释。

家人刻意回避。王某的表姐透露家人一直在回避事情公开，把全部联系电话都关机了。其同在医院接受整容手术的母亲则处在"失踪状态"，其手机也一直处于关机状态。

对于院方起初隐瞒死讯的行为，王某的主刀医生汪某称，这是经过王某的母亲同意的，她也并不准备告医院。

媒体采访艰难。采访王某整容致死事件是一个并不顺利的过程，碰到了不少软钉子和硬钉子，所涉医院和单位的回答语焉不详、前后矛盾、讳莫如深。《中国青年报》记者多次致电武汉某整形医院，均无人接听；尝试登录其网站，页面上出现"网站维护中"的提示，已不能正常浏览。据《中国之声》报道，武汉某区卫生局给医院下了封口令，A医院心胸外科主任曹某在接受《中国之声》记者采访时说，卫生行政部门已经给我们明确规定，不要接受媒体采访。

王某整容意外身亡事件，不仅被央视等媒体高度关注，还引起卫生部的高度重视。卫生部27日表示，已责成湖北省卫生厅调查核实有关情况，要求在查清事实的基础上依法作出处理，积极做好事件善后工作，及时向社会公布调查处理结果。

湖北省卫生厅与武汉市卫生局28日再次组织由医疗专家、卫生监督执法人员组成的调查组，进驻武汉某整形美容门诊部作进一步调查。

2. 死因多个"版本"

谈到王某的死因，最初网络上盛传："由于主刀医生操作不当，致使下颌手术部位出血，血液通过王某喉部进入气管，造成王某窒息，抢救无效死亡。"

武汉市某卫生局医政科负责人在接受媒体采访时称，王某是因为出现手术麻醉意外，未醒，转院抢救30多个小时后无效，心衰死亡。

为王某做整形手术的主刀医生汪某接受采访却称，王某并非在手术中出现意外，"手术很成功、很顺利""出手术室后，王某被送到了病房，很快恢复了意识，还自己整理过被子。"

据汪良明描述，王某从手术室回到病房约2个小时后，突然出现呼吸、血压和心跳异常，医院马上进行现场抢救，之后把王某送到附近的A医院，经过两天一夜的抢救，王某终因呼吸循环衰竭死亡。

3. 公众需要真相

家属为什么不讨要说法？事情的真相是什么？

11月26日下午，沉默多时的王某家人终于站出来首次接受了某电视媒体的采访。王某的姨父刘先生表示，王某的家人已接受了王某的死亡是属于意外事件的事实，并透露对整形医院的赔偿感到满意。

11月30日武汉卫生局公布王某医疗事件的调查结果，诊断结果为患者王某于15日凌晨3时因呼吸循环衰竭死亡。

专家组认为，患者术后发生心跳骤停的主要原因可能为气道梗阻。气道梗阻的原因很多，要确认王某死亡根本原因，需要进行尸体解剖。

但王某医疗事件发生后，医患双方进行了协商。患者家属签订《授权委托书》，特别授权委托律师处理该事件。律师分别签订《声明》和《情况说明》，决定不对王某遗体进行尸检，不进行事故鉴定，愿意和整形美容门诊部协商解决此事，并对该门诊部的处理结果表示满意。王某遗体已于11月28日火化。

死亡真相是什么，也许永远成为一个谜。

王某事件仍然没有找到真正的答案，各种猜测混杂其中。造成这种境况的重要原因在于医院和卫生行政部门没有认识到王某事件背后的公共意义，漠视公众的知情权。

中央电视台新闻频道《新闻1+1》节目主持人表示：王某之死让人绝望，家属选择"私了"这本身无可厚非，不要去谴责她的家属，但是社会需要得到真相，社会的利益需要维护，要纠正现在行业当中存在的某些问题。

一位知名医院的整形专家在接受采访时曾感叹：整形整容已经成为"人民群众的迫切需求"。在经济水平和技术水平提高的背景下，每一个普通人都有可能接受整形整容手术，其安全性关乎大众的利益。

媒体追问王某事件，既不是针对某一家整形医院，更不是针对某一级卫生行政部门，更不是因为对王某的"超女"身份追逐所谓"热点"，而是在于它已经是一起"引起社会普遍关心并引发议论以及社会波动的"公共事件。媒体的目的和责任在于借对王某事件的深入分析，维护公共安全和公众利益，避免类似悲剧的再度发生。

对于王某家人来讲，获得符合自己期望的赔偿也许已经给这个事件画上句号。但对公众来讲，则远远不够。王某的死因到底是什么？蓬勃发展的整形整容行业从中应该获得何种教训和启示？普通消费者应该对整形整容的风险性认识到何种程度？

公众有权利知道事件的真相，而所涉医院和负责医疗机构监管的卫生行政部门有责任调查、分析王某事件，并公布所有的事件真相。

（资料来源：甘丽华. 超女王某之死留下四大悬疑 死因有多个"版本"[N]. 中国青年报，2010-11-29；中央电视台新闻频道《新闻1+1》，2010-11-30；王某家人首度开腔称对赔偿满意 不想诉诸法律[N]. 成都晚报，2010-11-27，另根据部分主流媒体网站资料整理。）

思考：

1. 你是如何看待医院危机公关中"医患双方协商私了"现象的？

2. 请结合危机公关的相关原则分析上述案例。

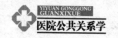

第八章　医院公共关系协调

第一节　医院公共关系协调概述

协调沟通是公共关系的基本职能之一，在医院工作中应用公共关系的协调职能主要有两个目的：一是医院内部以及公众之间比较和谐一致的状态，即医院内部结构比较合理、目标统一、组织凝聚力强、行动统一、运作效率高;并且医院与相关公众关系密切、信息通畅，相关公众在舆论上支持医院、行动上配合医院、彼此合作融洽。二是医院为了促使医院与公众相互适应、相互合作所做出的调整、平衡行为，即"协调沟通"，当然，这既是公共关系工作的目的，使医院与相关公众达成协调，双方处于协调状态；又是公共关系工作的手段，通过具体的协调行为使双方进入协调状态。

一、医院公共关系协调的基本内涵

医院内部公众是由医院的内部成员构成，与组织的关系最为直接、密切，例如医护人员、医技人员和管理人员等都属于医院的内部公众。协调好医院内部的关系是开展公关工作的首要任务。归纳起来医院公共关系协调实际上有两种含义。一是指医院与其公众之间的关系处于协调状态。比如：内部同心同德、步调一致，外部享有声誉，融洽合作等，这个含义中的"协调"是形容词，形容医院与相关公众之间配合得适当，关系和谐。二是指医院为争取公众的支持与合作而进行的一系列努力和开展的各种协调公共关系的工作。比如：在内部为员工办实事、广泛听取员工的意见、向员工宣传医院的政策等，在外部对患者提供满意服务、与社区、政府、媒体保持良好的沟通和协调，这个含义中，"协调"是动词，表明医院为建立和谐的公共关系环境所付诸的实际行动。

二、医院公共关系协调的意义

随着社会经济的不断发展，医院之间的竞争也不断加强。医院之间除了服务质量、医术方面的竞争，还有公众注意力，公共关系的竞争。因此，医院不但要加强医疗质量、医疗设备、就医环境等硬件建设，还要逐步向服务理念、医院形象等软件方面扩展，决不能忽视与社会各部门的公共关系，要顺应社会公众的潮流，正确处理、协调好这些关系，减少医院与社会公众之间的摩擦，争取各部门的支持，促进医院的和谐发展。

（一）是实现医院可持续发展的基础条件

协调的医院公共关系意味着医院能在较短的时间投入较少的人力、物力和财力，取得较大的医院公共关系工作成绩，即以尽量少的成本，获得尽量多的收益。医院是一个社会组织，组织的发展是在一定的现实环境中进行，必然要涉及相关的各方面公众并与之发生各类公关关系。与这些公共关系之间是否协调与和谐至关重要，如果医院和社会公众之间关系配合得不协调，医院运行就不能顺利进行或者不能进行。只有和谐、协调的公关关系，医院才能获得内外部公众的支持与合作，才能为医院的顺利运行提供良好的现实条件，进而促进和保证医院的可持续发展。

（二）是建立和谐公共关系环境的根本保证

现代医院面临着各种纵横交错的社会关系，医院与外部公众之间，彼此利益相关，在与各类公众的交际往来中，难免产生一些误解、矛盾甚至冲突。公共关系危机事件的发生，轻则影响医院正常的工作生活秩序，重则危及医院的生存和发展。因此，医院要通过公共关系活动，及时解决出现的各种危机事件，争取公众谅解、支持和赞助，更好地开展工作，并进一步优化医院与公众的各种关系。

（三）是增强医院内部向心力和凝聚力的必要条件

医院是一个完整的组织系统，为了工作和任务的需要，设置了若干科室和不同层次的工作人员，搞好医院内部医医关系，医护关系，医技关系等内部公共关系，是保证医院整个系统协调运行，完成医疗任务和其他各项工作任务的重要条件。因此，医院公共关系部门一定要树立整体观念，通过健全工作制度，明确职责范围，主动沟通，善于发现矛盾并及时处理矛盾，加强内部公众之间的横向联系和紧密衔接，相互配合与支持，使全院工作形成一个有机的整体。

三、医院公共关系协调的原则

医院公共关系协调的原则，指医院搞好公共关系的协调应当遵循的指导思想。主要原则如下。

（一）自觉原则

公共关系是组织与生俱来的一种社会关系，医院公共关系协调，首先要提高医院对公共关系协调必要性的认识。如果一个医院的公共关系不存在了，那么这个医院也就不存在了，这就是公共关系主体与客体的对立统一性。医院为了实现自己的目标和保证自身的正常运转，时时处处都在进行各种公共关系协调的工作，这对于任何医院都是必需的。因此，在这个意义上，任何医院都不存在不进行公共关系协调的问题，而只存在自发和自觉的区分。目前有不少的医院进行的公共关系协调是被动的，盲目的，甚至是悖理的，结果往往捉襟见肘，事倍功半，甚至徒劳无功，很难把公共关系协调搞好。相反，只有充分认识公共关系协调的必要性，才能增强医院开展公共关系协调的自觉性、主动性和创造性，从而不断提高公共关系协调工作的水平。

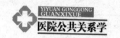

（二）公众第一原则

任何医院的生存和发展都不能离开公众的支持与合作，这是公共关系最基本的原理。一个医院如果失去了公众，也就失去了自身存在的价值和可能。因此，在处理和协调医院与公众的关系时，公众是第一位的，医院是第二位的。医院对于各类公众，不但应当平等相待，而且必须充分尊重、悉心呵护，视公众为"上帝"，待公众如父母，千方百计满足公众需求，尽心竭力维护公众权益。只有这样，才能真正赢得公众的信任、支持与合作，创造和形成有利于医院发展的良好的内外公共关系。

（三）传播沟通原则

公共关系之所以成为协调医院与其公众关系的特殊管理功能，正是因为它所运用的基本方式是信息传播沟通这种柔性手段，而现代传播媒介与技术的多样化发展为公共协调这一职能手段提供了更为广阔的发展空间。因此，在公共关系协调中，应注意运用传播沟通，要善于通过传播沟通，使医院与相关公众交流信息、增进了解、推动合作、密切关系。

从医院内部来看，只有建立起通畅的纵向和横向信息传播沟通，才能达到思想上的理解、认识上的共鸣、情感上的交融、行动上的协调，才能使各种隔阂与误解得以消除。由此，便可以形成一个强大的引力场，医院内部公众就会被吸引到同心协力实现医院目标的轨道上来。从医院外部来看，只有了解各方面公众需求及意向，真实、准确反映和把握舆论状况及趋势，才能有利于医院在协调公共关系中正确决策、调整应付，才能增进了解与信任、化解矛盾与冲突、密切联系与情感、促进互助与互利，进而使医院在协调的公共关系状态下广结善缘、赢得支持；由此，便可以形成宝贵的形象资源和优势，形成和谐的公共关系环境，实现医院的可持续发展。

四、医院公共关系协调的主要内容

协调医院与公众的关系，涉及诸多内容，主要是利益协调、态度协调和行为协调。

（一）利益协调

利益协调，是公共关系协调的基础。利益，即好处，是指医院与公众获得的在物质上或精神上的需求和满足。医院与相关公众之所以能形成经常的联系，根本原因就是相互之间存在着利益上的互补。如果没有各自利益的需求和满足，双方就不可能形成经常的联系和良好的关系。而促进互补互利关系的顺利实现，就需要医院自觉经常进行自身和公众利益需求及利益关系的调整、调节，这就是所谓的利益协调。

（二）心态协调

态度协调是公共关系协调的关键。人们对某项事物所持的态度，一般主要取决于人们对该事物意义的大小、价值大小的理解，即主要取决于人们的价值观。一般认为价值观是态度的核心，态度是价值观的显现，可见，态度建立在利益的基础之上。这里，所谓态度协调，就是指医院为了实现同公众的互助合作而自觉进行的对公众消极态度的转化和积极态度强化的各种工作。

在公共关系的协调中，态度协调具有重要地位。态度协调是行为协调的先导，态度协调搞好了，逆意公众、边缘公众就可以转化为顺意公众，并将自然导致医院与公众之间的良好合作。因此，事前的态度协调，往往是公共关系协调成功的秘诀。

（三）行为协调

行为协调是公共关系协调的实际步骤和最终归宿。在公共关系协调中，行为协调是指医院及其公众自觉对自身的行为进行的调整和调节，以便使双方相互配合、相互支持、互助合作。行为协调的主要目的，是使医院的潜在公众、知晓公众转变为行为公众，使已经建立互助关系的医院与公众的合作行为更加密切和巩固，使已经出现的矛盾和冲突等不协调的行为得以转化，从而最终完成公共关系协调的工作和最终达到公共关系协调的状态。只有搞好行为协调，医院与公众的互助合作才能得到落实，医院与公众的良好关系才能真正形成，公共关系协调的全部努力才能圆满成功，医院与公众的良性互动才能充分体现。

第二节 医院内部公共关系协调

医院要建立良好的形象和声誉，获得社会公众的信任、赞誉和支持，首先必须从内部做起，取得全体职工的理解、支持和合作。内部公众是医院开展公共关系工作的出发点，是医院生存和发展的根基。良好的医院内部公关关系是开展有效公共关系活动的基础和保证。因此，认识医院内部公众的重要地位和作用，了解内部公众的需求，结合具体情况开展内部公关工作，对加强医院内部团结、增强医院的凝聚力至关重要。

一、医院内部公共关系概述

（一）医院内部公共关系的含义

医院内部的公关关系，是指医院与其内部各类公众构成的社会关系。

一般来说，一个组织中，首要的公众关系就是职工关系，就医院而言，内部关系中，首要关系也是职工关系，即医院与职工之间纵向横向的关系。而相对来说，医院又是一个特殊的组织，除了一般的员工关系之外，还存在医生与医生之间的关系，医生与护士之间的关系，医生与医疗科室人员之间的关系及股份制医院独有的股东关系。

（二）医院内部公共关系的特征

医院内部公众是由医院的内部成员构成，协调好医院内部关系是开展公关工作的首要任务。根据马斯洛的需求层次理论，人的需求是有差异的，各个阶段也是不一样的。对医院来说，职工们必须要感到安全，才能顺利完成工作；他们要有升迁和未来发展的机会，才能够为医院奉献自己的一生；工作中也需要根据不同表现情况适当进行奖惩。医院公关部门要考

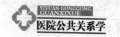

察不同职工层次的需求结构，有针对性地引导医院内部公众的行为，最大限度地调动每个职工的积极性、主动性和创造性。只有不断地满足内部公众的不同心理需求，才能够引发其自觉行为。医院内部公众是医院的内部成员，他们具有一些显著的特点：

1. 稳定性

稳定性是指医院内部公众的人员结构、数量具有一定的稳定性，与医院的关系也具有相对稳定性。在一定的时间和条件下，医院的内部公众是相对稳定的。如果医院关心职工，那么内部公众就能保持基本稳定。除了个别人员流动外，大多数职工同时调离、辞职或失业的可能性并不大，医院内部的人员组成、结构也很少发生剧烈变化。因此，内部公众具有一定的稳定性。

2. 可控性

与外部公众相比，组织的内部公众比较容易控制。一方面，医院可以利用行政管理关系来控制和调节内部职工的活动，引导其言行；另一方面，员工对组织也有一种上下级之间的服从关系，服从组织的领导指挥，参与各项活动，对自身也是有利的。

3. 归属性

医院内部公众是由内部成员组成的，它直接隶属于医院的各个部门，归属医院统一领导和管理，对医院的发展起着至关重要的作用。同时，作为医院内部的成员，内部公众的利益与医院的利益紧密相连，内部公众利益需求的满足有待于医院的发展，而医院的发展又需要内部公众支持。

4. 权益性

身为医院的内部成员，医院的发展与其切身利益紧密相连，因此，内部公众不仅要做好本职工作，而且作为医院的"主人翁"，有权参与医院的经营和管理，有权对医院的医疗和管理情况发表自己的意见和建议。医院也应该重视内部公众的合理权益，疏通内部公众参与医疗经营和管理的渠道，充分调动每个成员的积极性，发挥全体员工的聪明才智，实现医院的医疗经营目标。

总的来说，内部公众的稳定性、可控性、归属性、权益性等特点是相互联系、相互依存的。

（三）医院内部公共关系的作用

内部公众与医院的目标息息相关，他们的态度和行为直接关系到医院的利益。一个医院要想获得社会各界公众的信任、支持与合作，就必须首先要取得内部公众的充分理解与大力支持。

1. 内部公众是医院公共关系工作的重要依靠力量

医院公共关系工作的有效开展，不是单靠公关部门和公关人员所能实现的，而是要靠医院全体职工的共同努力。医院内部公众是医院赖以生存的基础，也是医院公共关系工作的主要依靠力量。医院公关活动从目标确定、计划制定到具体实施都需要内部公众的身体力行。缺少了内部公众的密切配合与支持，医院公共关系工作将失去依靠，寸步难行。因此，医院必须重视内部公众公共关系观念的培养，增强医院的凝聚力、吸引力。

2. 内部公众是医院与外部公众联系的桥梁

医院与外部公众的一切交往活动往往都是通过内部公众来进行的。医院形象的好坏与内部公众的工作、言行密不可分。一方面，内部公众在工作中与患者的接触，可以随时了解患者的要求和公众对医院的建议与意见，及时向医院行政管理部门反馈信息，帮助医院调整经营策略和发展目标；另一方面，内部公众代表着医院与患者打交道。他们的言行举止、工作态度等都影响着医院形象的树立。内部公众既可以通过优质服务和礼貌待客，为医院赢得声誉，为医院公共关系增色，也可以因为自身的工作缺失使医院的形象受损。

3. 内部公众是实现医院公共关系目标的关键

医院的任何活动都要依靠内部公众来开展。树立医院的良好形象是医院公共关系所追求的目标，而良好的形象是医院获得良好医疗服务环境，增强市场竞争力的保证。决定一个医院形象的因素不外乎有：医院规模、医疗服务内容、医疗技术水平、医疗服务质量、医疗仪器设备、医院环境、医院的历史、医院的公关能力等。而所有这些因素都与内部公众有关。扩大医院的医疗服务内容和规模、提供优质服务、组建良好服务设施、创造优美的环境等都离不开内部公众。内部公众的工作能力、工作态度、文化素质、思想水平决定着这些目标的实现。医院公共关系成效的提高，意味着扩大医院对外宣传和影响。应该看到，每一位内部公众都是一个影响源，他们对外界的宣传和影响常常比专门策划的宣传和活动更加直接和有效。内部公众的共同努力对医院的发展具有长久而深远的意义。因此，医院良好形象的树立，良好医疗服务环境的创建，其决定的因素是内部公众，内部公众是实现医院公共关系目标的关键。

二、医院与职工关系协调

（一）医院与职工关系协调的重要性

医院与职工的关系主要包括医院与医生、护士、医技人员之间的关系。职工是医院中最重要的资源，因此要建立良好的职工关系。在现代管理科学 100 多年的历史中，对于人员管理进行了许多深入的研究。19 世纪末 20 世纪初，泰勒提出了"经济人"假设，它的主要内容是：人工作的目的是为了获得物质上的报酬；人希望他人来领导和指挥；人们工作是为了自己的生理和安全需要，只有金钱和物质利益才能激发他们的工作主动性、积极性。然而，随着社会生产力的不断发展，现代管理理论认为人是"社会人"。管理学代表人物梅奥认为，人是有思想、有感情、有人格的活生生的"社会人"，人不是机器和动物。作为一个复杂的社会成员，金钱和物质虽然对其积极性的产生具有重要影响，但是起决定因素的不是物质报酬，而是职工在工作中发展起来的人际关系。因此，在管理活动中，管理人员不应该只注重完成生产任务，而应该关心、满足人的需要；重视员工之间的关系，培养员工的归属感和整体感，使员工的目标和组织的目标相一致。医院的一切活动，只有得到了内部职工的理解和支持，才能够付诸实践。

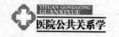

（二）医院与职工关系协调技巧

1. 了解职工

是搞好职工关系的基础。只有在准确了解职工的状况、想法、需要和存在的问题，了解职工的身体状况和思想状况的基础上，才能做出具体计划和部署，比如沟通和传播什么？怎样去促进沟通和传播？能够提出哪些切实可行的建议？需要解决什么问题？

2. 重视职工的物质利益需求

一方面尽可能满足职工的物质利益需求，物质利益主要包括工资、奖金、福利、工作环境等。医院要重视改善职工的物质待遇，在可能的情况下，尽量满足职工的物质利益，力求在现有条件下公正合理地解决工资调级和利益分配问题。另一方面，医院要提高职工的物质利益福利待遇，又要受到其经济效益和社会生产发展水平的限制，不可能完全满足职工的要求。这又需要管理人员通过沟通，如实地向职工们说明医院的经营状况、利润收入、分配政策和分配状况，以及医院的困难，以求得员工的谅解和合作，使职工对工资和福利待遇的期望值保持在现实和合理的水平上，对医院用于更新设备、技术培训的经费开支予以理解和支持。

3. 尊重职工的精神需求

激发职工的工作潜力和工作积极性。精神需求主要包括赞扬、尊重、教育、参与管理等内容。公共关系学理论认为，把职工看做"给多少钱，干多少活"的"经济人"的观点是不对的。人还是追求精神需求的"社会人"。英国学者尼格尔·尼克尔逊对英国管理学会的2 300名会员进行了一次调查表明：被调查者平均每人每3年换1次工作，他们另谋职业的动机往往不是金钱和其他物质利益，而是谋求更有挑战性、更受重用和更能发挥创造性的机会。精神激励的主要特点是引导职工在工作中寻求生活的意义和乐趣，通过在工作中的创造性活动获得尊重，得到心理上的平衡和满足。

4. 要尊重职工的个人价值

承认和尊重职工的个人价值，使他们认识到自己在医院的主人翁地位，把医院看作自己的家，将自己的利益与医院的利益结合起来，形成一种与医院利益共享、荣辱与共的关系，激发其工作热情。

5. 要注重信息的沟通

医院日常管理过程中，要通过多种途径和手段，与员工分享信息，以取得员工的理解和信任。例如内部网络系统、内部刊物、电视等。通过他们介绍医院各方面的运作情况，如医院未来的发展规划、相关科室业绩、员工培训机会等。要适应职工参与民主管理的趋势，吸收职工参加医院管理活动，监督医院管理过程，密切医院领导与职工的关系。医院要肯定和奖励职工对医院的贡献，通过电话虚心听取、采纳职工的意见和建议，满足职工的正常要求，创造和谐团结的医院职工关系。

6. 要满足职工的情感需求

影响人的积极性的因素除了物质因素外，还有社会心理的因素。按照"社会人"的假设，人有精神方面的需求。因此，以情感人、以情动人就是医院管理的高级手段。人是群体的动物，在社会生活中，必然需要朋友、同事、亲戚、家人的帮助。医院不仅是职工职业发展的场所，更是寻求精神慰藉的所在。为此，医院要关心职工，从小处着手，营造"家"的感觉，让员工对医院有归属感和依附感。有时还可以通过一些集体娱乐活动增加职工之间、上下级之间的交往，达到沟通情感，增强内部凝聚力的目的。

7. 协调好正式组织与非正式组织的关系

每个医院都有一套按一定编制而形成的正式组织系统，如科室、班组等。同时，每个组织内又有一种自然的、以感情为纽带而形成的非正式组织。非正式组织以某种共同利益、观点和爱好为基础，其联络沟通活动往往比正式组织更紧密，有更强的内聚力和感召力。它一般由足智多谋或才干出众的人当首领，对其他成员具有心理上的指挥权，一般称之为"意见领袖"。非正式组织有不成文的奖惩方式，有比较灵敏的信息传递渠道，其成员往往更重视非正式组织的行为规则，当这些行为规则与正式组织的行为规则相抵触时，他们多半宁可违背正式组织的行为规则，这就使非正式组织中的工作情绪和工作气氛对正式组织的群体风气影响很大。因此，医院应注意发挥非正式组织的积极作用，避免非正式组织的消极影响，学会与非正式组织的"意见领袖"交朋友，引导非正式组织活动向健康方向发展。

【案例分析】 医院应重视搞好内部员工关系

日前在报上读到一篇"工人读书可获加薪"的报道：某出台《关于鼓励职工学习文化技术和钻研业务的若干规定》，规定中指出：职工通过非全日制普通学校学习并取得证书，岗位专业对口的，根据学历高低，每月将获得 100 元至 500 元不等的岗位津贴。据报道，该医院此规定出台后，大大突破了原来医院的教育经费，医院已决定将这笔开支列入工资总成本，并成为医院的一项长效措施。医院的领导表示：资金再紧张，职工的教育经费一定要确保。

无独有偶。另据报道，从 2001 年 6 月底开始，江苏阳光集团 100 多个销售员全部学习MBA 工商硕士课程，由复旦大学教授开课。同时，集团举办的文化升级培训、机电一体化培训全面展开，计算机软件设计班也在筹办之中。"三年之内，操作工要达到大专以上水平，管理人员要达到本科以上水平"，这是阳光集团的近期培训目标。

（资料来源：http://resource.jingpinke.com/details? objectId = oid：ff808081-2ad5b6a3-012a-d5b752db-1eee&uuid = ff808081-2ad5b6a3-012a-d5b752db-1ee）

思考题：通过阅读这则案例你有什么收获？对于职工关系协调你有什么建议？

三、医际关系协调

医际关系指的是医生与医生之间的关系，在医院医生是主要的工种，一般来讲医生与医生之间的关系有以下几种：

（1）家庭型关系模式。这种模式较少见，在传统私人诊所，以血缘关系为基础，年长者往往是双重身份，既是业务上的指导者，也是血缘上的长辈。

（2）师徒型关系模式。这种模式师徒间没有血缘上的关系，师傅在业务上具有绝对权威，作为徒弟处于服从地位。这种关系在中医药领域比较常见。

（3）指导与被指导关系模式。这是现代医院最常见关系模式。它以工作和业务的联系为纽带，多见于不同职称的医生之间。

（4）平等合作型关系模式。这是现代医院较常见的关系模式，存在于同级同科、同级不同科或不同级的医生之间，体现了相互尊重的观念。医生之间在工作和业务交往中，平等合作、相互支持，共同完成医疗任务。

（一）医际关系协调的重要性

在医院这种特殊的社会组织中，内部有医生，护士，技师、管理者等人员，医生是这个群体中的最主要的组成人员之一，他们担负着医院的救死扶伤的使命。医生之间关系的融洽与否对于整个医院的顺利运行起着至关重要的作用。

（二）医际关系协调技巧

1. 相互平等、互相尊重

医生与医生之间彼此是平等的，这种平等表现在医医之间的机会均等，当然，平等绝不是平均主义"大锅饭"，而应奖励和晋升那些在同一起跑线上作出优异成绩的医生。

在平等的基础上，医生之间要相互尊重。首先，要尊重他人人格；其次，要尊重他人的才能、劳动和意见。比如，在接待转诊病人时，要肯定转诊医院、科室和医务人员的工作，要尊重原医治医生的劳动。在会诊时，要实事求是，尊重会诊医生的意见，不要出难题和转移自身的责任等。

2. 互相帮助、相互信任

医务人员的价值取向应是防病治病，实行医学人道主义，全心全意为人民的身心健康服务。在这个取向上体现了人民群众的整体利益，也体现了社会主义的集体主义精神以及社会主义道德的要求。因此，双方都要为对方的工作提供方便、支持和帮助，都要相互承认对方工作的独立性和重要性，都要履行相互支持和帮助的义务。

在互相帮助的同时，还要互相信任，所谓的相互信任就体现在年长医生、上级医生对年轻医生、下级医生的爱护帮助，以及年轻医生、下级医生对年长医生、上级医生的尊重信赖，以及同年资医生之间的友爱关心。

3. 互相协作、彼此监督

在互相信任的基础上，才能产生医医之间协作的愿望和富有成效的协作，医生这个职业关乎人命，需要医生之间的通力合作，协作也是提高医疗质量、多出科研成果的客观需要。在双方协作的过程中要明确协作是相互的、双赢的，不能以个人为中心，要采取积极主动的态度，才能达到实质的、持久的协作，而不是表面形式上的协作。特别是在现代医学技术高度发达的今天，没有多科室、多专业医生之间的协作，是难以提高医疗质量和取得科学成果的。

在互相协作的同时，为了病人的利益，还需要彼此监督，当发现其他医生出现差错及事故苗头时，应及时忠告或批评，要给以善意的帮助，不能事不关己、袖手旁观、幸火乐祸甚至落井下石，更不能等着看别人的笑话而听任差错、事故的发生。

4. 互相学习、公平竞争

在科学高度发达、医学日新月异的今天，新病种不断被发现，新的药物不断被研发，新方法、新技术和新的仪器设备不断应用于医疗实践活动，在这样的情况下，再高明的医生，也不可能精通所有的专业，因此，医生之间要互相学习、共同提高。当然，共同提高，绝不是不允许"冒尖"，要鼓励发挥各自的优势，在同一起跑线上进行公平竞争。随着市场经济的发展和卫生改革的探入，竞争观念已深入人心。而这里提倡的公平竞争是充分发挥个人的技术特长、专业优势，以维护和增进人类健康为目的的，绝不能把竞争理解为垄断医疗技术、设备和资料，互相保密、拒绝协作、争名夺利，这是医学道德所不允许的。

四、医护关系协调

医护关系也称护医关系，即医生与护士关系。医生对护士角色的期待是：了解病人的情况（包括心理状况）；理解医嘱的意图及意义，正确执行医嘱；向病人解释医嘱，取得病人的合作；报告医嘱执行的情况（治疗效果、是否出现不良反应等）；及时对诊断、治疗提出意见和建议；具备一定的医学基础知识、护理知识及特定的护理操作技术和相关的人文社科知识。护士对医生角色的期待是：充分了解病人的情况（包括心理状态）；医嘱简明，内容明确，便于执行，如果病人不合作，医生应帮助做工作；能虚心听取护士的正确意见，必要时修改医嘱；具备扎实的医学专业知识和一定的心理学、社会学、伦理学等医学人文社科知识，能为患者的身体和心理护理提出意见和建议。

（一）医护关系协调的重要性

医疗和护理是密不可分的统一体，都是以维护患者和医院的利益为共同目标，只是分工有所不同。医生全面负责患者的诊断、治疗工作；护士从护理专业出发，护理患者，执行医嘱，负责分管患者的打针、发药、巡察病情变化等基础护理工作。从患者来院就诊，住院到康复的全过程，每一项工作都需要二者的密切合作。医生以救死扶伤为使命，护理也是医疗工作中不可缺少的组成部分，从现在来看护理工作已从医疗工作的从属地位转变为在治疗疾病过程中紧密配合的协作关系，在医院里，正确、积极的诊断治疗与优良的护理是取得良好医疗效果的基本保证，因此，医护关系是否和谐与融洽对患者的就诊和医院的发展都非常重要。

（二）医护关系协调技巧

1. 互相尊重，互相协作

良好的医护关系是提高医疗工作质量的重要保证，是实施整体护理的要求。医生和护士是医疗的主体，只有分工不同，没有高低贵贱之分，护士与医生在接触中应互相尊重，互相支持，以诚相待，相互补充，互相监督，认真履行各自的职责，在病人面前注意树立各自的威信。护士在工作中要执行医生嘱咐完成治疗和护理工作，严密观察病情，及时向医生反馈，医生应给护士以指导和支持，尊重护士，做到互相适应，密切合作，形成融洽的医护关系。

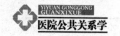

2. 互相帮助，互相学习

由于医护之间各自专业的局限，医护的知识范围、侧重点是不同的。护士可以在本专业学习和提高的同时，虚心向医生学习，从更深的理论角度掌握疾病的知识，并与医生互通信息，交换意见，互相帮助，互相提高，更好地为病人服务。医生也应理解护理工作的辛苦，发现问题，及时告知护士，最终目的都是为了更好地为患者服务。

五、医技关系

医技关系是指临床医生与医疗技术人员之间的关系，其中，医疗技术人员包括各种辅助检查科室的技术员工（检验科、影像科、B超室、心电图、脑电图等），麻醉师，口腔技师和医疗器械维护人员。医生是直接为患者进行医疗服务的，医学技术人员是围绕医疗工作而开展医学物理检查和生化检查服务的。

（一）医技关系协调的重要性

从形式上看，医生是主体，医生有权向医技人员提出协同诊疗的要求，医技人员为辅助性质的。但实质上他们是相互关联，密不可分的。临床实践证明，临床医疗工作离不开医疗技术人员的工作，如果没有各种辅助检查作指导，医生就难以做出准确的诊断，临床工作也就无从谈起。医生不能够有高人一等的想法，医技人员也不能够消极应对医生。二者虽然岗位不同，但是其共同的目的都是为患者服务，解除患者的痛苦。

（二）医技关系协调技巧

1. 相互尊重，彼此信任

医生与相关科室的技术人员在医疗活动中是平等协作的关系，因为，双方都要遵循一切从病人出发、一切为病人着想的原则，在交往中把病人的生命、健康、需要和利益放在第一位，互相尊重，彼此信任，既要尊重对方的劳动，也要肯定他人的能力和主动性，只有在相互信任的基础上，才能有效地协作完成医疗工作任务。

2. 加强专业理论学习，了解彼此学科的内容

为了有效地加强医技沟通，医师应具有全面的理论知识，综合分析能力和临床操作技能，比如深入到技工室，亲自观看技师操作，要站在技师的立场上，反思自己的工作，尽量理解对方。而技师除了熟练掌握技术和规范的操作程序外，也应加强理论方面的学习，了解医师的设计意图和临床操作的步骤，有疑问及时与医师联系，并将自己的意见或建议反馈给医师。只要双方建立起一种相互信任，配合默契，共同进取的关系，就一定能把工作做好。

3. 建立完善的管理机制和质量控制体系，促进发展

建立科学、完善的管理体制，有效协调各部门各科室之间的关系，设立医疗质量控制体系，健全各项规范的标准化的制度和流程是医技之间相互沟通相互合作的基本保障。医技只有在这种完善的管理系统下才能发挥各自的主观能动性和行业自律性，减少因管理因素所引起的沟通障碍的发生。

六、股东关系协调

随着经济体制的改革，股份制改造已经深入到国计民生的各个领域，从局部地区的国有工业企业的改造到全国普及，从企事业分开到大教育概念的提出及放开，直至银行、航空、铁路的改造和上市，在市场经济条件下，股份制已经成为了重要的组织形式。随着医改的不断深入，部分医院也开始实行股份制改革。2008年，中共中央政策研究室副主任郑新立于2月26日在"医药分开论坛"上作主题报告时表示，新医改中部分公立医院将实行股份制改革，今后将形成公立医院为主体、社会资本参与的相互促进和共同发展的医疗卫生服务体制。医疗服务价格上将实行政府调控和市场相结合，体现市场供求关系，非盈利性机构实行政府指导价，其余的实行自主定价。因此，从中可以看出，在内部的公众关系中，股东关系也是我们不容忽视的关系之一。

股东关系，是指医院与其投资者之间结成的公共关系。其实质是医院经营者与所有者之间的关系。股东是医院的财力支持者，与医院的利益密切相关。

股东关系所包含的公众对象一般有三类：一是人数众多的股东"集体股东""个人股东"，他们持有或多或少的股份，分散在社会上，不直接掌管医院的经营活动，但关心医院的盈利状况；二是董事会，董事会成员一般占有股份较高，其成员或是社会名流，或由股东选举产生，代表股东参与管理医院的各类人物；三是金融舆论家，如证券分析家，股票经纪人，投资银行家及金融新闻人员。

（一）股东关系协调的重要性

随着我国市场经济的发展，将会有越来越多的医院完成股份制构建和改造，搞好股东关系，可以稳定现有的股东，争取潜在的股东，扩大医院资金来源，增强医院的"造血功能"。因为实行股份制改造的医院，资金多数来源于股东，股东根据股份收取股息。他们不仅仅是投资者而且对医院重大决策和人事任免具有参与权与监督权，因此，医院与股东关系成了维系医院发展的重要纽带。关系融洽，资金来源就稳定，并且乐意帮助潜在投资者了解和信任医院，促使他们对医院产生很大兴趣，愿意到医院投资，形成源源不断充足的组织的"血液"，进而扩大医院资金来源，这样在实际上增加了医院的"造血功能"。反之，关系恶化，股东就会抛出所持股票，最终必然要抽断医院的"血脉"，医院的生命就要面临枯萎。因此，股东关系与医院的生存、发展休戚相关，协调医院与股东之间的关系，吸引更多的投资者，稳定已有的股东队伍，是医院内部公共关系的一项重要职责。

（二）股东关系协调技巧

加强信息沟通，是构建良好的股东关系的基本途径。这里主要应当做好了解股东情况、向股东报告组织信息和与股东中介机构的沟通三个方面的工作。

1. 了解股东情况

为此要作深入的调查研究，包括：了解股东的特点，以采用更适当的媒介和沟通方式；研究股东的意见，如各类股东的需求、对组织的政策的看法、对组织经营管理的建议，以作为组织决策和改进工作的依据。

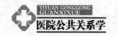

2. 及时向股东报告组织信息

股东是医院组织的所有者，医院有义务及时向股东报告组织的信息。例如：医院的政策、经营和工作状况及预测、医院的各种宏观环境信息。沟通的媒介和方式一般有：工作简报、年度报告、会议通告、宣传手册、股东杂志、股东函件、股东会议、股东参观、有关负责人员与股东的个人交往等。股东年会是股东的"审判日"，是医院与股东直接沟通的重要方式。

3. 重视与股东中介机构的沟通

股东中介机构，如金融组织、证券公司、投资分析家和经纪人等，对股东的投资判断和信心、交易意向和行为等有重要影响，因此，让这些中介机构及人士对医院有全面、正确的了解，可以得到有益的忠告。

4. 尊重股东的优越感

股东作为投资者，无论投资多少，都是"老板"，其优越感是较强的，医院的公关人员要尊重股东的这种优越感，不要完全用经济的眼光来看待股东，不要把股东与医院的关系看成是单纯的"投资—分利"关系。特别是召开股东年会或寄发信函、材料和样品，都要使股东感到亲切，使他们感到自己与医院的命运是连在一起的；寄发的信函、材料和样品要考究，有一定品位；对股东要一视同仁，不能厚此薄彼，让人觉得只认钱不认人。

【阅读材料】

沟通的七个"C"原则

（1）可信赖性（Credibility）。沟通也讲求诚信，双方应该从彼此信任的气氛开始沟通，应该由组织创造，这反映了社会组织是否具有真诚的、满足被沟通者愿望的要求。被沟通者应该相信沟通者传递的信息，并在为沟通者解决他们共同关心的问题上加大工作力度。

（2）一致性（Context）。沟通计划必须与组织的环境要求相一致必须建立在对环境充分调查研究的基础上。

（3）内容（Content）。信息的内容必须对目标公众具有意义，必须与受者原有价值观念具有同质性，必须与目标公众所处的环境相关。

（4）明确性（Clarity）。信息必须用简明的语言表述，复杂的内容要列出标题或采用分类的方法，使其明确与简化。如果信息需要传递的环节越多，则越应该简单明确。一个组织对公众讲话的口径要保持一致，不能多种口径，使公众无所适从，不利于形成统一的形象。

（5）持续性与连贯性（Continuity And Consistency）。沟通是一个连续不断的过程，要达到渗透的目的必须对信息进行重复，但又必须在重复中不断补充新的内容，有所创新，这一过程才能持续地坚持下去。

（6）渠道（Channels）。沟通者应该利用现实社会生活中已经存在的信息传送渠道，这些渠道多是被沟通者日常使用并习惯使用的。在信息传播过程中，不同的渠道在不同阶段具有不同的影响，所以，应该有针对性地选用不同渠道，以达到向目标公众传递信息的作用。

（7）被沟通者的接受能力（Capability Of Audience）。沟通必须考虑被沟通者的接受能力，当用来沟通的材料对被沟通者的要求越小，也就是沟通信息最容易为被沟通者接受时，沟通成功的可能性就越大。被沟通者的接受能力，主要包括接受信息的习惯、阅读能力与知识水平。

【案例】　为普通工人树碑立传

广州羊城药厂1991年建立起一座碑廊，碑廊内耸立着着5块2米多高的大理石碑。那上面篆刻的，不是什么英雄人物的业绩或高级领导人的题词，而是本厂195位普通工人的名字。原来，他们都是立功受奖的人员，厂里为他们"树碑立传"了。

羊城药厂曾有一段时间境况不佳。为了扭转这种状况，该厂领导号召全厂职工振奋精神，积极献计出力，打好翻身仗。195位普通职工努力工作，为药厂的振兴做出了突出的贡献，立下了汗马功劳。1990外，羊城药厂举行评奖活动，这195位普通工人分别荣获金羊奖、银羊奖和铜羊奖。

羊城药厂领导认为，广大工人是企业的主人。这195位有功人员虽不是什么英雄，但是他们发挥了主人翁的精神，对厂子的翻身兴旺做出了突出的贡献，因此，他们的名字应该载入本厂的史册，永志不忘。于是，就为这195位普能工人树起了纪功碑。

这些纪功碑树立起来后，在羊城药厂引起很大的反响。碑上有名者感到自豪，受到鼓舞。老工人曹球抚摸着碑上自己的名字自语道，从没有想过自己竟有被"树碑立传"的一天！他决心为厂子的发展做出更大的贡献。而碑上无名者也感到学有榜样，干有方向，纷纷表示自己也要干出成绩来，争取自己的名字也被刻上纪功碑。因为他们看到，那5块纪功碑中的最后一块是空白的，它将留给后来人。一位小伙子说，他相信，通过努力，终会有一天也使自己的名字被刻在碑上。

（资料来源：http：//www.iccun.com/management-consulting-training-16857-1.html）

思考：搞好组织内部公关关系对整个公关关系协调工作有什么作用？

第三节　医院外部公共关系协调

外部公众是医院生存与发展的重要外部环境。医院公共关系的目的是"内求团结，外求发展"，在团结、爱护内部职工的基础上，医院要想长久、稳定地发展，应该针对性地采取各种手段和媒介与外部公众建立良好的关系，为医院医疗事业发展奠定基础。因此，要充分地了解医院外部公众的含义、特点及其外部公众关系，这对提高医院知名度和美誉度至关重要。

一、医院外部公共关系概述

（一）医院外部公共关系的含义

医院的外部公众是相对于内部公众而言的，它是指独立于医院之外并对医院的生存和发展产生影响的社会团体或个人。主要包括患者及以患者为中心的相关公众（家属、亲戚、朋友、同乡等）社区、媒体、政府、其他同行医院、合作伙伴等。医院只有通过有效地传播和沟通，取得外部公众的认同、理解、支持与协作，才能够建立起广泛的、良好的合作关系。

（二）医院外部公共关系的特征

1. 整体性

外部公众不是单一的群体，而是与医院的运行息息相关的整体环境。医院的发展离不开

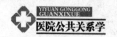

患者、社区、政府、媒体、合作伙伴、同行的信任与支持，他们在无形中对医院的发展产生了极大的影响。由于外部公众的整体性，医院公共关系工作就必须要面对所有的外部公众，不能只注意其中某一类而忽略了其他公众。

2. 变化性

医院的外部公众不是一成不变的，而是一个开放的系统，处在不断地变化之中，其性质、形式、数量、范围都会随着医院条件、客观环境的变化而变化。外部公众环境的变化，必将导致医院公关目标、手段的变化；医院自身的变化也会导致外部公众环境的变化。二者相互影响，相互制约。

3. 相关性

医院的外部公众都是与医院有着一定的关系，他们的态度、意见和行为对医院会产生一定的影响；同时，医院的决策和行为也会对外部公众产生影响。因此，医院外部公众具有相关性。

【案　例】　湖州妇幼保健院良好的对外公关关系

湖州市妇保院一直重视市场开拓与对外公关工作。1999 年成立社区保健科，常年组织医务人员深入所辖城乡社区走家串户服务，为社区孕产妇和新生儿、婴幼儿逐个建立健康档案，提供全程系统保健服务；向农村家庭免费赠送有关生理保健、营养膳食以及常见病防治的科普书籍；每年轮流为辖区内育龄妇女进行妇科常见病、多发病免费普查；组织专家到社区、农村进行妇幼保健知识讲座；成立孕产妇访视中心，工作人员对孕妇进行上门访视，为孕妇提供孕期保健指导；对在本院分娩的产妇，专职医生进行产后访视，提供新生儿护理、母乳喂养等健康指导；设立健康咨询电话，为孕产妇提供卫生、心理和营养等方面的健康指导；孕妇到本院住院分娩，医院免费派车迎接。湖州市妇保院对过去公众进行追踪服务，聘请湖州师院学生对医院服务质量和服务态度进行满意度调查，通过第三方掌握真实信息，从而使医院有针对性地对存在的问题进行持续改进和完善，努力争取潜在公众。该院针对现在公众，积极开展新的服务项目，满足他们的就医需求，近年来，先后开展了"一对一"全程陪伴分娩、麻醉无痛分娩、无痛人流、婴儿抚触、婴幼儿潜能开发、婴儿游泳、更年期保健、不孕不育治疗等人性化的服务，树立品牌形象，赢得较好的社会声誉。

（资料来源：http://www.cnki.com.cn/Article/CJFDTotal-YYCY200513050.ht）

二、医院与患者关系协调

（一）医患关系的含义

医患关系是医务人员与病人在医疗过程中产生的特定医治关系，是医疗人际关系中的关键。著名医史学家西格里斯曾经说过："每一个医学行动始终涉及两类当事人：医师和病员，医学无非是这两群人之间多方面的关系"。这段话精辟地阐明了整个医学最本质的东西是医师与病员的关系。

现代医学的高度发展更加扩充了这一概念，"医"已由单纯医学团体扩展为参与医疗活动的医院全体职工；"患"也由单纯求医者扩展为与患者相关的每一种社会关系。目前，在国内外大多数是从广义和狭义两个方面进行界定，一般认为，所谓狭义的医患关系是特指医生与患者之间相互关系的一个专门术语。广义的医患关系指以医生为主的群体（医疗者一方）与以患者为中心的群体（就医者一方）在治疗或缓解患者疾病过程中所建立的相互关系。在此，"医"既包括医生，也包括护理、医技人员、管理和后勤人员等医疗群体；"患"既包括患者，还包括与患者有关联的亲属、监护人、单位组织等群体。尤其是患者失去或不具备行为判断力时（如昏迷休克的患者、婴儿等），与患者有关的人往往直接代表患者的利益。

（二）医患关系的性质

医患关系既是一种人际关系，也是一种历史关系。医患之间建立的人际关系在社会发展的不同历史时期，人们对其性质的认定是不一样的。医生和患者之间的关系始终处在不断变动的状态中，基于这种变动，人们对医患关系的性质也在做着不同的解释。

1. 医患关系是契约关系

首先，医患关系是建立在平等基础上的契约关系。医患之间是平等的，即医师尊重病人的医疗权利，一视同仁地提供医疗服务；病人尊重医师的劳动，并密切配合诊治，共同完成维护健康的任务。

其次，医患关系是服务与被服务的契约关系，即医师以救死扶伤、防病治病为己任，国家赋予医师以某种特权（对疾病诊治权和特殊干涉权等）并要求医师以医疗技术为病人提供服务；病人出于信任或与医师充分协商，接受医师的服务。这是由医患之间的医学知识占有以及所处地位、职责不同所决定的。医师具有医学知识，处于主动地位并具有某种特权。这就要求医师恪守职责、钻研技术，以高尚的医德、精湛的医术全心全意为病人服务，不辜负病人的信任。在提供服务的过程中，服务方必然向对方做出并遵守必要的承诺，双方还可以在法律认可的范围内进行平等协商，由此构成了契约关系。

2. 医患关系是信托关系

医患关系是以法律为保障建立起来的信托关系。法律保护医患双方的正当权益。在这一保障之下，医师享有为病人提供医疗卫生保健服务的特殊职权，可以获得病人身体、心理甚至隐私等信息；病人为了诊治疾病而信任医生，将必要的信息告诉医师，并委托其解除病痛。

（三）医患关系的特征

1. 对流性和开放性

交往的基本属性就是双方之间的相互影响，医患交往双方既是信息的发出者又是信息的接受者。诊疗活动是一个医患互动的过程，该过程不是孤立于社会整体系统的，而是社会整体系统的一个子系统，受社会整体系统所调控和制约，也只有在社会整体系统之中才能得以存在，发挥其应有的诊疗作用。离开了社会系统的支持，医患交互就无从进行。因此，我们对医患关系的分析，必须立足于社会整体系统。

2. 多层次性

随着现代生物、心理、社会医学模式的形成和发展，医务人员不仅要关注患者的躯体性疾病，也要重视患者的心理、社会性疾病，要把病与人统一起来，不能只看病不见人。这就要求患方对医方不仅要主诉病情,而且要说明与疾病有关的一切心理、社会问题。医患双方不仅要交谈,而且要交心,从而摆脱当前医患关系物化的困境,实现医患之间的多层次互动。

3. 目的的专一性

医患交往与一般的人际交往不同,它本身不仅具有明确的目的性,而且表现出高度的专一性。尽管医患交往的形式、层次多种多样,但其目的只有一个,即为了诊治疾病,确保机体的健康,而且这一目的是医患交往双方所共同期望的。

4. 地位的不平衡性

在医患关系中,由于患方存在着无法改变的知识拥有上的欠缺,故而始终处于被动的地位。特别是在医学科技迅猛发展、高度分化与高度综合的今天,任何人都不可能精通各方面的医学知识,即使作为患方身份出现的医学工作者也不能摆脱这种实际上的不平衡状态。当然,从人格地位及法律地位而言,医患之间是平等的,都是具有法定权利和义务的公民,都应该受到同等的尊重。这里的不平等主要是就其在交往中的作用来说的,医方在其中担当主导的角色,常常处于下命令的地位,患方为了治病就必须服从医方的指令,配合医方的治疗,而且患方的需求越多,疾病越严重,从属性就越大。

5. 特殊的亲密性

病人在求医的过程中,出于诊治的需要,可能会将一些从来没有告诉过任何人的隐私、秘密等告诉医者,对医者(无论首次接触与否)表现出高度的信任。医者也会以诊治疾病为根本,认真听取患者与疾病有关的隐私和秘密,而不对其妄加评论,从而构成了医患之间特殊的亲密关系。在一般的人际交往中,彼此之间的信任要以长期的交往为基础,而且个人隐私或秘密他人无权了解,个人也没有向他人透露的义务。但是,在医疗过程中医方应当为患方保密,不应把患方的隐私当做笑料,这是医方应恪守的义务。而且,作为一种特殊的权利,医方只能就与疾病有关的隐私和秘密进行了解,不能企图窥探患者与疾病无关的隐私和秘密。

(四)医患关系的现状

随着社会主义市场经济体制的确立和改革开放的不断深化,人们的思想得到了充分的解放,物质、精神文化生活水平不断提高,传统的医患关系遇到了前所未有的挑战,医患关系紧张已经成为我国现阶段社会当中存在的不争的事实。近几年来,全国各地医疗纠纷明显增多,严重影响了医疗机构的正常秩序,甚至出现患者及其家属打砸医院,围攻、殴打甚至杀害医务人员的恶性事件。表现在:

1. 医患关系紧张,医疗投诉上升,医疗纠纷频发

近年来,医患关系紧张,医疗纠纷投诉已成为投诉热点之一。据中国医院协会2005年的相关调查显示:全国三级甲等医院每年发生的医患纠纷中,要求赔偿的有100例左右,到法院诉讼的有20~30例,赔偿的数额三级甲等医院一年一般在100万元左右;此外,全国有73.33%的医院都曾发生过患者及其家属使用暴力殴打、威胁、辱骂医护人员的现象;59.63%的医院发生过因病人对治疗结果不满意,扰乱医院正常诊治秩序、威胁医务人员人身安全;

76.67% 的医院发生过患者及其家属在诊疗结束后拒绝出院，且不交纳住院费用的情况；61.48% 的医院发生过病人去世后，病人家属在医院内摆设花圈、烧纸和设置灵堂的事件。医患纠纷的频频发生及其恶劣的负面影响，既扰乱了医院正常的医疗工作秩序，又使医患关系更为对立，医患纠纷使医患双方的关系更为紧张。

2. 医患双方诚信缺失

2001 年新的《医疗事故处理条例》出台后，基于举证倒置的要求，医院需要患方签字的各种同意书比过去增加了 10 倍以上。一些高难度的诊疗技术，因医院和医务人员考虑到其所带来的高风险，在一些医院不再开展，最终结果实际上是损害了患者的利益。

（五）医院与患者关系协调的重要性

1. 减少医患纠纷，提高医疗服务质量

医院作为事业性单位，其宗旨是为群众提供必要的医疗服务，满足人民群体对健康的要求。近年来，日趋紧张的医患关系不仅正在严重冲击着医疗服务市场，而且已成为社会不和谐的因素之一。其实，医患关系的实质是"利益共同体"。因为"医"和"患"不仅有着"战胜病魔、早日康复"的共同目标，而且战胜病魔既要靠医生精湛的医术，又要靠患者战胜疾病的信心和积极配合。在疾病面前，医患双方是同盟军，医患双方要相互鼓励，共同战胜疾病。

2. 构建和谐医患关系就成为医院对外公关工作的重要内容

医院对外公共关系的目标是树立良好的形象，增进公众对医院的了解，扩大医院的知名度、信任度和美誉度，在激烈的市场竞争中，为医院赢得更多的公众支持和良好的舆论基础。医院是服务于社会，实行救死扶伤的公共场所，医患之间有着非同一般的密切关系，运用合理的原则、方法和双向沟通的传播手段，建立融洽的医患关系，可增强病人对医务人员和医疗机构的信任感和满意程度，从而减少医疗纠纷，提升医疗机构的社会和经济效益。

（六）医院与患者关系协调的技巧

1. 加强医院与患者之间的沟通

加强医院与患者之间的沟通。近些年来，各地医患关系出现了一些新的情况，医患矛盾不断增加，"医闹"现象频频出现，医疗纠纷不断上升，但大多数的医疗纠纷并非由临床诊治失误引起，而是由于医患之间的沟通不够，患者及其家属对医院和医生的不信任而引起的。因此，可以建立多种渠道，加强医院与患者的沟通。例如，不定期通过问卷、访谈等形式对患者和家属进行调查，了解病人对医护人员服务态度的反映，借此改进和提高医院的服务，真正做到以病人为中心；定期组织医患之间的交流活动，如每月设置院领导"开放日"，由院领导听取患者意见，解答患者心中疑惑，增进理解；邀请主治医生利用空余时间与病人及家属谈话，询问病人的病情及治疗情况，对病人关心的问题进行耐心的解释，等等。通过多种途径和方法赢得患者的信任和支持。

2. 提供精湛的技术和完美的服务

医患关系是由患者到医院就医产生的，因此，没有精湛的医术和优良的服务，就不可能

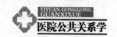

有稳固、良好的医患关系。医院必须根据患者的病情，做出正确的诊断。同时还要有良好的服务态度，为患者排忧解难。如果患者到医院就医，不但要面临身体上的疼痛，还要肩负精神上的折磨，这会使他在医院面前望而却步。所以，要建立良好的医患关系必须要有精湛的技术和"以患者为中心"的服务理念。

3. 提高医德修养，培养爱岗敬业的责任心

医德是一种职业道德，是一般社会道德在医疗卫生领域中的特殊表现。它主要调整医务人员与病人、医务人员之间以及与社会之间三方面的关系。92%的公众表示，在选择医院就诊的时候，希望选择业务水平高、服务态度好的医生诊治。医德的高低也是社会评判医院形象的关键指标。一直以来，医务工作因为他的救死扶伤的工作性质一直被人们亲切地称为"白衣天使"。但是近年来，由于在某些经济利益的驱使下，部分医务人员的道德感减弱，公众对医生医德形象信任度下降。医学界前辈吴阶平教授在总结从医的经验时说，做一名好医生，一须有高尚的医德，二须有精湛的医术，三须有服务的艺术。因此，要建立和谐医患关系必须提高医院工作人员的医学伦理道德水准。

4. 加强医院管理，健全各项规章制度

医疗纠纷发生的多少，在一定程度上反映了一个医院、一个科室管理水平的高低。对于各级医院来说，在日常工作中要积极组织、宣传学习《医疗事故处理条例》《执业医师法》《民法通则》等法规内容，要使广大医务人员知道依法行医是自我保护和维护自身合法权益的需要。在当前国家新政策的推动下，医院管理者要结合医院实际，建立健全各项相应的规章制度，并且严格执行。

5. 加强医院软硬件建设

构建和谐医患关系和谐的医患关系不是一蹴而就的，良好医患关系的形成可以源于每一个环节。对于医院这样特殊性质的窗口服务行业来说，医患关系体现在医疗服务的各个细节上，每个细节管理的好坏都将直接影响到医患关系。医院需要从软件建设和硬件建设加以强化，在软件建设上，医院要从严格执行操作规范、确保医疗质量的不断提高、加强对医务人员服务水平和技巧的培训和提高服务标准等方面强化。全面推行质量管理体系，提升医疗服务质量。

在硬件建设上，要从为患者创造舒适的就医环境、加强医院信息建设和基础设施建设、提高医务人员工作效率等方面努力。良好的就医环境、周到细致的服务，能够使患者在接受治疗时身心愉快，也有助于医患之间的沟通和交流。因此，对于医院来说，要构建和谐的医患关系，更好地满足病人的就医需求，其公关建设的一项重要工作就是为患者提供舒适优雅的就医环境。

【案例分析】 中国康复中心救治唐某

真正的公共关系，要使公众受到实实在在的帮助。例如1997年11月下旬，唐某去成都劳务市场寻找工作，被某夜总会老板以招收餐厅服务员名义，诱骗做"三陪"接客，唐某宁死不从，跳楼致腰椎爆裂性骨折、脊髓严重损伤，腰以下完全瘫痪。"唐某事件"通过新闻媒体的报道，尤其是1997年12月27日《中国妇女报》在头版头条以《"唐某事件"惊蓉城》的特别报道，在全国引起巨大轰动。中国康复中心得知唐某遭遇后，为她坚贞不屈的精神所

感动，认为唐某在绝境中，用自己的鲜血和生命与不法分子的丑恶行径坚决抗争，代表了中国女性自尊自爱的精神和不向邪恶势力低头的高贵品质，在她最困难的时候，应该伸出热情的双手去帮助她。于是，康复中心迅速做出决定：正式邀请唐某到北京，破例免费为其进行康复治疗。在唐某康复治疗的日子里，康复中心调动了最先进的康复手段、最精良的医疗护理班子、最现代化的康复设施、最好的医疗康复环境，对她提供了全方位的医疗康复服务。4个月后，唐某取得了显著的康复效果，终于离开了久卧的病榻，"脚踏实地"地站了起来，并能用拐杖步行，在很大程度上恢复了生活自理能力。唐某来京后，康复中心附属北京博爱医院不但免去了她的医药费、治疗费、护理费、床位费、检查费等全部费用，而且，为解决其营养、生活费用和其家人在京的开销，医疗、护理、科研、教学、行政、后勤各部门职工自发地向其捐款 10 000 多元。出院前夕，康复中心又向唐某赠送了一台价值 8 000 多元的毛衣编织机，使她康复之后能够自食其力。再次表达了康复中心全体职工对唐某坚贞不屈的精神的钦佩、支持和对她的一片深情厚谊。5 月 15 日上午 8 点 40 分，唐某乘坐 7 次特快列车返回四川，中国康复研究中心的领导和医护人员代表以及被邀请的数十家新闻媒体的记者前往北京西客站送行、采访。这一事件极大地提高了康复中心的社会形象，也为我们留下了一个生动的公关案例。

（资料来源：http://www.doc88.com/p-745682287023.htm）

三、医院与社区关系协调

社区是医院所在地的社会团体、其他组织以及当地居民组成的共同体。如医院周围的居民区、学校、企事业机关等。任何一个医院都在特定的社区内运作，与所在社区有一个良好的关系，能够保证医院开展正常工作。社区关系就是指医院与其社区公众之间的关系。社区能够为医院提供多方面的支持，如医院日常运行所需要水电气交通、良好的员工生活环境、充足的劳动力资源、环境卫生、稳定的购买力等，这些都是医院繁荣发展的基础。

（一）医院与社区关系协调的重要性

1. 社区是社会组织生存和发展的根据地

任何一个社会组织都处在一定社区之中，都与聚居在同一地区的其他成员组成一个相对独立的生活共同体。医院在日常生活和工作中，要经常与社区成员相互打交道，受到他们的影响和制约。社区构成了一个医院生存和发展的外部小环境，是医院生存和发展的根据地，决定着医院的生死存亡。

2. 社区与医院相互依存

任何医院都是在一定的社区中经营的，所以，必然与社区中的社会公众发生种种的联系。社区需要医院的医疗服务，医院需要社区的支持和帮助，两者之间相互需要，相互依赖。尤其是社区的公众是医院的直接顾客，如果缺少友善的社区环境，将很容易失去这部分顾客，还可能由于种种不必要的冲突使医院的职工失去安全感，影响医院的凝聚力和良好的形象。

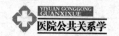

（二）医院与社区关系协调技巧

1. 树立公民意识

从社区公众的角度来看，无论组织的性质、规模等方面如何，但有一点是共同的，那就是每个组织都是社区的一员。因此，医院作为社区的居民，必须遵守地方法规，服从当地政府的领导，做到守法经营，照章纳税，保护环境等。要认真避免或纠正医院行为对社区的不良影响，妥善处理与社区出现的矛盾。条件允许的情况下，还应将自己的文化、福利设施向社区公众开放。

2. 热心社区公益事业

医院可以利用自身的经济实力，大力支持社区公益事业的发展，不但可以表示自身的社会责任感，同时也能为医院赢得较好的声誉。比如医院可以利用自己的服务特点，主动为社区公众送医送药，开展保健宣传，举办相关疾病的义务诊治活动，为社区居民提供服务；邀请社区公众代表参观医院，了解医院发展情况，征求意见，通报情况，增进了解。

3. 改善社区卫生状况

作为医院，要为社区居民提供良好的医疗保健服务，积极参与和支持社区防止疾病、健康教育、环境卫生、家庭保健等工作，为社区卫生组织提供人员培训和技术指导服务。

4. 维护社区环境

保护人类的生存环境，珍爱地球上每个生命，是任何社会组织必须正视的问题。维护社区环境，不要从物质上和精神上污染社区环境，影响社区公众的生活健康，医院应该通过自己的文明服务，环境美化，帮助社区公众美化社区环境增强社区对外的吸引力，增强社区公众对医院的主动宣传。在维护社区环境同时，医院还应积极美化社区环境，尤其是自身环境的美化，实际上，整洁的建筑、宁静、祥和、卫生的医院环境，也是一种赢得公众喜爱的举措。

【案　例】　上海某医院重视与社区的沟通

上海某医院为了医治患了癌症的病人，新建了医用直线加速器机房，机房有着良好的防护设备，以防止高能 X 射线的泄漏。但是，令医院料想不到的是当时日本电视连续剧《血疑》风靡上海，剧中女主人公因受辐射而患上绝症的不幸遭遇，给那些居住在机房附近的居民心中蒙上一层阴影。大家都怀疑自己正处于高能 X 射线的辐射之中。于是，居民由恐惧到愤怒，奋笔疾书，向区防疫站、区环保局、区人大代表表示抗议。认为"医院这样做不道德！直线加速器必须停机！"居民们的抗议引起了医院的高度重视。然而，要停掉直线加速器是不可能的，当时上海仅有几台直线加速器。每逢医院开机治疗时，那些被癌症折磨得痛苦万分的病人们，早早就在候医室长椅上排起一长溜的队伍。况且，医院对直线加速器释放出的高能 X 射线是有严格防护措施的。直线加速器机房四周的墙壁是 1.2 公尺厚的钢筋水泥墙，放置机器的房间有 2 公尺厚的钢筋水泥墙。因此，开机时很少有 X 射线泄漏。即使有微量的射线泄漏，对人体也无害。可是这一切，居民并不了解。为了消除居民心头上的阴影，协调好医院与社区公众的关系，医院抓住"门户开放、双向沟通"这一问题的关键，采取了一系列公关措施。首先，医院摘下"机房重地，闲人免入"的牌子，请进居民群众，让他们参观了解直

204

线加速器，由医生讲解直线加速器的工作原理和医治癌症的作用，消除人们对它的神秘感。其次，请区防疫站总工程师重新实地测试，并对居民最怀疑的一堵墙作了技术处理，直至居民感到满意为止。再次，召开居民座谈会。会上，区防疫站总工程师公布了测试数据，有关技术人员介绍了高能 X 射线的特点及防御方法。最后，实地走访。院方派出有关人员深入居民家中，对其中一位居民反映家中电视机 10 点钟后图像不清的问题进行实地勘察，结果表明这户居民家中的两台电视机，一台本身有毛病，另一台则是天线选择不当。为了进一步消除居民疑虑，院方请他们到机房，观看正在开机时机房内电视机清晰的图像，证明其丝毫不受高能 X 射线的影响。并且告诉居民们，晚上 10 点后院内直线加速器早已停机，所以不存在 X 射线影响电视机图像清晰的问题。

经过这一系列的公关活动，解开了居民们心头的疑团，他们纷纷表示对医院的理解和支持，为医院创造了一个良好的外部环境。

（资料来源：http://www.heopen.edu.cn/asfroot/hbdd/20051014/ggsw/ggsw/ggzt/（alzl）/an-li/ggal-4-04.htm）

思考：试结合有关的公共关系知识分析以上案例。

四、医院与政府关系协调

医院与政府关系是指医院与国家权力执行机关之间的关系。随着我国医疗服务管理体制的深刻变革，在多元化办医的格局下，政府与各类医院之间的关系共同之处在于：政府依法批准和设立各类医疗机构，监督医疗机构的服务过程以及服务质量并进行必要的奖罚，各类医疗机构在突发性应急事件处理中接受政府的统一领导和指挥等；各类机构都具有投标竞争政府设立的医学研究项目的均等机会，以及基本医疗保险定点医疗机构的候选资格等。常见的与医院产生联系的政府机关有：政府所在的省、市、县政府；卫生局、工商行政管理局、药品监督局、质量监督局、疾控中心、财政局、税务局和环保局等。

（一）医院与政府关系协调的重要性

政府承担着管理国家和社会事务的责任，任何一个社会组织作为社会的一分子，都必须服从政府的统一管理。正确处理和协调政府关系，争取政府对医院的了解、信任，在人力、物力及政策方面予以倾斜和支持，对于组织的生存和发展是十分重要的。主要表现在：

1. 协调医院与政府及相关职能部门的关系是医院公共关系的重要内容

政府作为国家政权机构，通过制定政策和行政干预对医院的生存和发展具有直接制约作用；作为管理者又依法对医院进行指导、调节、监督和检查，并依法对医院进行行政和经济上的管理，彼此之间是典型的服从性关系，因此协调好医院与政府的关系是医院获得政府赏识和获得特别机会的关键所在。

2. 良好的政府关系能够为医院形成有利的政策、法律和社会管理环境

政府掌握着制定政策、执行法律的权力职责。政府的政策、法律和管理条例是医院决策和活动的依据和基本规范，医院的一切行为都必须保证在政策、法规许可的范围内。首先，良好的政府关系可以使医院在政策法律的范围内获得更有利的发展空间，使医院及时了解到

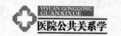

政府有关政策的变化，并按照这种变化去调整本医院的政策和活动，利用政策变化给医院带来的有利时机，避免政策变化给医院带来的不良影响。其次，良好的政府关系还能使医院的实际状况和特殊问题能够为政府了解，取得政府的关心和支持。

（二）医院与政府关系协调技巧

1. 遵守政府的法律法规

医院要及时关注政府发布的相关法律法规，在法律法规的指导下开展医院日常工作，根据政策法规的变动而修改医院的有关政策和规定，同时力争政府部门的各项支持。

2. 畅通医院与政府部门的沟通渠道

政府的政策和措施都是根据社会实际情况制订的，在执行过程中难免会遇到一些特殊情况，也有一定的灵活性和变通性。医院要通过各种渠道把自己的实际发展状况、存在的困难及时向政府有关部门进行汇报。同时，在医院日常管理过程中，可以请政府主管领导来检查指导工作，增进对医院的了解和认识。定期为政府部门决策咨询提供医院的实际信息，以利于相关职能部门制定符合实际的政策和法令。

3. 积极配合政府开展各项工作

医院要顾全大局，在国家政策、法律法规的统一指导下，规范从事医疗服务。在各种公共卫生突发事件或重大灾害面前，要积极响应政府号召，主动派出医务人员救助伤员，完成各项任务，例如"5·12"汶川大地震、抗击 SARS 事件等。

五、医院与媒介的关系协调

医院与新闻媒介的关系是指医院与广播、电视、报纸、杂志等大众传播媒介机构，以及与编辑、记者、节目主持人等之间的关系。公共关系的基本方法是信息传播。传播信息不能不涉及新闻界，不能不形成与新闻媒介的关系。与新闻媒介建立融洽的合作关系，利用其力量开展公共关系工作，是医院对外公共关系中的一个非常重要的内容。

（一）医院与媒介关系的重要性

在我国，大众传播媒介有时能够直接制造"舆论"，影响和引导民意，任何组织和个人都不能够轻视它的作用。因此，医院可以利用新闻媒介有效迅速地形成社会舆论的特点，开展公共关系活动，提高医院的知名度和美誉度。

1. 建立良好的媒介关系是形成良好的舆论氛围的前提

在现代信息社会，新闻界是社会信息传播过程的"把关人"，他们决定着哪些信息应该传播，哪些信息应该抑制、封闭，哪些信息应当追踪报道，使其成为公众舆论的中心话题。社会上每天发生的事不计其数，而能够通过大众传播媒介报道出来的只是很少的一部分。因此，一种信息被传播媒介报道出来的这个事实本身，就表明了该条信息的重要性。为了达到为医院创造良好的公众舆论，争取公众舆论的理解和支持的目的，就必须与新闻媒介建立良好的关系，使医院的信息能够容易通过传播渠道传播出去，从而引起公众的注意。可见，好的媒介关系在一定程度上等于好的舆论关系。

2. 建立良好的媒介关系是运用大众传播的前提

在现代信息社会，医院与公众的沟通交流主要是运用现代化的电子传播技术。但医院的有关消息能否被媒介报道，以及报道的时机、角度、频率等，决定权不在医院，而是由传播媒介如记者、编辑、总编等决定的。只有通过他们的协助才能将医院的有关信息用新闻报道这种免费宣传的形式报道出去，从而达到深刻而久远的影响。因此，与新闻界人士建立广泛、良好的关系，是成功地运用大众传播媒介的前提。尤其在当前，医疗行业已经成为舆论的焦点、新闻的重点，与新闻媒介建立良好的公共关系，取得他们的支持与合作，显得更加的重要。

（二）医院与媒介关系协调技巧

1. 熟悉新闻媒介

公共关系人员要了解新闻界人士的职业特点，遵守他们的职业准则，尊重他们的职业道德；熟悉各种新闻媒介的报道特色、编辑方针、编辑风格、版面安排、发行时间和渠道以及各自拥有的读者、听众、观众的情况等；掌握基本的新闻写作知识和技巧。只有这样，公关人员在与新闻界打交道时才能做到得心应手。

要重视医院网站的建设，不断完善网站的服务功能，通过网络服务和宣传开展医疗业务，提高服务的效率和便捷。

2. 与新闻媒介经常保持联系

第一，医院的公共关系人员应当加强与新闻媒介的日常交往，广交朋友。如重大节日向新闻界发送贺年片、纪念品，举办各种形式的联谊活动，增进医院公共关系人员与新闻界人士的个人友谊；第二，可以主动邀请新闻界人士参观，通过让记者了解医院各方面的情况，从而为医院创造新闻宣传的机会；第三，善于把有价值的新闻通过发布会和座谈会等形式及时向媒体通报，通过新闻报道的形式宣传医院，提高知名度。

3. 尊重新闻人的职业尊严和职业特点

遵守与媒体记者交往的原则与方法。对所有的记者应该做到一视同仁，为来院进行采访的记者要提供方便。

4. 加强舆论源头的管理

医院的医疗舆论资源包括医疗新闻、卫生保健知识、医学新技术、新进展信息等。医疗信息作为专门的信息资源是各大媒体不可或缺的重要内容。医院对内可以通过公关部集中管理医疗信息，统一发布。对记者的采访要建立相关流程，主动为记者提供采访服务。

5. 实事求是传播新闻

医院向媒体发布或提供信息时，要注意内容的真实性，不可提供虚假新闻。对歪曲事实的新闻报道，要正确对待，采取方法迅速澄清事实。同时还可以利用医院重大活动、重大事件邀请各界新闻记者参加，通过媒体树立医院良好的形象。

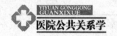

6. 正确对待媒介的批评报道

当媒介发表了不利于医院的批评报道后，组织应虚心接受并及时采取补救措施，挽回不良影响，并恳请再予传播，切不可对媒介的批评报道置若罔闻，甚至反唇相讥。如果媒介的批评报道有失实之处，亦应诚恳地向媒介提供真实情况，澄清事实真相，切不可剑拔弩张、兴师问罪，或得理不饶人。

六、医院与同行关系协调

（一）医院与同行关系的重要性

医院与其他医院之间虽然在医疗经营中存在竞争关系，但是在日常管理中也有相互合作、相互交流学习的关系。在市场经济日趋发展的今天，医院之间要正确处理好这种既有竞争又有合作的关系。

（二）医院与同行关系协调技巧

1. 公平竞争，共同发展

医院与医院开展公平竞争，要采取合法正当的方法，不要使用不正当的手段污蔑、诋毁其他医院形象。现代社会讲究"竞合"，即在竞争中也有合作，因此要坚持求同存异，合作共赢，互相帮助，实现共同发展。

2. 相互合作，沟通信息

医院之间应该加强相互的合作，沟通信息，相互帮助，携手发展。特别是在一些重大疾病、重大项目前要抛弃偏见，携手合作，共享资源，共同研究，促进我国医疗卫生事业的发展。

七、医院与合作伙伴的关系协调

（一）医院与合作伙伴关系的重要性

医院与合作伙伴的关系主要是指医院与药厂、医疗器械商、银行、耗材供应商等合作伙伴的关系。虽然精湛的医术和优质的服务是医院生存和发展的第一要素，但是，如果没有高质量的药品、医疗器械、耗材等，医院的发展也将受到极大的束缚。因此，合作伙伴是医院非常重要的外部公众。

（二）医院与合作伙伴关系协调技巧

1. 依法招标采购，不徇私情

由医院领导及有关部门组成招标采购小组，依据《中华人民共和国招投标法》《中华人民共和国采购法》及相关规定进行采购，同时接受财务部门的监督。

2. 严格管理供应商

选择质量合格、正规的供应商。前期要对供应商进行详细的调查、评估实力。索取各种资质证明材料，建立供应商的档案资料库，正式签订送货合同前要少量送货和短期试用。正式建立合作关系后，也要不定期地对供应商的产品进行抽查和评估，同时要求医疗器械生产企业开展医疗器械不良事件年度汇总报告工作，优胜劣汰，确保供应的产品品质有保证。

3. 互惠互利，真诚合作，共同发展

医院在面对合作伙伴的时候要坚持互惠互利的原则，不要一味压低产品价格，这有可能导致产品质量不过关或者供应商不供货。医院与合作伙伴应该真诚合作，实现共同发展，建立长期稳定的合作关系。

总的来说，做好医院外部公众工作是公关工作的重点内容。医院开展外部公众工作，就是要同各类公众建立经常性的友好关系，了解他们的动态和意见，尊重他们的意见和要求，使医院的决策和活动顾及他们的利益。同时也要及时地把医院的困难、需求等信息通过各种途径传播给他们，以求得外部公众的理解和支持。医院在与外部公众进行交流时，要注意保持外部公众利益和社会整体利益的一致性。当然，医院公关工作在利益调整上的权力是有限的，要根据工作的特点来设计利益、协调工作。一方面敦促医院领导层修改、调整政策，兼顾各方利益；另一方面要帮助外部公众重新认识自己的利益所在，寻找双方的利益共同点。只有这样才能够实现"内求团结，外求发展"的公关目标。

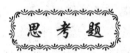

思 考 题

1. 简述医院公共关系协调的含义、特点与意义。
2. 简述医院内外部公众协调的含义与作用。
3. 医院内部公众关系协调的类型？
4. 简述如何协调好医院与政府、医院与媒体的关系？
5. 医患关系协调的含义、现状与途径？

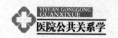

第九章 医院公共关系工作程序

组织与公众良好公共关系的建立与维持，必须经过一定的工作程序和步骤，即调查研究、策划方案、组织实施、评估效果四个阶段，又称为公共关系的"四步工作法"。这四部曲是一个环环相扣、首尾相连的有机循环体，其中，调查研究是前提，策划创意是关键，方案实施是重点，总结完善靠评估。任何一个医院成功的公共关系活动离不开这四个步骤。

第一节 医院公共关系调查

医院公共关系工作的第一步是明了情势，准确地把握医院的公共关系状态及与之相关的公共关系信息。这就要求医院开展公共关系调查。

医院公共关系调查为医院发展提供决策依据，是医院做好公共关系工作的基础。所谓医院公共关系调查是指根据医院发展的需要，运用科学方法，收集和分析与医院公共关系形象、公共关系状态相关的信息，以确定公共关系目标并提出改进措施或意见的一种调查研究活动。

【阅读材料】 "先搞清这些问题"

有一家男科医院新设了公共关系部，配备了豪华的办公室、漂亮的公关小姐、现代化的通讯设备……但该部部长却发现无事可做。后来，这个部长请来了一位公共关系顾问，向他请教"怎么办"。于是这位顾问一连问了以下几个问题：

"本地有多少男性人口？年龄段如何分布？"

"医院的'知名度'如何？在过去三年中，花在宣传上的经费共多少？"

"本地共有多少家设有男科或相关科室的医院？总铺床位有多少？"

"医院最大的竞争对手是谁？潜在的竞争对手将是谁？"

"去年一年中医疗纠纷有多少起？原因何在？"

"新医改给医院带来的机遇和挑战各是什么？"

对这样一些极其普通而又极为重要的问题，这位公共关系部部长竟张口结舌，无言以对。于是，那位被请来的公共关系顾问这样说道："先搞清这些问题，然后再开始你们的公共关系工作。"

一、医院公共关系调查的意义

公共关系调查是开展公共关系工作的基础，对医院公共关系工作具有重要的意义。

（一）有助于医院准确地形象定位

医院公共关系形象定位是指医院明确以什么样的公共关系形象出现在公众面前。通过形象定位，可以测量出医院自我期望的形象与其在公众中实际形象的差距，针对这个差距策划有效的公共关系活动方案。因此，公共关系调查不仅可以帮助医院准确地了解公众真实的需求，还可以帮助医院准确地了解在公众中的形象定位。

（二）有助于医院决策依据科学化

毛泽东同志曾说过："要了解情况，唯一的方法是向社会作调查。"要保证医院的决策正确，调查是最好的方法。只有通过调查，才能发现公共关系活动中存在的问题及其产生的原因，从而做出科学的决策。

（三）有助于医院及时地把握公众舆论

当少数人彼此孤立的舆论集合为多数人彼此呼应的整体意见时，对医院形象有极大的影响。积极的公众舆论有利于塑造医院的良好形象，消极的舆论则有损于医院形象，甚至会造成形象危机。因此，通过公共关系调查，监测公众舆论，及时扩大积极舆论，缩小消极舆论，对医院是非常重要的。

（四）有助于提高医院公共关系活动成功率

"知己知彼，百战不殆"。医院在开展任何公共关系活动之前，必须对其主客观条件作充分调查和系统分析。只有开展有计划、系统的公共关系调查，才能保证公共关系活动的顺利进行，并取得预期效果。

二、医院公共关系调查的内容

医院公共关系调查的内容广泛，涉及医院公共关系状态的种种影响因素。根据公共关系状态的主要影响因素，医院公共关系调查的内容大致可以分为以下三个方面。

（一）医院自身状况调查

"知己知彼，百战不殆"。医院要取得公共关系工作的成功，"知己"是第一要事。医院自身状况调查的具体内容包括医院基本情况和实力情况两方面。

1. 医院基本情况调查

医院基本情况是医院撰写新闻报道、解答公众提问、制作宣传材料的客观素材，是医院公共关系工作人员必须掌握的资料，是医院公共关系形象塑造的现实依据。根据公共关系工作的需要，医院基本情况调查的内容主要有：第一，医院的总体情况，如医院的性质、类型、特点、机构设置、管理体制、员工素质与结构等。第二，医院文化情况，如医院的名称与识别标志的文化含义，医院的文化传统与精神、服务宗旨、信条与道德规范等。第三，医院经营情况，如医院的层次与规模、发展战略与目标、特色与优势、医疗水平与服务质量等。第

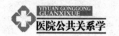

四，医院荣誉情况，如医院发展史上的重大事件及影响、对社会的贡献、获得的各种奖励和殊荣、有突出贡献的职工及贡献情况等。

2. 医院实力情况调查

医院实力情况一般是指自身的物质基础和技术力量方面的情况。医院实力情况调查的内容包括以下几方面：第一，医院的物质基础，如先进医疗设备、科研器材、床位等各种设施等。第二，医院的技术实力情况，如技术人员的实力情况、现代医疗手段与实验手段、医疗技术的领先程度与影响力等。第三，医院的财务实力情况，如医院的固定资产总额、门诊量、经济效率等。第四，医院员工待遇情况，如员工的工资水平、住房面积、劳动保障情况等。

（二）医院公众状况调查

在公共关系工作中，要想获得公共关系工作的成功，除必要的"知己"外，关键的问题在于"知彼"。因此，公共关系调查必须将相关公众状况调控作为其工作重点。具体的调查内容主要有：

1. 医院内部公众的调查

内求团结是医院公共关系工作的宗旨之一。只有重视内部公众，才能使内部公众具有强烈的归宿感和荣誉感，才能实现医院的合作与团结，才能使医院在发展中处于有利地位。

首先，调查医院内部公众的构成情况，如组织成员的数量构成、专业构成、年龄构成、性别构成、角色构成、能力构成、文化程度构成、职务职称构成、需求层次构成、劳动态度构成、思想素质构成等。

其次，调查医院内部公众对医院现状的满意程度，如对医院目标、文化、规模、待遇的意见及其自身价值观的实现情况。

最后，调查医院内部公众对组织领导的信任程度，如医院领导者的政治思想品德、领导才能、工作作风、管理水平等。

2. 医院外部公众的调查

针对患者、社区、媒介、政府等不同公众，有的放矢地开展公共关系活动，可以有效地协调医院与公众之间的关系，促进医院和谐发展。一方面，调查医院外部公众的背景资料，如患者的特征、覆盖面、需求、观念、家庭状况、病情等。另一方面，调查医院的知名度和美誉度，即医院为多少人所知及了解程度、对医院的评价如何、采取行动的公众情况等。

（三）医院社会环境调查

社会环境是指与医院有关的各类公众和各种社会条件的总和，它影响着医院的生存和发展。医院社会环境调查的目的，是为了找出影响医院发展的主要因素，预测其变化规律，协调医院与社会环境的关系，使医院适应社会环境的变化，从而使医院获得长足发展。医院社会环境调查包括基本社会环境调查、具体市场环境调查、所属行业环境状况调查等。

1. 基本社会环境状况调查

人口环境状况、政治环境状况、经济环境状况、文化环境状况对医院的发展至关重要，也事关医院公共关系战略方针的制定。

（1）人口环境调查。人口环境调查是指对医院所辐射地区的人口结构、身体健康状况、家庭状况、文化教育水平等方面因素的调查。

（2）政治环境调查。政治环境调查的内容包括凡是与医院公共关系有关的政策法规，如国内政治形势、政治制度、新医改政策、新劳动法、合同法等相关法规、规章制度等。

（3）经济环境调查。经济环境调查是指对国家或医院所辐射地区的经济制度、经济结构、物质资源、经济发展水平、消费结构和消费水平以及未来的发展趋势等状况进行调查。

（4）文化环境调查。文化环境调查是指对国家和医院所辐射地区的文化习俗、社会规范和文化观念等因素的调查。其中，民族的特点、区域文化的基本特征、目标公众的宗教信仰及禁忌等是调查的重点。

2. 具体市场环境状况调查

调查医院市场化背景下医院的市场竞争状况和发展趋势；调查公众对医院的业务、技术和服务需求状况。这项调查对于医院成功地占领医疗服务市场是十分有用的。

3. 所属行业环境状况调查

调查本医院在医疗行业中所处的地位，调查医院服务项目的医疗技术水平情况及其在全国的技术影响力；调查新医改后，医院在人们日常生活中的地位，了解医院的发展前景；调查医院竞争对手的公共关系状态、竞争对手的关键技术和关键人物等。

三、医院公共关系调查的程序

医院公共关系调查是对医院客观存在的公共关系现象进行科学考察的认识活动，在调查实践中应遵循一定的程序，即确定调查任务、选定调查对象、选择调查方法、开展实际调查、整理分析调查资料、撰写调查报告。

（一）确定调查任务

确定调查任务即对整个公共关系调查工作提出所要达到的目标，是公共关系调查工作的第一步。公共关系调查能否达到或满足公共关系工作所需公共关系信息的要求，在很大程度上取决于调查任务是否确定。公共关系调查任务，从内容上看，大致分为三种：一是探索性调查，即"问题摸底调查"；二是描述性调查，即通过调查，描绘出调查对象的全貌及其特征，解决"是什么"，只反映本来面目，而不追根溯源；三是解释性调查，即"因果关系调查"，不但要解决"是什么"，而且要剖析"为什么"，不仅要知道结果，而且要知道造成结果的原因。总之，实施医院公共关系调查前，公共关系调查者要通过对医院面临的公共关系问题进行探讨，根据医院公共关系工作对公共关系信息的实际需要，确立具体、实在的公共关系调查任务，使公共关系调查能按部就班地展开。

（二）选定调查对象

公共关系调查对象是由调查任务和调查内容确定的。若调查对象的选择缺乏针对性，就

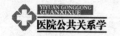

无法获得准确的信息，无法得到有针对性的调查结果。医院公共关系人员应根据医院公共关系调查的任务需求和现有条件，通过对本医院的公众范围、公众分类、主要目标公众等进行调查分析，辨认、甄别医院公众对象，确定公共关系调查对象和范围，如全体调查（住院病人）、目标公众调查对象等。

（三）选择调查方法

公共关系调查方法对于医院公共关系调查信息的质量以及调查任务的顺利完成具有极其重要的作用。根据调查对象范围的不同和取得调查资料具体方式的不同，公共关系调查的方法具有多种。医院公共关系调查常用的方法有以下几种。

1. 文献法

文献法是在第一手资料难以得到或不够用时，通过利用医院内部或外部的文献资料，分析所要调查问题的方法。文献以文字、图像、符号、声频、视频等为载体，常见于文件、档案、报纸、书刊、统计报表、图书出版物等。在当今社会，由于计算机技术和通信技术的飞速发展，人们已能通过高速信息网络检索各种文献信息资料。

利用文献信息法搜集医院公共关系信息资料，优点在于效率高、花费少、不受时空限制。

2. 观察法

观察法是公共关系人员经常采用的方法，指公共关系调查员进入调查现场，利用感官或借助科学工具，在调查对象中直接收集信息的方法。

科学观察法大多是在观察对象没有察觉的情况下进行的，其优点是调查结果比较客观，缺点是工作时间长，范围狭小，信息较为表层、肤浅，而且了解到的情况带有较大的偶然性，易受观察者的主观因素的干扰。

3. 问卷法

问卷调查法是民意测验搜集资料最常见的方式，是指由公共关系调查者向调查对象提供问卷，并请其对问卷中的问题作答，搜集所需的公共关系信息资料的公共关系调查方法。这种方法被各种组织广泛采用，也是其他调查研究方法的基础。

问卷法的优点在于可以节省时间、经费和人力；具有较好的匿名性，有利于搜集真实的信息；所获得的信息资料便于定量处理和分析；可以较好地避免调查者的主观偏差，减少人为误差。其缺点在于回收率一般较低；不适于对文化水平低的人作调查；由于被调查者填写问卷时调查者一般不在场，因而所获得的信息资料的质量往往难以保证。

××医院住院病人满意度调查问卷

尊敬的同志：

您好！感谢您对我院的信任！为了进一步加强医院管理，更好地提高医疗服务质量，贴近您的需求，请您根据住院期间的亲身感受，对我院服务进行评价（直接在您同意的项目上打"√"）。您的答案对于我们发现问题，不断改进各项工作，提高医院服务质量具有非常重要的价值。

本调查完全匿名，您的所填写的资料仅供研究之用，不会对您产生不利的影响，请您不必有任何顾虑。衷心感谢您的合作和支持！祝您健康！

××医院

2012.3.15

1. 您所就诊的科室是：

A. 内科　　　　　B. 外科　　　　　C. 妇科　　　　　D. 产科

E. 儿科　　　　　F. 皮肤科　　　　G. 中医科　　　　H. 其他

2. 您对医疗效果是否满意？

A. 很满意　　　　B. 较满意　　　　C. 一般　　　　　D. 不满意

E. 很不满意

3. 您对医院服务总体评价如何？

A. 很满意　　　　B. 较满意　　　　C. 一般　　　　　D. 不满意

E. 很不满意

4. 您认为科室的医疗程序合理吗？

A. 合理　　　　　B. 基本合理　　　　C. 不合理

5. 您在本次就医期间最满意的工作人员的姓名或工号是（　　　）。您在本次就医期间最不满意的工作人员的姓名或工号是（　　　）。

6. 您对医生的服务是否满意？

A. 很满意　　　　B. 较满意　　　　C. 一般　　　　　D. 不满意

E. 很不满意

7. 您认为医生技术水平如何？

A. 好　　　　　　B. 较好　　　　　C. 一般　　　　　D. 差　　　　E. 很差

8. 为您服务的医生是否经常到病房巡视，并耐心解答您的疑问？

A. 经常巡视、耐心解答　　　　　　B. 除查房外不巡视、简单解答

C. 传呼后巡视并解答

9. 您对医生介绍病情、治疗方案情况是否满意？

A. 很满意　　　　B. 较满意　　　　C. 一般　　　　　D. 不满意　　E. 很不满意

10. 您对为您服务的护士的服务是否满意？

A. 很满意　　　　B. 较满意　　　　C. 一般　　　　　D. 不满意　　E. 很不满意

11. 您认为您所接触的护士技术：

A. 好　　　　　　B. 较好　　　　　C. 一般　　　　　D. 不好　　　E. 很不好

12. 当您打传呼时护士能否及时到床边？处理是否满意？

A. 及时满意　　　B. 较满意　　　　C. 一般　　　　　D. 不及时不满意

E. 未用红灯

13. 您对住院期间每日发生的收费项目和数额是否清楚？

A. 清楚　　　　　B. 较清楚　　　　C. 不清楚

14. 您对收费处工作人员的服务是否满意？

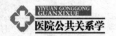

A. 满意　　　　　B. 较满意　　　　　　C. 一般

D. 不满意　　　　E. 很不满意　　　　　F. 没接触

15. 您对药房工作人员的服务是否满意？

A. 很满意　　　　B. 较满意　　　　C. 一般　　　　D. 不满意　　　　E. 很不满意

16. 您对为您服务的检验科、放射科或 B 超室人员的服务是否满意？

A. 很满意　　　　B. 较满意　　　　C. 一般　　　　D. 不满意　　　　E. 很不满意

17. 您对医院服务环境、病区卫生等是否满意？

A. 很满意　　　　B. 较满意　　　　C. 一般　　　　D. 不满意　　　　E. 很不满意

18. 您对您所接触的工勤人员的服务是否满意？

A. 很满意　　　　B. 较满意　　　　C. 一般　　　　D. 不满意

E. 很不满意　　　F. 没接触

19. 您在住院期间是否有医护人员暗示或索要红包、礼品？

A. 有　　　　　　B. 没有

20. 您对科室、医院的意见或建议，请用文字简述。

_____

_____。

4. 访谈法

访谈法也称访问法，是公共关系调查员按照预先设计好的题目，有目的、有计划地与被调查对象进行访谈，直接收集信息的方法。

根据访谈对象的多少，可以分成个别访谈和集体访谈；根据访谈的不同形式可以分成当面访谈和电话访谈。访谈法不仅适用于听取公众意见，还适用于对社会名流、政界代表、权威人士、新闻工作者、协作单位的个别访问和集体座谈。

访谈法的优点是所获信息详细、具体，能尽量把问题讨论透彻，一次面谈不够的，还可以约请多次面谈，也可以约请对方填写书面材料。但它也有不足之处，比如：座谈者易受在场人员的心理影响；费时费力；开支较大；如果选取的调查研究样本不够典型，那么结果往往带有片面性。因此，医院的访谈法更适合于做典型调查。

（四）开展实际调查

开展实际调查又称为资料收集过程，是按照调查任务及设计方案，运用一定的调查方法和适当技巧展开调查工作，从调查对象那里获取系统、客观、准确的调查材料。公共关系调查能否按照调查任务的要求有效地进行，关键要看调查资料收集的实际情况，没有足够质量的调查资料作依据是不可能得出准确结论的。从某种意义上说，开展实际调查是整个医院公共关系调查过程中的一个核心环节。在开展实际调查过程中，必须注意技术手段的恰当、合理运用和有效协调各种关系，争取多方的支持。

（五）整理分析调查资料

整理分析调查资料是对调查资料进行提纯、整序，并加以分析、研究的信息处理过程，是公共关系调查中非常重要的一个环节。整理分析调查资料包括资料整理和资料分析两个方面。

1. 整理调查资料

一般来说，经过资料收集阶段从现场收集得来的调查资料具有三个特点：① 原始状态的资料良莠并存，真实度和准确度都有待确认。② 零乱无序的资料内容分散，有序度和完整度都比较低。③ 并列粗糙的信息资料无主次，冗余性强，概括度和有效度都比较低。自然，靠这样一些调查资料很难清晰地测度社会组织的公共关系状况，很难明晰地反映医院的公共关系问题，很难有效地预测医院的公共关系发展趋势。因此，对于医院公共关系调查资料，必须进行悉心整理。其主要步骤有：首先，核实审查资料的合格性，辨别资料的真伪和可靠程度，以及所得资料是否严格按规定要求收集。其次，核实材料的准确性。再次，核实审查材料的完整性，查缺补漏。最后，将文字资料、数字资料和音像资料的索引系列化。对于开放性问卷答案、访谈记录等进行分类编排，进行统计；将数据资料、各种图表，或者编码编程序输入计算机。

2. 分析调查资料

公共关系调查资料的整理，可以解决公共关系调查资料表层和形式上的某些问题，为公共关系资料的利用打下较好的基础。但是，要使公共关系调查资料中的某些重要信息充分显现出来，以作为公共关系工作的依据，还需对公共关系调查资料做出科学分析。公共关系调查的资料分析就是调查者运用一定的科学分析方法，对公共关系调查资料的内容进行深度分析研究，以确定问题的过程。对于医院来说，最为重要的是医院形象问题调查资料的分析。因此，对医院自我期望形象调查资料的分析，可以提出医院公共关系活动期望达到的目标；对实际形象调查调查资料的分析，可以判断医院实际公共关系的状态；对期望目标和现状间差距资料的分析，可以确定医院公共关系工作的方向和重点。

（1）医院自我期望形象分析。

任何医院都有一个美好的自我期望形象。所谓自我期望形象，是指医院自己所期望达到的目标形象，是医院开展公共关系工作的方向和内在动力。期望值越高，医院及其员工所作努力的可能性就越大，若不切实际的期望，成功率往往很低。因此，对医院领导、行政人员、医疗技术人员等对医院的主观愿望进行调查，显得十分重要。

（2）医院实际形象分析。

实际形象是社会公众和社会舆论对医院实际状态和行为的认知和评价，主要体现为用知名度、美誉度和和谐度三项指标描述医院的实际形象。医院实际形象分析包括以下两个方面的内容：

第一，医院形像地位分析。在对公众对象调查的基础上实施具体调查方法后，可利用"组织形象地位四象限图"，测量和评估医院形象地位，综合分析公众的评价意见。"组织形象地位四象限图"是公共关系专家们测定组织实际社会形象的主要工具，是根据知名度和美誉度在现实中的不同构成，将组织的实际形象区分为四种状态，具体地说，是以知名度为横坐标、美誉度为纵坐标，根据组织所处不同的坐标位置，把坐标平面分为四个象限，来分别表示组织形象地位的不同状态（见图9.1）。

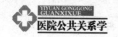

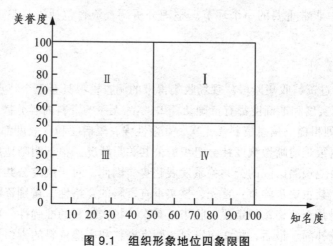

图 9.1 组织形象地位四象限图

注：图中，横坐标从左到右有 0～100 个标度，纵坐标由下至上有 0～100 个标度。这些数字的单位是百分比，如 50 加上百分比为 50%，具体应用方法是分别求出组织知名度和美誉度的百分比，然后在坐标上标出。

象限 I 表示高知名度、高美誉度。说明医院的公共关系属于最佳状态。将来的问题是如何保持荣誉，更上一层楼。但也要注意，过高的知名度也会给美誉度造成压力，必须时刻保持高度的警惕。

象限 II 表示高美誉度/低知名度。说明医院的公共关系处于较稳、安全的一种状态。公共关系工作的重点应该是在维持美誉度的基础上，提高知名度。

象限 III 表示低知名度/低美誉度。说明医院的公共关系处于不良状态。在这一种状态下，组织首先应该完善自身，争取较高的美誉度，而在传播方面暂时保持低姿态，待享有较好的美誉度以后，再大力做好提高知名度的工作。

象限 IV 表示低美誉度/高知名度。说明医院的公共关系处于"臭名远扬"的恶劣状态，不仅信誉差，而且知之者甚众。在这种情况下，其公共关系工作的重点首先在于降低已经是负面的知名度，隐姓埋名，减少舆论界的注意，默默地努力改善自身，设法逐步挽回信誉，提高美誉度，再求发展。

第二，医院形象要素分析。医院形象的内容不是单一的。要正确评价医院的实际形象，还需要进一步调查分析形成某形象的具体原因，以便有的放矢地制定改善公共关系状态的具体措施。

可根据"语意差别分析法"制作"组织形象要素调查表"，作为分析形象要素的工具。其方法是：将事关医院形象的各种要素分别用正反相对的形容词表示好与坏两个极端，在这两个极端中间设置若干程度有所差别的中间档次，以便公众对每一个调查要素均可以分档次进行评价。调查时，请调查对象就自己的看法给出评价。公共关系人员对所有调查表格进行统计，计算每一个调查项目中各种不同程度的评价所占的百分比。

这里以表 9.1 中的甲医院为例。分析这份调查结果，可以勾画出甲医院的形象要素如下：经营宗旨比较正确，办事效率平平，服务态度较差，医疗技术不高，管理水平甚低，医院综合实力较弱。公共关系的计划和措施，有必要针对这些原因去制定。

表 9.1 甲医院组织形象要素调查表

调查项目 ＼ 评价	非常	相当	稍微	中	稍微	相当	非常	评价 ＼ 调查项目
经营宗旨正确		65	25	10				经营宗旨不正确
办事效率高			25	65	10			办事效率低
服务态度诚恳				15	20	65		服务态度恶劣
医疗技术好					20	70	10	医疗技术不好
管理水平高						10	90	管理水平不高
医院综合实力强					25	55	20	医院综合实力弱

（3）医院形象差距分析。

将医院的实际形象与组织的自我形象作比较分析，揭示二者之间的现实差距，指明公共关系工作的目标和任务。"形象要素差距图"（见图 9.2）可以帮助我们较为直观地显示组织的自我形象和实际形象之间的现实差距。

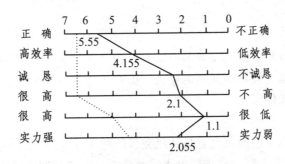

图 9.2 形象要素差距图

方法是把组织形象要素调查表上表示不同程度评价的七个档次相应数字化，成为数值标尺。比如：1 表示非常差，2 表示相当差……4 表示中间状态、一般……7 表示非常好。然后，根据上表的调查统计结果，计算公众对每一个调查项目评价的平均值，将各个平均值分别标定在数值标尺相对位置上，连接各点，即成为组织的形象曲线。以上述甲医院为例。图中实线部分是甲医院的实际形象，虚线部分则是该医院的自我期望形象。两条曲线之间的差距就是医院的形象差距。

从图中可以看出，除了经营宗旨这一项形象要素实际评价与自我期望值接近以外，其他各项形象要素均有相当差距。缩小和弥补这个差距，即是该医院的公共关系工作目标。

（六）撰写调查报告

调查研究报告是调查研究的最终成果。它是对公共关系调查研究发现的问题作出系统的分析说明，提出结论后编写的书面报告，这是公共关系调查研究最后阶段的主要工作。

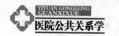

1. 调查报告的基本要求

一份优秀的调查报告，应具备下列条件：

（1）语言简洁、有说服力，词汇尽量非专门化。

（2）以严谨的结构、简洁的体裁将调查过程中各个阶段搜集的全部有关资料汇集在一起。

（3）对调查活动所要解决的问题提出明确的结论或建议。

（4）能让读者了解调查过程的全貌。即报告要回答或说明研究为何进行，用什么方法进行研究，得到什么结果。

2. 调查报告的结构

规范的市场调查报告，一般应该包含以下五个部分：序言、摘要、引言、正文、附录。

3. 调查报告的撰写

（1）序言。

调查报告的序言部分通常包括扉页和目录或索引。

① 扉页。扉页一般只有一页纸，其内容包括：调查报告的题目或标题；执行该项研究的机构的名称；调查项目负责人的姓名及所属机构；注明报告完稿日期。

② 目录或索引。目录或索引应当列出报告中各项内容的完整的一览表，但不必过分详细。

（2）摘要。

摘要可以说是调查报告极其重要的一部分，它也许是从调查结果得益的读者唯一阅读的部分，所以应当用清楚、简洁而概括的手法，扼要地说明调查的主要结果，详细的论证资料只要在正文中加以阐述即可。

（3）引言。

调查报告的引言通常包括研究背景和研究目的两个部分。

① 研究背景。研究者要对调查的由来或受委托进行该项调查的原因作出说明。说明时，可能要引用有关的背景资料为依据，分析组织的公共关系和广告活动等方面存在的问题。

② 研究目的。研究目的通常是针对研究背景分析所存在的问题提出的。它一般是为了获得某些方面的资料或对某些假设做检验。但不论研究目的为何，研究者都必须对本研究预期获得的结果列出一张清单。

（4）正文。

调查报告的正文必须包括研究的全部事实，从研究方法的确定直到结论的形成及其论证等一系列步骤都要包括进去。报告正文的具体构成虽然可能因研究项目不同而异，但基本上包含三个部分：研究方法、调查结果、结论和建议。

调查报告形成以后，应对整个调查过程和调查成果价值进行总体评估，以了解本项公共关系调查的完成情况如何，了解本项公共关系调查所取得的成果怎样，了解本项公共关系调查的经验教训何在；应将调查结果和调查报告及时提供给医院有关人员，一方面，为医院下一步的公共关系调查工作提供参考与借鉴的依据；另一方面，使公共关系调查成果尽快地应用于公共关系科学运作过程中，以取得公共关系科学运作的良好效果。

第二节　医院公共关系策划

一个医院要在激烈的竞争中取胜，不仅需要科学严谨的公共关系调查，还需要进行精心的公共关系策划。"凡事预则立，不预则废"。公共关系策划是医院公共关系工作的核心，医院公共关系的艺术性体现于其中。

一、医院公共关系策划的含义

策划即"出谋划策"，是人们为了达成某种特定目标，借助一定的科学方法和艺术为决策计划的构思、设计、制作、策划方案的过程。医院公共关系策划是公共关系人员根据医院形象的现状和目标要求，分析内外公众环境和约束条件，谋划、设计公共关系战略、专题活动和具体公共关系活动最佳行动方案的过程。通常包括策划者、策划目标、策划对象、策划内容和策划结果五个要素。医院公共关系策划的目的在于通过科学的策划思想和方法，设计和选择出有效的公关活动方案，从而增强组织公关活动的目的性、计划性、有效性，提高组织开展公关活动的成功率，最终在社会公众中不断提高和完善组织的形象地位。

二、医院公共关系策划的作用

"运筹帷幄，决胜千里"。公共关系策划是医院公共关系竞争的法宝。

（一）增强医院公共关系工作的有效性

随着医疗竞争环境和公众需求的不断变化，医院要不断寻求传播沟通的内容和公众易于接受的方式，提高传播沟通的效能，完善公共关系工作体系。这些公共关系工作要取得实效，离不开公共关系活动的精心策划。

（二）增强医院公共关系工作的目的性

公共关系策划是一个明显的目的增强和清晰化的过程。医院公共关系策划基本出发点，就在于促进医院的公共关系活动从无序转变为有序，从模糊转变为清晰，从不确定转变为确定；让公众了解医院，树立医院形象，增强公众的好感度和信任度，从而乐于接受医院的服务形象。只有通过精心地策划和科学地设计，才能确保医院公共关系目标的准确性。

（三）增强医院公共关系工作的计划性

公共关系策划实行最优化的选择，寻找最能发挥医院优势、最能适应环境气氛和公众需求的方式方法，对公共关系活动有一个全面考虑，具有一套完整的计划体系。这能确保医院公共关系工作按计划实施，步步到位，井然有序，保证工作有计划、有步骤的完成。

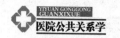
（四）增强医院公共关系工作的连续性

医院要树立良好的形象，不是依靠一两次公共关系活动就能一蹴而就的，它需要长期持久的努力。医院公共关系策划本身既是对以前公共关系工作的评估，又是下次公共关系活动科学规划的开始，能够发挥惩前毖后、承上启下的作用。

三、医院公共关系策划的一般程序

医院公共关系策划是一个动态的过程，具有一定的程序。公共关系人员首先要依据公共关系调查中所确定的组织形象现状，提出新的形象、目标和要求，并据此设计公共关系活动的主题，然后，通过分析组织内外的人、财、物等具体条件，提出若干活动可行方案，并对这些活动方案进行比较、择优确定出能够达到公共关系目标要求的最适当、最有效的活动方案。具体工作步骤如下：

（一）确定目标

目标是永恒的主题，没有目标，公共关系活动就无从谈起。确定公共关系策划目标，构建目标体系，是医院公共关系策划的第一步。

根据公共关系活动持续的时长，医院公共关系目标一般分为长期目标（5年以上）、中期目标（3~5年）、短期目标（1~3年）、近期目标（1年以内）；一般目标（面向所有公众）和特殊目标（面向某一类公众）。

根据公共关系沟通内容，医院公共关系目标一般分为四种类型。一是传播信息，即向公众传播有关本医院的信息，让公众了解、信任、支持本医院；二是联络感情，即通过感情投资获得公众对医院的信任与爱戴；三是改变态度，即为了让公众接受医院及其所提供的医疗技术、医疗服务、医院文化等；四是引起行为，即为了诱导公众产生医院所希望的行为方式。

无论确定哪一类目标，我们应注意：目标必须是具体、可操作、可测量、可行、可控的，使目标与医院的整体目标相一致，能为医院整体目标服务，能够起到指导整体工作的作用。

（二）确定公众

公共关系总是有的放矢，针对不同的公众选择不同的公共关系方式。要使医院公共关系活动能有效实施，也需要确定目标公众。确定医院的目标公众即本次公共关系活动的对象，是公共关系方案制订的基本任务。只有确定了目标公众，才能有效地选定具体公共关系方案的实施；才能确定医院公共关系工作的重点，科学地分配力量；才能更好地选择传播媒介和传播技巧等。

在公众分类的基础上，公共关系人员还应尽可能对目标公众进行详细的了解和深入的研究，主要是分析目标公众的权利和要求。一般说来，不同的公众有不同的权利要求，了解目标的权利和要求，并将其与本组织的目标和利益加以权衡、比较，以便确定公关计划的基本要求。切不可疏漏了重要的目标公众，更不可忽视或误解他们的权利要求。

（三）设计主题

公共关系活动主题是对公共关系活动内容的高度概括，它提纲挈领，联结所有公共关系活动项目的核心。主题设计是否精彩恰当，对医院公共关系活动的成效影响很大。

公共关系活动主题的表现形式是多种多样的。设计一个好的公共关系主题应注意三点：

第一，必须与公共关系目标相一致，应该是一句话即点出活动的目的或表现活动的个性特色。

第二，在内容上，首先要简明扼要，含意清楚。其次要独特新颖，有鲜明的个性，突出本次活动的特色，表述上也要有新意，词句要能打动人心，要使之具有强烈的感召力，给人深刻的长久印象。

第三，必须适应公众心理的需要，主题要形象，既富有激情，又贴切朴素，使人感到有积极奋发的情绪，同时，又觉得可信可亲。

（四）设计活动项目

活动项目是为展现主题而精心组织的一系列具体活动。这是医院公共关系策划方案的主体部分。

设计公共关系活动项目内容主要是选择医院公共关系模式，具体包括：以信息传播为中心内容的宣传型活动项目，包括新闻发布会、记者招待会、庆祝活动、各种展览会、信息发布会等；以交流感情、增进友谊，建立社会关系网络为目的的交际型活动项目，包括举办各种招待会、座谈会、联谊会、接待参观、信件往来等；以提供各种实在而优惠服务为主的服务型活动项目，包括售后服务、消费教育、消费指导、公共事业的完善服务等；以社会性、公益性、赞助性活动为主的社会型活动项目，如传统的节日活动、公益赞助活动、庆典活动、周年纪念等。

（五）媒介整合

媒体即公共关系信息传播的载体。要想达到预期的传播效果，公共关系策划者必须知晓各种媒介，了解各种媒介各自的优缺点，并要善于通过巧妙组合的方式，造成优势互补、交相辉映的整合性传播效果。各种媒介各有所长，各有所短，只有恰当的选择，才能取得较好的传播效果。选择媒介应注意以下几个方面：

（1）与活动目标相适应。各种传播媒介都有其特定的功能及优势，适合为公共关系的各种类型目标服务。选择传播媒介时应首先考虑医院的公共关系目标和要求。

（2）与公众对象相匹配。不同的公众对不同的传播方式和传播媒介的接受机会和感受是不同的，医院应根据目标公众的年龄结构、职业性质、生活方式、教育程度、接受信息的习惯等选择合适的传播方式来传播信息。

（3）与传播内容相一致。不同的传播信息内容有着不同的特点，而不同传播形式也有着各自特点和适用范围，在选择时应将所传播的信息内容的特点和传播媒介的优缺点结合起来综合考虑。

（4）与自身实力相结合。由于公共关系活动的经费是有限的，医院应根据自己的具体经

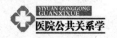

济条件选择传播沟通媒介，尽可能用有限的经费和资源创造最大的效益。

（六）时空选择

"机不可失，时不再来。"医院公共关系策划需要刻意捕捉"天时""地利"，充分地选择运用时间和空间。

1. 时机的捕捉

医院公共关系策划，捕捉时机要准确，把握时机要及时。一般说来，医院可预先选定利用的时机有：开诊、更名、改组、品牌延伸、迁址、新技术、新产品、新服务、周年、获奖等。医院需即时捕捉、稍纵即逝的时机主要有：重大社会活动或事件、危机时刻、突发性灾害爆发、新政策出台、公众观念发生变化、大气候转变等。

公共关系活动的时间安排即时间预算，是为公共关系具体目标的实现制定一个时间进程表，规定出各阶段的具体工作内容以及所持续的时间，以便公共关系人员按部就班地进行工作。从宏观上看，应列出整个活动的日程表，包括每一项目在何时何地举行，延续多少时间，整个活动需要多少时间等；从微观上看，每一个项目中的细节安排于何时。

2. 空间的选择

医院空间场景的利用非常必要。一方面我们应尽可能地考虑如何充分利用环境的有利条件，回避不利条件。另一方面是尽量去选择便于公共关系活动实施的场所。具体应顾及以下几个方面：空间大小、空间位置、空间环境、空间条件、备用空间、空间审美等。

（七）人员配备

再好的公共关系策划，最终是靠人去实施和完成的。因此，在策划时，应对实现既定公共关系目标所需的人员进行初步的估算，应落实公共关系计划的实施需要组织投入多少人力，什么样的人员结构，是否需要外借人员等。对人员分配的策划，一般要考虑人员挑选、人员培训、人员分工、人员管理几个步骤。

（八）预算经费

经费预算既是公共关系策划的"目标"，也是对实施经费开支的控制。预算的基本构成包括日常行政经费、器材设施费、劳务报酬经费、具体公共关系活动项目开支经费。策划时还应考虑活动的机动费用（一般占总费用的 20%），以防意外突发事件。开支要量力而行、量入为出，注重公共关系活动的经济效益和社会效益的统一。

（九）审定方案

公共关系活动是创造性的劳动，医院公共关系方案是策划者创造才华的施展，他们常常根据医院的现状，针对不同公众，针对不同的公共关系目标，提出各种不同的公共关系方案。每一个方案都是策划者智慧的结晶。但是，这些方案未必都那么适宜、那么尽善尽美，也不可能同时被采用。因此，必须再进行方案优化即方案审定，才能选定最终方案。

方案优化是为了提高方案合理值，增强方案的目的性、可行性，降低消耗。通常可采用重点法、转变法、反向增益法、优点综合法等方法进行方案优化。

（十）撰写策划书

医院公共关系方案经过论证后，必须形成报告书，每一项具体的公共关系计划都必须见诸文字。

1. 医院公共关系策划书的构成要素

医院公共关系策划方案当无定式，策划者一般根据实际的需要来撰写。尽管不同的医院、策划的内容与形式不同，但"5W""2H""1E"这 8 个要素的组合是一份完整的公共关系策划方案应当具备的基本骨架。"5W""2H""1E"是分别是：

What（什么）——策划的目的、内容；

Who（谁）——策划组织者、策划者、策划所涉及的公众；

Where（何处）——策划实施地点；

When（何时）——策划实施时机；

Why（为什么）——策划的缘由；

How（如何）——策划的方法和实施形式；

How much（多少）——策划的预算；

Effeet（效果）——策划结果的预测；

围绕着这 8 大要素，医院根据实际的需要进行丰富完善和组合搭配，公共关系策划方案的创意与个性风格差异也蕴藏其中。

2. 医院公共关系策划书的基本格式

大体结构包括综合分析的介绍、公共关系活动的计划和方案的论证报告三部分，从具体写作格式上，应包括：封面、序文、目录、正文、附件。

（1）封面。

策划方案的封面不必如书籍装帧那样去考虑其设计的精美，但文字书写及排列应大小协调、布局合理，纸张只要略比正文厚些即可。

封面内容一般包括六方面：

第一，题目。题目必须具体清楚，让人一目了然。

第二，策划者单位或个人名称。方案如系群体或组织完成，可署名"某某医院""某某专家策划团"或"某医院某部部"，对其中起主要作用的个人也可在单位名称之后署名，如"总策划某某某""策划总监某某"等。方案如系个人完成则直接署名：策划人某某某。

第三，策划文案完成日期。应写明年月日甚至时。

第四，编号。比如根据策划方案顺序的编号，根据方案的重要性或保密程度的编号或根据方案管理的分类编号等。

第五，在需要的情况下，可考虑在封面上简洁地加上说明文字或内容提要。

第六，如策划方案尚属草稿或初稿，还应在标题下括号注明，写上"草案""送审稿""讨

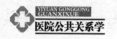

论稿""征求意见稿"等字样。如果前有"草稿",决策拍板后的策划方案就应注明"修订稿""实施稿""执行稿"等字样。

（2）序文。

并非所有策划方案都需加序,除非方案内容较多较复杂,才有必要以简洁的文字作为一个引导或提举。

（3）目录。

这也如序一样,除非方案头绪较多、较复杂,才有作目录的必要。目录是标题的细化和明确化,要做到让读者通过看标题和目录后,便知整个方案的概貌。

（4）正文。

正文即是对前述 8 个要素的表述和演绎。其主要内容有：活动背景分析、活动主题、活动宗旨与目标、基本活动程序、传播与沟通方案、经费概算、效果预测。

正文的写作需要周到,但应以纲目式为好,不必过分详尽地加以描述渲染,也不要给人以头绪繁多杂乱或干涩枯燥的感觉。

（5）附件。

重要的附件通常有：活动筹备工作日程推进表、有关人员职责分配表、经费开支明细预算表、活动所需物品一览表、场地使用安排表、相关资料和注意事项。

其中,相关资料主要是提供决策者参考的辅助性材料,不一定每份方案都需要；注意事项是将策划方案实施过程中应当注意的事项作一重点集中的提示。比如完成活动需事前促成的其他条件、活动实施指挥者应当拥有的临时特殊权限、需决策者出面对各部门的协调、遇到特殊情况时的应变措施等。

最后,公共关系的方案经医院决策层审核批准,然后付诸实施。

四、医院公共关系策划的原则

在医院公共关系策划的实践中,我们应去遵循公共关系策划的基本原则。

（一）目标导向原则

医院的公共关系活动具有目的性和针对性。因此,在公共关系策划的思维全过程中,必须始终围绕着医院既定的目标来进行。

（二）利益驱动原则

利益是公共关系系策划和公共关系行为的原动力。公共关系策划必须事前弄清医院公共关系行为的深层次动机。

首先,以公众利益优先。以公众为中心是医院公共关系形象塑造的前提,从公众的需求出发,把公众的利益放在首位,重视公众的反应,关注整个社会的发展,才能实现自身利益,得以长足发展。

其次,以社会效益为重。高明的公共关系策划,总是在利于公众的同时也有利于自己,那种毫不考虑自身利益的公共关系策划方案是没有实际价值的。医院良好形象的塑造和公众环境的协调，必定给医院带来有利于生存发展的优越条件，因而产生更为深远的社会效益。

（三）真诚求实原则

真诚求实，是医院公共关系策划的一条基本原则。医院公共关系策划必须建立在对事实的真实把握基础上，以诚恳的态度向公众如实传递信息，并根据实事的变化来不断调整策划的策略和时机等。

（四）灵活创新原则

灵活创新是公共关系策划的灵魂。医院公共关系策划者应努力做到：以动态的眼光看世界，以应变的头脑想对策；策划方案必须具有相当的弹性；牢固树立策划创新的观念；将创造性思维方法贯彻到策划的始终。

（五）合理可行的原则

公共关系策划必须考虑它在未来的实施中是否具有可操作性和可实现性。在医院公共关系策划过程中，我们应当从医院自身实际条件出发，不贪大求洋、好高骛远或纸上谈兵。

第三节　医院公共关系实施

医院公共关系策划方案，只有经过实践实施，才能检验其合理性。医院公共关系实施是医院为了实现既定公共关系目标，依据实际情况充分利用有利条件，对公共关系创意策划实施的策略、手段和方法，设计并进行实际操作与管理的过程。医院公共关系实施是医院公共关系工作的重点，是解决医院公共关系问题和实现医院公共关系目标的中心环节。只有通过扎实、有效的实施工作，才能直接、实际、有目的地解决公共关系问题。

一、医院公共关系实施的意义

医院公共关系方案的实施，就是公共关系方案被采纳之后，把策划方案变为现实的过程。这是整个公共关系工作中最为复杂、最为多变、最为关键的环节，具有十分重要的意义。从某种意义上说，公共关系方案的实施要比方案的制订更为重要，其重要意义体现为以下几点：

第一，医院公共关系实施是解决问题的关键点。医院公共关系工作的终极目的不是发现问题而是解决问题。公共关系调查是发现问题，公共关系策划是研究问题，公共关系的实施才是解决问题的过程。再完美的公共关系策划方案，如果不经过实施，它也只是毫无意义的"纸上谈兵"，公共关系工作无法成功。只有通过扎实、有效的实施工作，才能具体地、真正地解决社会组织面临的公共关系问题。

第二，医院公共关系实施决定了策划的实现程度和范围。在医院公共关系实施过程中，工作人员富有独创性的工作，不仅可以圆满地实现既定的目标和完成任务，还可以弥补公共

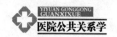

关系策划方案中的不足，取得意想不到的效果。这主要表现在实施人员能够选择最有效的实施手段和创新性的方法技巧，在社会公众中塑造本组织的良好形象。因此，医院公共关系的实施不仅决定了策划能否成功，还决定策划成功的程度。

第三，医院公共关系实施结果是后续方案制定的重要依据。后续方案必须以前一项公共关系策划实施的结果作为基础，以总结经验教训，这是公共关系策划的继承性和创新性规律的客观反映。因此，本次医院公共关系的实施结果不论成功与否，对医院后续公共关系方案的策划有重要的借鉴意义。

二、医院公共关系实施的特点

医院公共关系策划方案的实施是一个完整而复杂的行动过程，它包括准备阶段、执行阶段和结束阶段，每个阶段又分成若干个程序和步骤。概括起来说，公共关系策划方案的实施具有以下一些特点：

（一）动态性

医院公共关系实施是由一系列连续活动构成的过程，需要实施者的思想和行为不断调整的过程。一方面，无论多么完美、详尽和具体的公共关系策划都与实际情况存在着一定的差异；另一方面，随着实施的进展，时间、环境的变化，实施过程中仍会遇到一些新情况和新问题。因此，不断地调整或修正原定方案中的某些内容、程序和方法，这是不可避免的正常现象。如果不考虑现实社会的变化和新情况的发生而按一个固定模式去机械地实施，不仅不能实现既定目标，反而会带来新的问题。

（二）创造性

由于医院公共关系方案的实施是一个动态的过程，医院公共关系的实施者要依据整个实施方案中的原则和自己所处的环境、面临的条件确定自己的实施策略。从这个意义上说，医院公共关系实施的过程又是一个发挥主观能动性的过程。医院实施人员应充分发挥自己的主动性和创新性，要突破常规、别具一格、标新立异、以奇制胜，设计出竞争对手意想不到的、效果最好的运作手段和方法，来丰富自身的公共关系实务经验。

（三）情感性

医院公共关系方案的实施过程常常表现为一种感情融合、心理交流的过程。感情投资、攻心策略是医院公共关系实施过程中的基本和常用的手段，要注意研究和利用目标公众的不同心理和情感取向。针对目标公众的特定心理和情感内涵来设计实施的策略与手段，重视情感的感化作用，以情感人，以情动人，达到心灵沟通，从而实现方案中的目标。医院公共关系实施的过程就是实施者与公众之间的心灵沟通和感情交流的过程。

（四）关系性

医院公共关系方案的实施是以建立和协调组织与公众的良好关系为目的，所以，在实施当中，一切有利于建立良好关系的协调手段和方法都是实施的具体内容。要建立、巩固与发展广泛的关系网络，使关系网络成为公共关系实施的重要途径。要正确应用交际方法和沟通手段，善于与目标公众打交道，使社会中的异己力量变为自己的合作者和支持者。医院公共关系实施的目的在于广交朋友，在社会上形成有利于自己发展的关系网络，以实现公共关系的目标。

（五）影响性

一项公共关系策划方案涉及众多的因素和变量，它对各类公众产生广泛的影响。然而，公共关系策划方案所产生的影响在策划阶段还只是"纸上谈兵"，只有在实施的过程中，才能真正地体现出来。一方面，在方案实施过程中，会对众多的目标公众产生深刻的影响；另一方面，方案在研究过程中一些没有认识到的、隐蔽着的问题，常常在实施过程中显示出来，带来一些始料未及的影响和变化。正是由于公共关系策划方案的实施，才使公共关系策划产生了广泛的实际影响。

三、医院公共关系实施的影响因素

虽然医院公共关系策划经过认真论证，但在具体实施过程中不可能是一帆风顺的，难免会遇到障碍、出现问题或困难。这些障碍有内部的也有外部的，有主观造成的也有客观造成的。正视种种障碍并采取有效的措施予以排除，才能保证计划的有效实施。一般说来，这些障碍来自三个方面：即实施主体障碍、实施过程中的沟通障碍及实施环境障碍。

（一）主体障碍

公共关系实施中的主体障碍主要是产生于医院实施主体自身，主要表现为：

（1）实施人员素质障碍。医院公共关系方案的实施人员违反实施方案，工作态度不认真、不热情，职业道德差，工作能力不强；实施人员之间关系紧张，不合作；实施人员情绪不佳，身体状况差等。排除这些障碍，关键是选择经过培训的高素质实施人员，并建立目标管理责任制。

（2）公共关系策划方案中的目标障碍。目标不合适，不明确，不具体；目标过低或过高；目标的实现条件不完备；目标不切合目标公众和社会利益；公共关系方案目标没有服从于组织总体目标，等等。排除这些障碍，关键在于公共关系目标策划时，反复论证，确立正确、明确和具体可行的公共关系目标。

（3）公共关系实施方案的方法障碍。包括实施方法不正确，不符合公众心理需求，方法的针对性不强；方法的可操作性差，实施难度大；方法的创新性、吸引力不够，等等。消除方法障碍，关键在于策划人员一定具有实施经验和能力，并征求实施人员的意见，力求做到实施方法有效。

（二）沟通障碍

公共关系实施的过程实际上是实现组织和公众之间双向沟通的过程。实施过程中的传播与沟通并非一帆风顺的，他常常会因为传播沟通工具运用不当、方式方法不妥和传播渠道不畅而使实施工作不能如愿以偿。

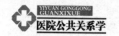

医院常见的沟通障碍因素有语言障碍、习俗障碍、观念障碍、心理障碍、情感障碍、态度障碍、组织障碍等。这些障碍都会影响信息传播的真实性，使医院无法顺利实现与对象公众的沟通。

（三）环境障碍

公共关系方案的实施环境是复杂多变的，各种不利的因素都会影响实施工作的进行。政治环境制约因素，如政府的有关政策、法规的制约以及政治形势、政策变化；经济环境的制约因素，如经济体制、政策及经济发展趋势；社会文化环境制约因素如民族传统文化、社区文化、宗教文化等；竞争对手的对抗、干扰因素；社会突发事件的干扰因素。

对公共关系实施干扰性最大的莫过于重大的突发事件。重大突发事件包括纠纷危机和灾害危机两类。前者是人为的纠纷危机，主要表现为在医患纠纷、新闻媒介的批评、不利舆论的冲击等事件；后者是自然的突变危机，表现为"非典""禽流感"、地震、火灾、水灾，等等。这些重大的突发事件突然发生，常使人始料未及；来势迅猛，常令人措手不及；后果严重，危害极大；影响范围大，对公共关系计划的实施干扰非常大。如果医院不能及时妥善地处理，不但使整个方案无法实施，甚至会给医院带来巨大的危机。面临突发事件最关键的做法是应当保持头脑冷静，防止感情用事，认真剖析原因，正确选择对策，以使对医院形象损失降到最低。

四、医院公共关系实施的原则

医院公共关系策划方案的实施过程是一个复杂的系统工程，必须有一套科学的原则作指导，才能有效地防止实施工作中的偏差。

（一）方案导向的原则

方案导向原则是医院公共关系实施人员必须严格按照既定的策划方案来开展实施工作的原则，细分为目标导向和方法导向。

目标导向原则要求公共关系人员在医院公共关系方案实施过程中，不断利用公共关系策划方案目标对整个实施活动进行引导、制约和促进，不断将实施效果与目标相对照，以保证实施活动不偏离公共关系目标。

方法导向原则要求医院公共关系实施人员必须按既定方案中的方法思路去实施方案。方法思路是有效完成实施工作的指南。方法指导实施行为，各项具体工作内容的实施方法是公共关系方案和公共关系目标的实现手段，应当熟练地掌握和应用，并在应用中总结更有效的实施方法。

（二）控制进度的原则

控制进度原则就是根据医院公共关系策划方案中各项工作内容的要求，随时检查各项工作的进度速度，及时发现滞后（或超前）的情况，搞好协调与调度，使各项工作内容按计划协调、平衡地发展，并确保按时完成。在医院公共关系方案实施的过程中，由于分工不同的实施人员各负其责地开展工作，往往会出现多方面工作不同步的情况，因此，应经常检查各方面工作的进度，及时发现各种可能影响实施工作进度的因素，搞好协调，力求各方面工作同步进行和平衡发展。

（三）整体协调的原则

整体协调的原则就是在医院公共关系方案实施的过程中，使工作所涉及的方方面面达到和谐、合理、配合、互补、统一状态的原则。最常见的协调有纵向协调和横向协调两类。纵向协调，即上下级间的协调；有横向协调，即同级部门或实施人员之间的协调。协调共同点是依赖信息的沟通与交流，其目的在于使全体实施人员在认识和行动上取得一致，保证实施活动的同步和谐，提高工作效率，减少浪费。

（四）正确选择时机的原则

在公共关系方案的实施过程中，正确选择时机是提高公共关系方案成功率的必要条件和关键因素。如果在方案实施的过程中，对时机进行了精心选择与安排，整个计划将借助于恰当时机而收到良好效果，否则，正好相反。医院在实施公共关系方案时，要避开重大节日或利用重大节日；要避开或利用国内外重大事件；要注意不宜在同一天或同一段时间里同时开展两项重大的公共关系活动，以免其效果相互抵消。

（五）反馈调整的原则

反馈调整原则要求通过监督控制机制及时发现医院公共关系实施中的方法偏差甚至错误，并及时进行调整与纠正，通过多次循环往复的反馈、调整，使实施不断完善，直到完成医院公共关系计划，最终实现医院公共关系目标。

第四节 医院公共关系评估

公共关系评估是公共关系活动的最后一个程序，它是对活动实施结果的总结、衡量和评价。它既是前一段公共关系活动的最后阶段，又是新公共关系活动开始的前奏，它具有承上启下的作用。

医院公共关系评估是根据特定标准，对医院公共关系策划、实施及效果进行评价，从中发现问题，及时修订，进一步调整和完善医院公共关系影响的过程。

一、医院公共关系评估的意义

医院公共关系评估在公共关系实践活动的准备阶段、实施阶段及影响效果的分析阶段均发挥着重要的作用。主要表现在：

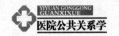

（一）公共关系评估是医院公共关系工作的重要环节

公共关系评估是医院公共关系工作的最后一个程序，也是下一轮策划的开始。通过公共关系工作评估，可以衡量经费预算、人力、物力的配备与开展公共关系活动之间平衡性，衡量医院公共关系活动的效益。

（二）公共关系评估是展示医院公共关系效果的重要方式

当一项公共关系计划实施之后，由有关人员将该项公共关系计划的目标、措施、实施的过程和效果向医院领导人、内部员工解释和说明，可以使他们看到开展公共关系工作的明显效果，认识到公共关系对医院发展的重要作用。公共关系工作实施的效果，既涉及公众利益的满足，也涉及公众利益的调整。

（三）公共关系评估为后续公共关系活动提供依据

医院通过公共关系评估，可以总结成功的经验，分析失败的教训，进一步提高公共关系活动的质量与水平；可以发现公共关系活动的缺陷与不足之处，为医院今后公共关系具体目标政策和行为调整的依据。

（四）公共关系评估为医院管理提供决策参考

通过公共关系评估，可以评估出经过公共关系工作之后的医院形象状况，评估出医院形象各因素与期望值的差距，为企业经营管理决策提供参考。

总之，医院在进行公共关系活动之后，有必要对于是否达到目标，实现目标的程度如何，开展传播是否有效，投入与收效等进行认真评估。这是医院公共关系实务不可忽视的一个重要步骤。

二、医院公共关系评估的原则

（一）定性分析与定量分析相结合的原则

定性分析是从价值评判方面评估公共关系活动效果，而定量分析则从数据事实方面分析公共关系活动效果。医院公共关系活动的目的在于改变公众对医院的态度以获得更多的支持和理解。因此，一些客观效果就不能通过数量体现出来，如患者的态度，只能进行定性分析。但仅有定性分析还不能确切地反映出公共关系活动效果，还需要定量分析，如公众参与人数等。

（二）长远效益分析与近期效益分析相结合的原则

医院公共关系活动的实际效果不可能马上全部得到体现，这是公共关系活动效益的特殊性。因此，评估公共关系活动效果时，除了考查近期效益外，还要分析长远效益。有些活动近期效益明显，但没有长远效益；有些活动虽然没有近期效益，但长远效益明显，能够为社会组织的未来发展创造有利条件。只有既考察近期效益，又考察长远效益，评估的结论才能做到科学公正。

（三）标准性与变化性相统一的原则

标准性与变化性的统一，就是一方面要有标准化的考评内容和考评项目，另一方面也要根据特定的公共关系活动、适当变通其中的部分测评项目，以保证测评结论的科学性。医院公共关系效果评估，不仅为了证实医院公共关系工作的成绩，更重要的是不断地发现存在的问题，为制定新的公共关系计划提供真实的依据，以便不断地进行医院形象的调查和改进，这一重要的信息反馈环节，保证公共关系工作进入一个良性循环，使医院始终处于良好的公共关系状态之中，始终保持良好的形象。

三、医院公共关系评估的标准与内容

公共关系评估是医院公共关系活动全方位的检测，医院希望得到的不仅是总体的印象评估，而且是非常具体的和准确的评估结果。从公共关系工作开展的准备过程、实施过程和实施效果三方面来进行，医院公共关系评估的标准及内容包括以下方面：

（一）准备过程的评估

1. 背景材料的充分性

主要检验前几个程序中是否充分利用资料和分析判断的准确性。重点是及时发现在环境分析中被遗漏的、对项目有影响的因素。

2. 信息的合理性

主要检验所准备的信息资料是否符合问题本身、目标及媒介的要求。检验时强调的是信息内容的真实性与合理性。

3. 信息表现形式的有效性

检验有关传递的信息资料及宣传品设计在文字语言的运用、图表的设计、图片及展示方式的选择方面是否合理、新颖，是否能达到引人注目、给人以深刻印象的要求。

（二）实施过程的评估

评估不仅仅是对公共关系工作效果的评估，更主要的是它在公共关系活动的实施过程中发挥其监控、反馈的作用。表现为四个不同层次：检查发送信息的数量；信息被传播媒介所采用的数量；检验接收到信息的目标公众的数量；注意到该信息的公众数量。

（三）实施效果的评估

实施效果的评估是一种总结性的评估，包括：了解信息内容的公众数量；改变观点、态度的公众数量；发生期望行为和重复期望行为的公众数量；达到的目标和解决的问题；对社会和文化发展产生的影响。

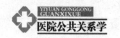

四、医院公共关系评估的程序

（一）选择公共关系评估的人员

公共关系评估人员的选择是评估效果与质量的保证，不同的人会做出不同的评估结果。评估人员主要有两类人选：组织内部公共关系人员和组织外部公共关系专家。

（二）收集原始记录

1. 医院自我记录

主要指医院的公共关系实施人员所进行的最基础的工作。实施人员要对每天工作进行记录、整理，如果条件允许的话，可以是边工作、边记录。

2. 公众舆论的反映

公众舆论的反映是来自社会医院之外的媒介记录。主要有两大方面：一方面是医院公共关系人员主动联络新闻媒体而发表的一些消息、报道、专访、通讯、甚至公共关系广告及其他文章；另一方面是大众传播媒介自动登载、报道转载的一些消息、报道等。

3. 目标公众的反馈

公共关系活动方案的实施情况如何，最公允的评价者，应该是目标公众。他们是医院实施公共关系活动的对象，公共关系活动实施的成功与否，关键是目标公众的反映。

（三）归纳各种相关资料

当大量繁复、零碎的原始资料放在评估人员面前时，当务之急，是将他们归类、整理。

（四）提出评估标准

评估必须有标准。如何确定标准，确定什么样的标准，决定了评估的结果是否科学，是否符合实际。这是公共关系评估中最难的内容。

（五）比较实施效果

在确定公共关系活动实施效果的标准和内容后，医院医院评估人员该做的就是认真比较预期与实际实施效果之间的差距。在比较差距的过程中，重要的是寻找发生差距的原因。

（六）得出评估结论，形成评估报告

通过对资料的考察、标准的审定和差距的分析，医院评估人员最终要提出一个基本的结论。这个结论虽然没有太多表述性的定性论断，但要以大量数据无可辩驳地证实实施效果的结果，这实际是真正意义上的总结。

一般来说，评估结果往往要形成评估报告。在评估报告中，重点在于对评估结论的提出，即以事实说话，提出医院公共关系活动实施效果的评估；其次要提出产生问题的原因，对原因的切实分析，进一步论述克服缺欠的解决办法。评估报告是对整个公共关系工作的全面归

纳，亦即总结。它必须提出一些有建设性的意见，供决策者参考，以便有效归纳类似问题。这样，才能说明医院公共关系活动的全面完结。

五、医院公共关系评估的方法

医院公共关系评估，作为决定医院开展公共关系工作、改进公共关系工作和制定公共关系计划的依据，其评估方法有：

（一）观察反馈法

观察反馈法是由医院评估人员直接参与实施过程，进行实地考察，记录各个环节实施的状况和顺序以及进展情况。

（二）目标管理法

目标管理法是以预先设定的目标作为评估分析的主要依据，根据实施效果和目标对照考核，进行衡量。

（三）舆论和态度调查法

舆论和态度调查法是在公共关系活动的前后分别进行一次舆论调查，检查公共关系活动对公众的态度、动机、心理、舆论等方面的影响。通过舆论与态度调查，借助"组织形象地位图"，检查组织知名度和美誉度的改善情况；运用"组织形象要素调查表"，检查组织形象要素的具体构成有了哪些进步；通过"形象要素差距图"，检查组织实际形象与期望形象之间的形象差距有多少改善。

（四）内外评估法

内外评估法是根据医院内部各职能部门的资料和医院外部广大公众的信息反馈来评估。可以通过从不同渠道汇报上来的各种资料，如数据、图表、报告，作为评估的重要依据。

（五）新闻报道分析法

新闻报道分析法是指根据医院在新闻媒体的见报情况来评估公共关系效果的方法。新闻舆论的敏感度很高，是反映医院形象的一面镜子。根据医院传播的数量、传播的质量、传播的时间、传播媒介的影响力、新闻资料的使用等方法来进行评估，可获知本医院形象的状态。

上述各种评估方法都有自己的特点，不同医院可根据自身的实际情况具体选择和应用这些方法。也可以综合运用，通过几种方法相互比较、相互引证，得到一个全面的、综合性的评估结论。

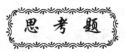

思 考 题

1. 医院公共关系调查的内容有哪些？
2. 简述医院公共关系策划的原则。

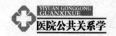

3. 简述医院公共关系实施的影响因素。

4. 医院公共关系评估的内容有哪些？

【案例赏析】 昆明某眼科医院公关活动实案

一、前言

昆明某眼科医院是一家主营近视治疗的医院，治疗技术为激光准分子角膜切削治疗（简称 LASIK）。昆明某眼科医院在云南进行眼科诊疗已经有 7 年历史，市场基础比较稳固，也赢得了很好的口碑。

在云南，除了昆明某眼科医院以外，还有昆明眼科医院、同仁新华医院、梯古眼科医院、红十字会医院等开展激光准分子近视治疗。由于同质化竞争的医院越来越多，同时外来的近视治疗连锁医院开始进入云南市场，为了增加昆明某眼科医院在近视治疗市场的品牌形象与竞争力，特别为昆明某眼科医院进行了一次公关活动策划。

二、市场背景说明

1. 市场发展趋势说明

在云南，激光准分子近视治疗市场是一个正在上升的市场，人们对近视治疗的接受度越来越高，对于人们来说，近视治疗已经不再陌生，近视治疗市场越来越大。

然后，正是因为市场蛋糕的越来越大，竞争者也将越来越多，竞争也将越来越激烈，如果没有不及时采取有效的市场手段，再大的市场也将被同行抢夺。

2. 竞争状况说明

在云南，昆明某眼科医院同时面临若干家公立与私营医院的竞争，通过灵活而专业的市场推广，稳保了自身的市场份额。

然而，面临全国连锁眼科医院"××眼科"近期将在昆明开业，其成熟和规范的市场推广和服务，将给云南 LASIK 市场带来很大的影响，昆明某眼科医院若不加强市场推广的力度以及提高活动的档次，必将处于被动状态。

3. 消费特征说明

通过调查得知，近视治疗的患者中除了升学就业需要之外，戴眼镜麻烦和影响形象已经成为了主要的目的。

同时，升学就业的市场是一个稳定的市场，要做大近视治疗市场，必须从强化人们对眼镜影响生活及美观的认识入手。

通过去掉眼镜后眼睛重新焕发光彩，可以刺激更多的人关注眼睛的健康和美丽，从而做大近视治疗市场，并使昆明某眼科医院在市场发展中抢得先机。

4. 广告状况说明

在过去的几年中，昆明某眼科医院的广告宣传以硬广告为主，广告费用高，重复宣传多，在一定程度上浪费了广告费用。

同时，昆明某眼科医院在媒体选择上有两方面的不足。一方面广告投放渠道单一，主要以《春城晚报》广告为主，没有其他互补的媒体；另外某眼科医院的宣传内容比较单一，使昆明某的知名度和影响力一直较低，同时品牌形象生硬。这是在以后的宣传中应当注意和改变的问题。

三、活动主题

1. 活动主题名称

"视力矫正 美丽健康行动"

昆明某眼科医院"寻找昆明最美丽的眼睛"大型活动

2．活动主题说明

活动主题的拟定，主要基于以下几方面的分析：

（1）近视的眼睛是不健康的眼睛。因为近视，我们不得不通过眼镜来矫正视力，长期戴眼镜，使我们的眼部健康程度不断下降。

（2）不健康的用眼导致我们近视。我们需要学习健康用眼知识，在生活中，注意眼睛的健康防护。

（3）眼睛的近视让我们不能看清楚一定距离之外的物体，我们往往会眯着眼睛看物体，必然影响我们的面部形象。同时，戴眼镜和长期戴眼镜造成的眼部肌肉变形也会影响我们的形象，在某种程度上，会影响到我们的自信心。

（4）激光准分子近视治疗技术已经逐渐被人们接受，通过近视治疗，消除近视，摘掉眼镜，让我们的眼睛恢复健康，同时增加我们的自信心。

四、活动目标

1．提高知名度

通过活动营销，使人们关注活动的同时关注昆明某眼科医院，以此提高昆明某眼科医院的知名度。

2．提高美誉度

通过举办受人们喜闻乐见的公关活动，提高昆明某眼科医院的美誉度。

3．提高品牌活力

从活动主题来看，"寻找昆明最美丽的眼睛"的活动具有一定的娱乐性，通过活动的娱乐性质使昆明某眼科医院的品牌形象不再生硬，而变得贴近人们的生活。

4．做大市场

通过活动的影响力，提高人们对近视治疗的认知，从而做大近视治疗的市场。

5．抢占先机

由于昆明某眼科医院是活动的主办单位，在做大市场的同时，该医院必将在市场竞争中占有优势，提高医院的市场占有份额。

五、活动时间

1．活动时间阶段安排

（1）活动准备时间：2008年4月1日—4月30日。

（2）活动实施时间：2008年5月1日—6月30日。

（3）活动后续宣传报道：延续到2008年7月31日。

2．活动时间说明

活动要产生效果，必须有一定的周期，准备时间也要充分，因此活动的总时长为4个月。

其中，计划用一个月的时间来准备各种宣传物料以及媒体宣传广告的创作；活动的实施时间计划为两个月的时间，以引起人们足够的关注，达到活动预期的效果；活动的 globrand.com 后续报道计划为一个月，通过一个月的后续报道，提高活动的影响力，也提高某眼科医院的影响力。

六、活动参加对象

1．活动对象

主要为18～35岁之间的近视人士。

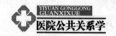

2. 活动对象说明

由于近视人士是近视治疗的潜在消费者，因此活动参加对象以近视人士为主，同时近视治疗的对象是视力稳定的成年人，所以要求在 18 岁以上。同时通过调查，发现治疗近视的人士集中在 18～35 岁，所以拟定这部分人群是活动的主要对象。

七、活动单位

主办单位：昆明某眼科医院

协办单位：昆明某眼镜公司、杨洋造型设计机构

媒体支持单位：云南电视台、都市时报、公交移动电视、云南信息港

八、活动内容及流程安排

本次活动主要通过吸引近视患者报名，在活动中佩戴隐形眼镜展示眼睛美丽，通过对配戴眼镜和取掉眼镜后的形象对比，从中挑选最美丽的眼睛，提供视力矫正基金或免费进行近视手术。

活动具体内容及流程安排如下：

1. 报名阶段

（1）报名时间：2008 年 5 月 1 日—5 月 20 日。

（2）报名方式：

活动网站：（由云南信息港设计提供）

报名/咨询电话：0871-36****8

活动 QQ 群：50****37

网上报名：云南信息港、云南大学生网、昆明某眼科医院网站

现场报名：昆明某眼科医院、昆明某眼镜店、活动宣传点

（3）报名安排：

凡 18～35 岁的眼睛近视者均可报名。报名方式设有现场报名和其他方式报名。

在现场报名时，参与者将接受娱乐性的眼睛活动及眼睛健康知识问答，活动通过即可领取相关宣传礼品。

2. 初选阶段

（1）初选时间：2008 年 5 月 21 日—5 月 30 日。

（2）初选胜出人数：计划从参与者中选出 200 名优秀者进入复选。

（3）评选规则：主办方将组织云南业界知名的专家人士组成评选组，进行现场初选。通过者即可到昆明某眼镜店免费配一副隐形眼镜，并到指定造型设计机构进造型设计，分别拍摄戴眼镜和不戴眼镜的两组写真照片，并摄录才艺展示。

3. 复选阶段

（1）复选时间：2008 年 6 月 1 日—6 月 20 日。

（2）复选胜出人数：计划从参与复选的 200 人中选出 10 名优秀者进入终选。

（3）评选方式：

① 网上投票:主办方将人员资料、戴眼镜和摘掉眼镜的照片以及才艺短片传送活动网站，由网民进行网络投票评选。

② 短信投票：主办方将整理人员资料、戴眼镜和摘掉眼镜的照片以及才艺短片，通过视频编辑形成电视短片，在公交移动电视上进行展播，由市民通过短信平台进行投票评选，评选最美丽的眼睛。

网上及短信投票人气最高前 10 名进入终选。

（4）评选基本标准。

由于是公众参与评选，所以评选主要依赖于大众自身的审美标准。

同时，主办方将在宣传中建议如下几个评选标准：摘镜前后照片的对比差距、参选者眼睛的美丽度以及参选者的才艺表现。

（5）优胜者奖励。

每名优胜者将获得由主办方提供的 3 000 元美丽眼睛奖金

4. 终选阶段

（1）终选时间：2008 年 6 月 30 日。

（2）评选方式：

终选将在云南电视台演播厅进行，评选组由美丽眼睛专家组成，评比项目设自我推介、眼睛美丽展示以及才艺展示，综合评选出昆明最美丽的眼睛，同时评选出：昆明最迷人的眼睛、昆明最聪慧的眼睛，由云南电视台、都市时报、云南信息港共同授予称号，并由主办方颁发奖金。

（3）优胜者奖励：

"最美丽的眼睛"荣获者：1 万元眼睛美丽奖金；

"最迷人的眼睛"与"最聪慧的眼睛"的荣获者：每名 5 000 元眼睛美丽奖金。

九、活动宣传

1. 报名阶段宣传

（1）宣传时间：2008 年 5 月 1 日—5 月 31 日。

（2）宣传内容：活动内容、细则及报名宣传；参与者视频选播、报道。

（3）媒体选择：公交电视、高校宣传栏、云南信息港、都市时报、各式宣传品。

2. 复选阶段宣传

（1）宣传时间：2008 年 6 月 1 日—6 月 30 日。

（2）宣传内容：对优秀的参与者进行包装宣传，视频展播及系列报道。

（3）媒体选择：公交移动电视、云南信息港、都市时报。

3. 终选阶段宣传

（1）宣传时间：2008 年 7 月 1 日—7 月 10 日。

（2）宣传内容：对决赛过程及决赛结果进行报道。

（3）媒体选择：云南电视台、都市时报、云南信息港、公交移动电视。

4. 后续宣传

（1）宣传时间：2008 年 7 月 11 日—7 月 30 日。

（2）宣传内容：利用三名最美丽的眼睛得主，包装炒作，对摘镜过程和个人摘镜前后的感受讲述进行全程录播。

（3）媒体选择：公交移动电视、云南信息港、都市时报。

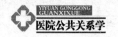

十、活动预算

1. 奖金/奖品

昆明最美丽的眼睛：1万元眼睛美丽奖金。

最迷人的眼睛、最聪慧的眼睛两个奖项，每名5 000元眼睛美丽奖金。

网上人气最高前10名：每名3 000元眼睛美丽奖金（获得大奖者不重复享受）。

200幅月抛隐形眼镜，每幅50元，合计1万元。

眼睛美丽奖金说明：大奖获奖者可领取现金，也可置换为近视手术费用，置换方式为：1万元可置换波前相差近视治疗手术（价值10 800元）；5 000元可置换超薄LASIK近视治疗手术（价值5 980元）；3 000元眼睛美丽奖金可置换普通LASIK近视治疗手术（价值4 980元）。

奖金合计：5.1万元。

2. 活动组织费用

报名宣传：大学校园10个报名点，每个点场地及人员预算1 000元。社会2个报名点；每个点场地及人员预算2 000元。合计1.4万元。

专家邀请费：计划5名专家，每名2 000元。合计1万元。

终选活动预算：2万元。

活动组织费用合计：4.4万元。

3. 宣传品制作

项目		单价	印量	费用
宣传小礼品	广告笔	0.6元/支	1万支	6 000元
	广告笔筒	1.00元/个	5 000个	5 000元
海报		5元/张	3 000张	1.5万元
活动折页		0.5元/份	4万份	2万元
背景板、X展架		1 000元	10组	1万元
宣传品费用合计：5.6万元				

4. 媒体广告预算

媒体	规格	投放时间	费用
云南电视台	现场摄录即剪辑录播费用	6月21—23日（待定）	5万元
都市时报	三期彩色整版，三期半版软文	具体时间待定	5万元
公交移动电视	10秒钟硬广告，30秒钟活动广告，每天播出45次，8周	5月1日—7月15日	6万元
云南信息港	主页首屏广告链接，活动网站制作，两个半月	5月1日—7月15日	3万元包含制作
云南大学生网	首页flash广告连接，两个半月	5月1日—7月15日	3 000元
媒体费用合计：16.3万元			

5. 活动总预算

约 30 万元。

十一、活动效果预估

1. 短期效果预估

（1）知名度提高。

大学校园知名度提高至 80%；昆明市民知名度提高至 50%。

（2）销量提升预期。

	超出销售指标	销售收入超标
5—6 月	10%（保守）～20%（理想）	10 万（保守）～15 万（理想）
7—8 月	20%（保守）～40%（理想）	40 万（保守）～80 万（理想）
下半年	10%（保守）～15%（理想）	20 万（保守）～30 万（理想）
活动费用比	35 万/60 万×100%＝59%（保守） 35 万/125 万×100%＝28%（理想）	

2. 战略效果预估

（1）将做大整个云南近视治疗市场。

（2）将使云南的其他竞争者处于营销的被动状态。

（3）将对新入的某眼科医院能起到一定的抑制作用。

（4）将提高云南近视治疗市场营销手段的门槛。

（5）将整体提升昆明某眼科医院在 LASIK 领域的竞争力。

（资料来源：全球品牌网 http://www.globrand.com/2009/286071.shtml，汪豪，2009-11-05）

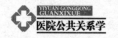

第十章　医院公共关系礼仪

"医院就是市场,服务就是营销"。在医院不断市场化的今天,良好的礼仪不仅是体现医务工作者修养和业务素质的标志,更是提升医院公共关系形象和竞争力的利器。

第一节　医院公共关系礼仪概述

一、医院公共关系礼仪的内涵

(一) 礼仪与公共关系礼仪

在西方,"礼仪"一词源于法语 Etiquette,原意是"法庭上的通行证",表示持证入庭的人必须遵守相应的规矩和行为准则。后来"Etiquette"一词进入英文,演变为"礼仪"的含义,成为人们交往中应遵循的规矩和准则。

中国古称"礼仪之邦",礼仪在中国的历史上可谓源远流长。在古代,"礼仪"被尊崇为一种社会典章制度和道德教化的要求。最早记载中国古代礼制的著名典籍"三礼"即《周礼》《仪礼》《礼记》,是记录各种礼节的百科全书。随着中国古代礼制的不断发展,礼仪成为中国古代文化的核心内容之一。

纵观礼仪一词在中外的演变,我们可以将礼仪理解为人们在各种社会交往中,为了表达尊重、善意、友好,在仪表、仪态、仪式、言谈举止等方面约定俗成的、共同遵守的规范或程序。具体表现为礼貌、礼节、仪表和仪式等。礼仪对于个人来说,是思想道德水平、文化修养、交际能力的外在表现;对于社会来说,是社会文明程度、道德风尚的反映。

所谓公共关系礼仪,简称公关礼仪,是社会组织的公共关系人员及其他工作人员在公共关系活动中,为了塑造组织的良好形象而必须遵循的礼仪规范、必须履行的程序。公共关系礼仪是组织风貌、员工精神状态、公共关系人员工作水平和专业技能的最集中体现,也是公共关系沟通和社会交往的方法,处理公共关系事务所必须遵从的行为准则。

(二) 医院公共关系礼仪

随着医院市场化的发展和社会公众对医疗服务水平期望值的不断提高,医院公共关系礼仪成为现代医院发展的核心内容之一。

所谓医院公共关系礼仪,就是医院工作人员在与社会公众交往活动中,为了和谐医患关系和塑造医院形象,对社会公众表达尊重、友好而必须遵守的道德水准和行为规范。

医院公共关系礼仪的本质在于以公众需求为中心，提升自身的服务质量，获得社会公众的满意、支持，从而谋求医院的长足发展。

二、医院公共关系礼仪的作用

内强素质、外塑形象、增进交往、联络感情是医院公共关系礼仪的基本作用，具体表现为：

（一）有利于提高医务人员的个人素质

礼仪是个人内在素质的外在显露，医务人员良好的礼仪修养反映高尚的医德医风。因此，医务人员讲礼仪，尊重患者及其他公众，并为其提供人性化的服务，将有助于提升个人的人格魅力、修养水平和精神品味，有助于塑造个人良好的社会形象，提高自身的综合素质。

【案 例】 3万元学礼仪值不值？

武汉市儿童医院花了三万元请来专业礼仪老师对医护人员进行礼仪培训，在医院内外引起了波澜。部分的职工表示不可理解：医院生存关键在于医疗质量，礼仪培训这套花架子没必要搞！也有人说3万元搞礼仪培训是把钱往水里丢，发给职工每人还有30元。

尽管有少数异议者，医院还是按计划进行了为期4天的礼仪培训，效果很好，经过培训医院医生护士的站、坐、言、行都有了很大的转变，体现了高素质。（摘自《羊城晚报》）

（二）有利于和谐医患关系

联络感情、广结良缘是礼仪的重要目的。目前，医患关系紧张的重要原因之一则源于医务人员礼仪素养的缺失。医务人员整洁端庄的仪表、文雅得体的举止、热情温和的言语、细心周到的治疗、贴心热情的服务，将使患者及其他公众产生更多的信任感和心理上的满足感，形成情感上的共鸣，可以消除不必要的误解，从而和谐医患关系，增强治疗效果。

（三）有利于塑造医院的良好形象

医院每一个工作人员都代表医院的社会形象。医务人员在工作中的一言一行、一举一动都是医院形象最直观、最有形的载体，其言语行为的专业性、礼节性、标准度决定了患者对医院的接受度和认可度。在医疗活动中，医务人员自觉遵守职业道德，讲究医务礼仪，表达尊重与友好，提供人性化服务，传播医院文化，这将提升医院在社会公众心中的美誉度，增强医院的软实力。

（三）有利于提升医疗行业的服务水平

随着医疗市场的逐渐开放、医疗模式的不断变化和新医改的不断推进，社会公众的健康意识日益增强，对医疗行业的服务质量要求日趋提高，医院的竞争也不断加剧。这就要求医院医务人员，不仅需要有高超的医疗技术，更需要有高尚的医德医风和人性化的服务规范。因此，增强医务人员的礼仪修养，规范和整合服务行为，塑造医院的良好形象，已成为医院日常医疗工作中不可或缺的重要环节。这必将有助于提升医疗行业的风气，树立整个医疗行业良好的服务形象。

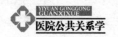

三、医院公共关系礼仪的基本原则

医院公共关系礼仪是建立在业缘基础上的现代礼仪,因而,医务人员在日常工作中,除了遵循人类共同应有的交往原则外,还应注意以下几个方面的原则。

(一)系统原则

礼仪是一个完整体系,几千年来已经无所不包。医院公共关系礼仪,作为一种特定行业的行为规范,有其独特的系统性,贯穿于医院工作的整个系统和医院发展的各个环节,涉及医院方方面面的细节。因而,医院工作人员在与患者交往或公共关系交往中,注意采集信息应完整,一定不能忽视礼仪的整体性。

【案 例】 一口痰的故事

中国长江医疗设备广准备引进"大输液管"生产线,欲与美国客商约瑟先生合作。经过详细的考察,约瑟先生对企业的发展和管理很满意,他已经决定要与范厂长期合作。双方决定第二天正式签订协议。范厂长请约瑟先生到车间参观。车间秩序井然有序,约瑟先生赞许地点着头。突然,范厂长感到嗓子不适,本能地咳了一声,到车间的墙角吐了一口痰,然后连忙用鞋擦去,油漆地面留下了一片痰迹。

第二天一早,翻译送来了约瑟先生的信,信中写道:"尊敬的范先生,我十分佩服您的才智和精明,但是您在车间里吐痰的一幕使我彻夜难眠。恕我直言,一个厂长的卫生习惯可以反映一个工厂的管理素质,况且,我们今后生产的是用于治病的输液管。贵国的成语说得好——人命关天!请原谅我的不辞而别,否则上帝会惩罚我……"

(二)敬人原则

敬人是礼仪的重点和核心。医务人员在医疗工作中,既要互谦互让,互尊互敬,友好相待,和睦共处,更要将重视、恭敬、友好放在第一位。一方面,以患者及其他公众为中心,站在对方的角度着想,换位思考。另一方面,要常存敬人之心,处处不可失敬于人,不可伤害他人的尊严,更不能侮辱对方的人格。掌握了这一点,就等于掌握了礼仪的灵魂。

(三)自律原则

自律是礼仪的基础和出发点。从总体上看,礼仪规范由对待自己的要求和对待他人的做法两部分构成。学习礼仪、应用礼仪,最重要的就是要自我要求、自我约束、自我控制、自我对照、自我反省、自我检点。"己所不欲,勿施于人",只有自律才能赢得患者的尊重,与患者之间才能和谐交往。

(四)宽容原则

在运用礼仪时,既要严于律己,更要宽以待人。有专业知识的医务人员对外行的患者及公众应该多一分理解和宽容,对于他们的误解,多容忍,多体谅,千万不要求全责备,斤斤计较,过分苛求。要有耐心与他们交流。你对别人什么态度,自然就选择了别人对你的态度。

（五）平等原则

在现代交往过程中，任何人都必须自觉遵守礼仪规范。医务人员，不论身份高低、职位高低、财富多寡，都应自觉自愿遵守医院公共关系礼仪，否则，医院公共关系工作难以开展。

"投之以桃，报之以李""礼尚往来"，社会交往中每个人都希望得到公平对待。虽然在具体运用礼仪时，允许因人而异，根据不同的交往对象，采取不同的具体方法。但是，礼仪的核心是尊重交往对象、以礼相待，对任何交往对象都必须一视同仁，给予同等程度的礼遇。因此，医务人员不允许因为患者及其公众在年龄、性别、种族、文化、职业、身份、地位、财富以及与自己的关系亲疏远近等方面的原因，就厚此薄彼，区别对待，给予不同服务待遇，而应该一视同仁。这是医院公共关系礼仪的基本要求。

（六）从俗原则

随着医院市场化进程的加快和我国流动人口的增多，医院公众的国情、民族、文化背景可能存在很大的差异。这要求医务人员必须有充分的心理准备和技术准备，要"进门见礼，出门问忌"，切勿目中无人，自以为是，唯我独尊，随意批评或否定其他人的习惯性做法。

（七）真诚原则

真诚是人与人相处的基本态度。医务人员在交往时，务必真诚待人，言行一致，表里如一。只有如此，自己在运用礼仪时所表达的尊敬与友好，才会更好地被交往对象所理解、接受。倘若仅把运用礼仪作为一种道具和伪装，口是心非，言行不一，则是有悖礼仪的基本宗旨。

（八）适度原则

因为医疗行业的特殊性，为了保证取得成效，医务人员在运用礼仪时，必须注意技巧，合乎规范，特别要注意做到因人、因事、因时、因地而恰当处理，把握分寸，适度得体。做得过了头或者做得不到位，不仅不能正确地表达自己的善意，反而会弄巧成拙。

第二节　医院日常公共关系礼仪

一、接待礼仪

迎来送往，是社会交往接待活动中最基本的形式和重要环节，是表达主人情谊和礼貌的重要方面。迎送客人具有一整套行为规范，即接待礼仪。良好的接待礼仪展示医院的"窗口"形象，为下一步深入接触奠定了基础。

（一）迎接礼仪

根据接待的场合，分为室内接待和室外接待。无论何种形式的接待，接待人员要举止得

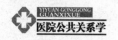

体、优雅大方，口齿清楚，具有良好的文化素养；服饰要整洁、端庄、高雅；女性应避免佩戴过于夸张或有碍工作的饰物，化妆应尽量淡雅。

1. 室内接待

医院最常见的室内接待方式有导医台接待、办公室接待等。首先，环境场所布置是室内接待礼仪的重要组成部分。医院的室内设计风格应该是严肃、整洁、高雅、安全，创造浓厚的文化气息，使患者或者客人产生轻松愉快和信任的感受。

其次，接待程序要规范，应该问候、引见、介绍、交谈、送客。对于来访者，接待人员应该礼貌相迎，要起身迎候。如果自己暂时不能接待，要安排助理或相关人员接待，不能冷落来访者。认真倾听来访者的叙述，认真思考再作答。正在接待来访者时，如果有电话打来或者有新的来访者，应尽量让助理接待，以免中断正在进行的接待。接待时也禁忌忙其他事物。

2. 室外接待

室外接待常见有车站、机场、码头接待。对室外迎接的客人要周密部署，首先了解对方到达的车次、航班，安排与客人身份、职务相当的人员提前去迎接。接到客人后，应首先问候"一路辛苦了""欢迎您来到我们医院"，然后向对方作自我介绍。迎接客人应提前为客人准备好交通工具，提前为客人准备好住处，帮客人办理好一切手续并将客人领进房间，将客人送到住处后，主人不要立即离去，应陪客人稍作停留，热情交谈。考虑到客人一路旅途劳累，主人不宜久留，应让客人早些休息。分手时将下次联系的时间、地点、方式等告诉客人。若因某种原因，相应身份的主人不能前往，应向客人做出礼貌的解释。

（二）送客礼仪

接待工作顺利完成后，"送客礼仪"很重要。来访者提出告辞，接待者要作客气挽留，等来访者起身告辞时，自己再站起来相送。自己先起身有逐客之嫌。如果是自己要结束接待，可以婉言提出借口，也可用暗示对方本次接待到此结束。

中国人常说："迎人迎三步，送人送七步。"送客要亲切真诚礼貌，送离视线。体贴客人的送客之道，也为用心的接待礼仪画下一个完美的句点。

二、握手礼仪

握手是社交场合中最常见的一种见面和告别礼。握手的对象、时机、顺序、手姿、力度、时长常常体现握手人的态度。握手对象常常是正式场合交往时、初次认识、被人介绍、故友重逢、接待表达热情或告别时的人。但由于医院工作的特殊性，工作人员与病人及家属握手一定注意时机、场合和分寸。

握手有先后顺序，遵循"尊者优先"原则，即由年长者、身份高者、女士先伸手。主人和客人握手顺序，根据接送的特殊性而定。若是客人来访时，应该由主人先伸手以表热情；若客人告辞时，应该由客人先伸手以示主人留步。与多人同时握手时，不要交叉，待别人握完再伸手。

平等、自然、正确的握手姿势应是：伸出右手，拇指张开，四指并拢，掌心向内，手的高度与对方腰部上方齐平，身体微微向前倾斜，双目注视对方，表情要互动。与男士握手虎口相对，力度稍大，与女士握手握到指关节，力度稍小。握手时间以 3~5 秒为宜。

握手时距离适中，要寒暄。一般情况下，握手不能用左手，不用湿手、脏手与人相握；不能戴墨镜、不能戴手套（装饰手套如女士的薄纱手套除外）。在医院里，医务人员戴着无菌手套，应采用拱手礼。不能坐着握手、不能与异性握手用双手。

三、介绍礼仪

介绍是社交场合中相互了解的基本方式，被他人介绍、介绍他人和自我介绍都有相应的礼仪规范。

（一）他人介绍

他人介绍是第三方为彼此不相识的双方引见、介绍的方式。在医院，为他人作介绍者的常常是办公室主任。

为他人介绍，必须遵守"尊者有优先知情权"的原则，先向身份高者、年长者、女士介绍身份低者、年轻者、男士。介绍时的手姿应该以右为上，不出手指。介绍的主题包括双方的姓名、职务、职业、兴趣。

在介绍时，为表示尊重和礼貌，被介绍双方都应起立，待介绍完毕，应点头或握手示意，彼此问候对方。

（二）自我介绍

自我介绍时，介绍者就是当事人。其基本程序是，先向对方点头致意或一声"您好"以提醒对方注意，得到回应后再向对方介绍自己的姓名、身份和职业等，表达解释来访的缘由。介绍时注意时间和场合。自我介绍时要简洁，以 30 秒左右为佳，可以借助名片、介绍信作辅助工作。注意态度一定要自然、友善、大方、诚恳、自信。

四、名片礼仪

名片是社交活动的重要工具，是地位身份的外显方式。使用名片时要注意礼节。单方递、接名片时，最好用双手递、双手接；双方互递名片时，要右手递，左手接。

递名片时，名片的正面正方向着对方，最好双手拿名片的下端，让人易于接受，身体前倾，注视对方，并寒暄。

接名片时，应起立、微笑，点头致谢，不要立即收起来，也不应随意玩弄和摆放，而是认真读一遍，最好能将对方的姓名、职务、职称轻读不出声，以示敬重。然后回敬一张本人的名片，如身上未带名片，应向对方表示歉意。

存放名片，对方离去之前或话题尚未结束，不必急于将对方的名片收藏起来；名片切不可随意摆弄或扔在桌子上，也不要随便地塞进口袋或丢在包里，应放在西服左胸的内衣袋或名片夹里，以示尊重。

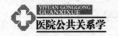

五、电话礼仪

随着科学技术的发展和人们生活水平的提高，电话的普及率越来越高。在医院日常工作中，电话已成为必不可少的工具。打、接电话是一门艺术，医务人员打、接电话的礼仪规范程度高，可以塑造医院良好的电话形象。医院的电话形象、电话礼仪不仅体现了医务人员的文化素质、风度、业务能力、礼仪修养，还代表着医院的接人待物的风格。

（一）打电话的礼仪

1. 选择适当的通话时间

按照惯例，通话的时间一般是双方预约的时间或双方便利的时间。拨打某人家里的电话，要避开上午七点（节假日九点）以前、晚上九点或十点以后，以及晚饭（包括准备）时间；公务电话尽量在受话人上班时间 10 分钟以后和下班时间 10 分钟以前通话，这时对方可以比较从容地听电话，不要占据他人休息时间，尤其是节假日；如果拨打跨区域电话，要注意时差，不要扰人休息，除非有特别紧急的事情。

2. 做好通话前的准备

拿起话筒之前，应认真思考，准备充足。首先，确定通话对象。其次，理清通话要点，简洁明了。如果情况较复杂，可以一件件地列出提纲，涉及数字的一定要记在纸上，并认真核对，保证数字的准确性。再次，有备选方案，如要找的人不在，或遭到拒绝，或对方可能提出什么问题和要求。禁忌在电话里支支吾吾，模棱两可，手忙脚乱。若拨错电话，要表达歉意。

3. 运用灵活规范的电话用语

打电话者首先问候，并准确地通报自己所在医院和自己的姓名，然后再告知自己找的通话对象以及相关事宜。这是电话礼节中最基本的常识。

（二）接电话的礼仪

在医院工作中，接电话人的礼仪很关键，它直接影响着对方给予医院及部门的第一印象。

1. 准备充足，积极应对

训练有素的医院工作人员，在电话旁常常备好纸笔，以备记录。

2. 接电话的时间

电话铃声一响，应立即停止正在做的事情，尽快接听电话。一般在完整的铃声响 1~3 声后接听电话。

接听电话时，如果另一部电话铃响了，可先向对方说声抱歉，表示有电话进来，请其稍候，然后接第二部电话，同时在对方有机会说任何事之前先告诉他："对不起，我正在接听另一部电话，请稍等，我会尽快回来与你交谈。"或请其留话待稍后回电。因为第一部电话总是优先的，除非第二部是国际电话或特别重要，这时，须向第一部电话的通话人说明，请其谅解。

3. 规范的应答程序

接电话时，首先是通报自己所在医院或者部门，接着说"请问您找谁""我能为您做点什么"等礼貌语。如遇找的人不在，应有礼貌地回答对方，真诚地表示转告或者预约再次通话时间。会议、会晤期间是不适宜接电话的。如会客中屡屡起身接电话，对在场的客人不礼貌。

（三）使用手机的礼仪

手机的出现和广泛使用，使得人们之间的联系更为便捷，但如果在使用时不注意礼仪，就会干扰别人，给别人带来不便。

要注意使用手机的场合，维护公共安全与环境和谐。如在飞机上，应该关机；在加油站，不可以使用手机；在音乐会、重要仪式、重要集会等高雅、庄重的场合不宜接打电话。万一要用，应调成静音状态，把对他人的影响降到最低。公众场合接打电话时，应该把自己的声音压到最低。不用手机时，应放在合乎礼仪的常用位置。

（四）注意事项

（1）电话交谈时，语调自然、吐字清晰、音量适度；口气谦恭有力，温和而亲切；语速适中；忌吃东西、忌和他人讲话、忌不耐烦，注意对象的情感需要，给人以受尊重的感觉。

（2）电话轻拿轻放。结束通话要礼貌，如果对方是长辈、上级，应让对方先挂断电话。

六、次序礼仪

次序礼仪就是在公共关系活动中，特别是在重要的礼仪场合，为了体现参与者的身份、地位、年龄等的差别，给予某些公众以必要的尊重，或体现参与者的平等，按惯例和规则进行排列的礼仪规范。目的是给尊者以礼遇，表现主方的谦谦风度。

如果医院礼仪活动的双方或多方的关系是对等的，为体现参与者在权利地位上的平等，常见排列方法有：按姓氏笔画或笔顺排列；按字母顺序排列；按回执抵达的时间先后排列。

如果医院公众的关系不对等，在行走、就座、乘车等方面的次序上也应有相关的礼仪规则。

（一）行走礼仪

（1）走路。两人并行，右者为尊，以内侧为尊；两人前后行，前者为尊；三人并行，中者为尊；三人前后行，前者为尊；上楼梯时，前者为尊；下楼梯时，尊者在一人之后。

（2）搭乘电梯。医院应该有专用的绿色紧急通行电梯为特殊患者专用。在乘坐其他电梯时，首先应让电梯内的人出来之后方可进入；其次，若无人驾驶的升降式电梯，为了方便和安全，应让尊者后进先出；若有人驾驶的升降式电梯，应让尊者先进先出。进入电梯后，正面应朝电梯口，以免造成面对面的尴尬。

（二）乘车礼仪

（1）若医务人员乘坐救护车，应面向病人，坐在担架旁，以随时关注病情和给予抢救。

（2）在正式场合轿车的座次。若有驾驶员开车，后排右座为尊位，左侧次之，中座更次，前排司机旁最次。医院的公共关系活动中，助手、接待或陪同人员应该坐在副驾驶。若由主人亲自驾车，座次由尊而卑依次应为：副驾驶座，后排右座，后排左座，后排中座。若一个人乘车，则必须坐在副驾驶座上，不然就是对主人的失敬。

（3）上下轿车的先后顺序。乘坐轿车时，按照惯例应当请位尊者首先上车，最后下车。位卑者则应当最后登车，最先下车。在轿车抵达目的地时，若有专人恭候在此，并负责拉开轿车的车门，则位尊者亦可率先下车。

（4）用中巴或大车接送团体客人时，应以司机座后第一排，即前排为尊，后排依次为小。其余座位的尊卑，依每排右侧往左侧递减。

（三）座次礼仪

座次礼仪在古今中外的正式场合都有特别的讲究。医院的会议、宴会、留影等工作中，座次遵循相应的一般原则：中外有别，中国政务以左为尊，商务礼仪和国际礼仪以右为尊；面门为尊、居中为尊、前排为尊。

第三节　医务人员常用公共关系礼仪

医院医务人员庄重大方的着装、文雅健康的风姿、稳健适度的步伐、规范专业的操作、自然亲切的微笑、体贴关切的语言，将赢得患者的信任，稳定患者的心态，激发患者追求美好生活的欲望。这对于恢复患者的身心健康，和谐医患关系，具有无可替代的积极意义。

一、仪容礼仪

仪容是指人的外貌，即容貌。一般来说，容貌包括面部、头部和肢体等部分。它是一种无声的语言，对于医务人员而言，容貌反映着医务人员的精神面貌、服务态度和职业道德，是传达给患者感官最直接、最生动的第一信息。俗话说"三分长相，七分打扮"，医务人员应掌握仪容的修饰技巧，符合特殊的职业要求。

（一）面　部

面部是个人仪容的焦点，面部修饰是仪容修饰最重要的环节之一。医务人员应保持健康自信的面容，对面容最适当的修饰。

修饰仪容的基本规则是美观、整洁、卫生、得体。其中，卫生是面部美化的最基本要素。医务人员要有良好的卫生习惯，保持面部清洁，无污垢、无分泌物、无异味。注意清除眼部、鼻部、耳部等处的分泌物，鼻毛不外露，口中无异味，嘴角无泡沫，与患者交流时不嚼口香糖等食物。男士要注意每天修面剃须，切忌胡子拉碴地面对患者。

（二）表　情

表情是指面部表达出来的感情，能直观、形象、真实、可信地反映人们的思想、情感，善于运用表情往往能让人感觉到其五官构成彼此和谐。医务人员要理解表情、把握表情、控制情感，运用好表情礼仪，突出地表现在笑容和眼神两方面。

1. 眼 神

眼睛是人类的心灵之窗，最能有效地传递信息和表情达意。眼睛注视的时间长短、角度、部位、方式以及变化都有礼仪要求。医务人员在工作中，务必要注意眼神的运用，要符合一定的礼仪规范，否则，往往会被人视为无礼，给人留下坏的印象。

（1）注视的时间。

日常交往中，眼神注视对方的时间长短反映出对人的态度。目光常游离，注视对方的时间不到全部相处时间的1/3，意味着轻视。注视对方的时间约占全部相处时间的1/3左右则表示友好；注视对方的时间约占相处时间的2/3则表示重视；目光始终盯在对方身上，注意对方的时间占全部相处时间的2/3以上，被视为有敌意，或有寻衅滋事的嫌疑，同样也可以表示对对方较感兴趣，视当时情形而定。医务人员在与患者及其家属谈话过程中，目光与对方接触累计应达到全部交谈时间的2/3。

（2）注视的部位。

与他人交流时，医务人员的目光应该是注视对方，不应该躲闪、左顾右盼、心不在焉，否则，很难得到他人的尊重和信赖。注视的位置要得体，常规部位有：

① 双眼。注视对方双眼，属于关注型注视，表示自己重视对方，全神贯注地倾听对方的谈话，但时间不要太久。

② 额头。注视对方额头，属于公务型注视，表示严肃、认真、公事公办，适用于极为正规的公务活动。

③ 眼部至唇部。注视这一区域，属于交际型注视，表示礼貌、亲切和友好，是日常交往的常规方法。

④ 眼部至胸部。注视这一区域，属于亲密型注视。多用于关系密切的男女之间，表示亲近、友善。

聚焦对方的某一个部位，在日常交往中是很不礼貌的。但是，医务人员由于工作的需要，可对患者身体的患病部位多加关注。但是，若无任何理由而注视对方的头顶、胸、腹、腿、脚等部位，尤其是异性，注视肩部以下的部位，都是失礼的表现。

（3）注视的角度。

注视别人时，目光的角度可表示与交往对象的亲疏远近。平视或正视，表示平等；斜视，表示失礼；仰视，表示尊重、敬畏；俯视，可表示对晚辈宽容、怜爱，也表示轻视别人。医务人员根据工作的需要，在不同情况下可采取不同的注视角度，比如在与卧床患者交流或进行诊治操作时，俯视便于操作，也表示对患者的爱护、关心。

总之，医务人员在工作中，应巧妙运用眼神，要亲切、自然、坦诚、和蔼、有神；也要学会观察他人的目光，从对方的眼神变化中理解对方的心理和态度，及时调整自己的交往方式，以利于营造医患之间和谐、信任的气氛。

2. 笑 容

面部表情最传神的是笑容。笑容是人们相互交融、相互感染的过程，能够消除人与人之间的陌生感，使人产生安全感、亲切感和愉悦感，能够创造出融洽、和谐、互尊、互爱的气氛。医务人员在工作中，要掌握笑容的程度，最常用的是微笑。"一个美好的微笑胜过十剂良药"。医务人员真诚、自信、健康、文明的微笑是对患者的尊重、理解和关怀，能产生一种强烈的感染力，给患者带来温暖，带来生命的希望，减轻人们身体上和心理上的压力，给予患者战胜疾病的勇气和力量。

但是，医务人员的笑容一定要注意具体情景，分清场合，把握分寸，当笑则笑，否则就会弄巧成拙。比如面临危重患者的抢救、患者病情的恶化及死亡等令人紧张、悲伤的情景和面对患者先天生理缺陷的时候，笑容往往会伤及他们的情感和自尊，引起患者和家属的不满，对自己医务工作的开展也十分不利。

（三）化　妆

追求仪容美是人类永恒的天性，化妆是美化仪容的一种高级手段，主要目的是利用化妆品并运用人工技巧来增加天然美。化妆不是女士的专利，男士美容、美发、护肤等对仪容的修饰皆属于化妆的范畴。在日常交往中，得体的化妆相当必要，一方面是自尊自爱的表现，可以提升个人形象，另一方面，是对别人的一种尊重。

医务人员在工作时不能无精打采、蓬头垢面的，应表现出精神焕发、神采奕奕、干练、稳重的职业形象，必须给人有责任心和知性的感觉。因此，医务人员有意识地为自己美容，适当地化妆是必要的。医务人员除了掌握一般的化妆技巧、艺术外，还必须根据自己的身份和性质遵守化妆的基本礼仪规范，否则就可能事倍功半、徒劳无功。

医务人员的上班化妆礼仪总原则是"化妆上岗，淡妆上岗"。具体包括：

首先，自然原则。在工作岗位上，医务人员若化妆过浓、过重、过量，容易使患者对其工作能力、敬业精神、个人品位产生怀疑，产生不信任感。若涂抹浓郁气息的香水，可能对病人形成不良刺激甚至诱发哮喘等过敏性反应。因而，医务人员应当化淡妆，体现真实、自然、天衣无缝，力求妆成有却无；力求美化，不能化另类妆，不能以残妆示人。

其次，协调原则。化妆最实际的目的是为增强个人形象的自然美，对自己容貌上的某些缺陷加以弥补，适度矫正，以期扬长避短，使自己更加靓丽、自信，更为光彩照人。在工作岗位上，医务人员的化妆，一方面，要依据自己的年龄、脸型、五官和肤色等进行恰当的修饰，扬长避短，使化妆符合审美的原则；另一方面，要依据服饰、场合、身份，合理搭配化妆品的品牌、质量、色彩和香型等，使之配套，自然过渡，体现和谐美。

再次，"3 W"原则。"3 W"即"When""Where""What"，也就是说，化妆要注意化妆的时间、地点以及化妆的内容。化妆一定要避人，在众目睽睽之下化妆有卖弄、表演、吸引异性之嫌，影响自身形象，也是对他人的不尊重。医务人员不能在办公室、病房等公共场合化妆或补妆，更不能在同事、患者及其家属面前化妆。化妆一定要注意化妆的部位。因为医务人员工作的性质和需要，对脸部进行洁肤、护肤、修眉、抹粉底、画眉、画眼影、画眼线、刷睫毛等的修妆是可以被接受的，而对手部、脚部、腹部等进行有色、有味、有刺激性的修饰则是不适宜的。

总之，医务人员的工作妆要清淡而高雅。医务人员应当力戒讨论他人的妆容；不要过分热情地帮他人化妆；不借用他人的化妆品；男士化妆切忌男扮女装。

（四）头 发

头发为人体之冠，容易使人先入为主，得体的发型表示礼貌、美观、大方，体现朝气蓬勃的精神面貌。医务人员美发"从头做起"显得非常必要和重要。

在医务工作中，医务人员头发及发型应以整洁典雅、庄重保守、美观大方、朴素得体为其主导风格。

首先，干净整洁、无异物、无异味、梳理整齐是最根本的要求，医务人员要勤于洗头，勤于梳理，定期修剪，适度养护，调理发质，维持头发整洁；不可以当众梳理头发，这样会使残发、发屑纷纷飘落的情景尽收他人眼底，十分失礼。

其次，恰当得体的发型可以使医务人员容光焕发，增添气质美。医务人员发型的选择应考虑自己的职业、工作的场所、自身的性别、年龄、体貌特征、发质等因素，要求长度适中、风格庄重、修饰规范，适合自己，给人一种精干、利落和舒适的感觉。

对于女士而言，要清爽利落。发长虽然没有太明显的要求，但不可能留寸头，头发过短会影响失去女性应有的端庄、稳重和柔美，甚至显得另类，引来别人异样的目光和不好接近的感觉。不提倡留披肩发，前不遮挡双眼、后不长过肩部。如果是长发最好把自己的头发束起来，编起辫子，用卡子或者发箍把它收拾收拾，不要随意散开，否则不卫生、易感染、难操作。可以烫发，但要给人稳重的感觉，不要太轻浮。把头发染得五颜六色或太过跳跃的颜色，做成不自然的怪发型都会影响职业美和静态美，让患者有距离感，缺少一定的信任感，可能给医务工作造成不必要的阻碍。

对于男士而言，要整齐、干净、大方。头发长度适中，不宜剃光头、也不宜留长发、更不宜梳小辫。为了显示医务人士的精明干练，也是为了方便其工作，通常提倡以短为宜，标准化的要求是：前发不附额、侧发不掩耳、后发不及领。不烫发，在原本自身头发条件的基础上修剪成正直、诚信、给人以安全感的发型，应符合中国人传统的审美习惯，不可以太过于时尚。根据头发生长规律，定期修剪。

总之，医务人员不管选定何种发型，在工作岗位上都绝对不允许滥加装饰之物。一般情况下，不宜使用彩色发胶、染发膏。男士不宜使用任何发饰。女士在有必要使用发卡、发绳、发带或发箍时，应使之朴实无华、庄重大方，以少为宜；色彩宜为蓝、灰、棕、黑，并且不带任何花饰，绝不要在工作岗位上佩戴过于鲜艳的颜色或带有卡通、动物、花卉图案的发饰。若是头发有先天缺陷或后天缺陷者，均可选择佩戴假发。选择假发，一是要使用方便，二是要观感自然、大方。

（五）肢 体

由于医疗工作的需要，医务人员与患者常常有肢体的接触。这要求医务人员合理地修饰自己的肢体，以塑造和维护医务工作者的职业形象。

手臂是人体最灵活的器官，手是人的"第二张面孔"，通过观察手，可以判断出一个人的修养与卫生习惯，对生活的态度。医务人员的手常与患者"零距离接触"，也是最容易接触病原微生物的地方。因此，医务人员要注意手臂的清洁和保养。

首先，医务人员不能留长指甲，指甲的长度不应超过手指指尖。因为指甲容易藏污纳垢，不易清洗而导致细菌传播，带来感染的危险。医务人员的指甲也不能过分修饰，绝对不要涂

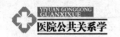

抹有色指甲油，不仅不卫生，也不符合医务工作者的职业身份。不可在任何公众的场合修剪指甲，这是不文明、不雅观的举止。

其次，医务人员要勤洗手，在接触医务用品、与患者诊治或者护理操作前后，应及时且规范的洗手，并给予护理，避免出现粗糙、破裂、红肿等。

再次，医务人员不应裸露肩部或腋毛，不仅不雅观，也很失礼。

俗话说"远看头，近看脚，不远不近看中腰"。医务人员与患者常近距离相处，其腿部常被患者及家属所关注，腿部的修饰也不可忽视。一方面，注意卫生，保持脚部和鞋面的清洁。另一方面，注意遮掩，不光脚穿鞋，不暴露腿部，不穿破烂的鞋袜。

二、服饰礼仪

服饰是人的衣着及其所用饰品的统称，有避寒遮羞、美化人体、标识身份的功能。"衣风"如医风，医务人员正确得体的服饰，不仅是体现医务人员个人良好的教养、品位、精神面貌和职业素质，还体现了医院的管理形象。这有助于给患者及家属留下良好的第一印象，有助于建立和谐的医患关系。因此，医务人员的着装和妆饰要遵守一定的礼仪规范，否则就会弄巧成拙。

（一）基本原则

1. 整洁原则

整洁原则是指整齐、干净、完好的原则，这是着装打扮最基本的原则。衣格如人格，衣着整洁，不仅给人以积极向上的感觉，还表达了对交往对方的尊重和重视。整洁并不意味着时髦和高档，只要保持服饰的干净合体、全身整齐有致即可。医务人员在任何情况下，对各类服装，都要勤换洗。若衣冠不整、不修边幅、脏皱或残缺不全的着装，不仅降低个人的文化涵养和外观形象，还有损医院的整体形象，更是对患者的不尊重，会失去患者的信任，无法营造和谐的氛围。

2. 协调原则

协调原则指着装与饰品的佩戴时，不仅考虑服装的形、质、色的完美统一，还要考虑与自己的性别、年龄、职业、肤色、身材等因素相协调，以美化人体、强化美感，形成和谐的整体美感。男女有别、长幼有别，天下人等，高矮胖瘦各得其所。服饰本也是一种艺术，能掩盖体形的某些不足。我们要借助于服饰，扬长避短，能创造出一种美感。不论是高矮胖瘦，年轻的还是年长的，只要根据自己的特点，用心地去选择适合自己的服饰，总能创造出服饰的神韵。医务人员应结合自己统筹考虑和精心安排，体现医务人员的端庄与雅致、稳重与娴熟，让患者感到可亲可信。

3. 文明原则

一般情况下，着装打扮要文明，符合常规礼仪，禁忌过分暴露，不露肩部、胸部、腰部和腿部等；禁忌过分透视；禁忌过分短小；禁忌过分紧身；禁忌过分艳丽；禁忌过分零乱。医务人员在工作岗位上，着装不得有失文雅，坦露、花哨、过分张扬个性都是不适宜的，会给人轻浮的感觉。

4. TPO 原则

T、P、O 分别是英语 Time、Place、Occasion 三个词的缩写字头,即时间、地点、场合的原则。着装的场合、时间、地点因素,是当今世界流行的着装和谐的国际标准之一。

(1)时间原则。时间原则要求着装考虑时间因素,做到随"时"更衣。时间因素包括四个方面:一是早晚性。根据每一天早、中、晚三个时间段的变化选择着装。二是季节性。根据每年春夏秋冬的季节更替,考虑服饰的类型、厚薄、色彩和式样等。三是时代性。着装要顺应时代潮流的发展,不可过于新奇,也不可过于落伍。四是年龄性。根据人生的不同阶段,选择符合与年龄相适应的着装。

(2)地点原则。地点原则要求着装考虑与所处的地方、环境相适应、相协调。

(3)场合原则。场合原则要求与着装特定的场合气氛融洽协调一致。医务人员在办公室场合,应穿医院的工作服;在公务场合,适宜穿西服、套装、套裙等正装,不适宜穿牛仔装、运动装、沙滩装等休闲装。这才能产生和谐的审美效果,实现人景相融的最佳效应。

(二)医务人员公务场合的着装礼仪

医务人员在参加政务活动、学术活动、公共关系活动等公务场合,着装要端庄大方、规范得体,充分体现医务职业者的博学与智慧、严谨与干练。参加隆重的场合时,男士常以西服作为正装,女士以套装作为正装。穿西服、套装有相应的规范和讲究。

1. 男士的西装礼仪

上衣、长裤、衬衫、领带和鞋袜是西服着装的构成要素。西服按件数来划分,可以分为套装西服和单件西服;按纽扣来划分,可以分为单排扣西装和双排扣西装;按适用场合不同来划分,可以分为正装西服、休闲西服。在较为正式场合,通常选择正装西服,基本要求除了遵循服饰的基本原则外,还要讲究细节、品牌和档次,具体表现为:

(1)色彩。要体现庄重、俊逸,色彩上不求华丽、鲜艳。颜色的选择应遵循"三色原则",全身颜色不超过三种颜色,鞋子、腰带和公文包保持一个颜色,首选黑色,且无图案,以免显得轻浮。

(2)衬衫。面料应为高织精纺的纯棉、纯毛面料为佳;颜色必须为单一色,白色为首选;以无图案为最佳;以方领为宜,不适合无领或竖领;应着长袖衬衫,袖长应比上衣袖口长出1.5 厘米为宜,系好领口,以显有层次感;下摆不可过长,而且应放入裤子里;系领带时,第一粒纽扣要扣好;三件套的西装,在正式场合下不能脱外套或只穿衬衫、打领带。

(3)领带。在正式场合中,领带是西服的灵魂,打领带意味着郑重其事。面料以真丝、纯毛为宜;颜色应与西服颜色相称,以光泽柔和、典雅朴素的领带为宜;领带结要饱满,外形美观,但不能选择简易式领带,不宜松开领带;领带的长度以自然下垂到皮带扣为宜;领带夹应夹在第三和第四颗纽扣之间;穿羊毛衫时,领带应放在羊毛衫内。

(4)西服。上衣的纽扣不同的扣法有不同的含义。若是单排扣西服,穿一粒扣西服,更适合中老年人,扣或不扣都可以,但常以扣与不扣表示郑重与否。穿两粒扣西服,只扣第一粒最常用、最正式;都扣上不适宜。穿三粒扣西服,扣中间一粒或扣上面两粒,表示郑重。穿四粒扣西服最为休闲,不太适合非常正式的场合。总之,穿单排扣西服,纽扣都不扣,表示气氛随意;纽扣都扣上不太适宜,尽量少用,且坐下后要把下面一粒解开。

穿双排扣西服相对更为正式，穿着时一定要把所有纽扣全部扣上，以表示庄重；穿三件套西服时，背心应该扣好全部纽扣，外套可不扣。

（5）西裤。西裤长度以前面能盖住脚背，后边能遮住1厘米以上的鞋帮为宜。因西装讲究线条美，所以西裤必须要有中折线。不能随意将西裤裤管挽起来。

（6）鞋袜。穿整套西装一定要穿皮鞋。在正式场合穿西装，一般穿黑色或深棕色皮鞋较为正规，不穿无带皮鞋；穿与西裤、皮鞋颜色相同或较深的袜子，不穿尼龙袜，更不穿破烂的或白色的袜子。

男士穿着西装时务必整洁、笔挺。按照国家惯例，西装里不穿毛背心和毛衣，在我国最多只加一件"V"字领毛衣，以保持西装线条美。除此之外，西装口袋不可以用来装任何东西，必要时可装折好花式的手帕；腰带上不挂任何东西，否则会影响西装的整体造型。

2. 女士的套装礼仪

女性在正式场合最适合的服装是套装，可以体现职业女性的端庄和稳重。套装分为裙式套装和裤式套装。

（1）裙式套装。所有适合女性医务人员在正式场合穿着的裙式服装中，套裙是首选。它是西装套裙的简称，上身是女式西装，下身是半截式裙子。也有三件套的套裙，即女式西装上衣、半截裙外加背心。套裙的颜色应雅致端庄、无图案、款式保守。内衣和衬裙颜色一致、外深内浅，且不外露、不外透。衬衫面料应轻薄柔软，样式和色彩的变化可以起点缀的作用，不失女性的妩媚，更显高贵气质。

（2）裤式套装。裤式套装显得干练利索。女士着裤式套装，不适宜有过多装饰，不适宜选择低腰，不适宜穿喇叭裤或紧身裤。

女士穿着套装时，黑色皮鞋为首选或与套装颜色一致，不能穿休闲鞋；袜子应为单色，肉色为首选，不光腿，禁忌出现"三截腿"。

（三）医务人员工作场合的着装礼仪

医务人员在上班、义诊、救援等工作场合，必须穿工作服，这是医院工作的基本要求。临床工作中，医务人员会接触各种各样的病人，每天都可能接触不同的细菌、病毒等，统一的工作服是对医务人员及其家人的保护。医务人员规范的着装，特别是手术服、隔离服、防护服等特殊工作服的严格着装关系着对病人和医务人员自身健康的责任，是向社会展示着医务人员严谨自信、优雅庄重、诚信大方的工作作风和职业风采。

1. 护士的着装礼仪

护士上班应穿着统一的护士服，护士服装包括：护士帽、护士服、护士裤、护士鞋和护士袜。爱护职业礼服、注重护士服礼仪，给病人良好的第一印象，为以后的治疗、护理打下基础。

（1）护士帽。护士帽包括燕帽和圆帽。燕帽象征着护士职业的圣洁和高尚。燕帽要保持洁白无皱，要戴正戴稳，两边微翘，前后适宜，距发际4~5厘米，用白色发卡固定于帽后，不得显露于帽的正面。戴圆帽要将头发全部遮在帽内，不露发际，前不遮眼后不露发，避免留下零乱的印象，体现出护士的干练利落。

（2）护士服。国家卫生部设计的普通护士服多为连衣裙式，以白色为主基调。为了能符合服务对象的心理特点，发挥色彩语言的治疗作用，在不同科室已启用不同色彩和款式的护士服，如手术室为墨绿色，妇产科和儿科为浅粉色，传染科为米黄色等。护士整齐洁净、大方适体和便于各项操作技术的着装，给人以纯洁、轻盈、活泼、勤快的感觉。具体要求如下：

① 尺寸应合身。以衣长刚好过膝，袖长刚好至腕为宜。腰部用腰带调整，宽松适度。下身一般配白色长工作裤或白裙。夏季着工作裙服时，裙摆的长度不超过护士服的长度。

② 纽扣要扣齐。护士服的领扣要求扣齐，内领不外露，高领护士服的衣领过紧时可扣到第二颗；衣扣袖扣全部扣整齐，内衣袖口不外露。这样着装，会给人留下护士职业美的良好印象。

（3）护士鞋袜。护士每天在病区不停地行走，为了防止发出声响、保持速度，又可以使脚部舒适、减轻疲劳，工作时应穿白色低跟、软底防滑、大小合适的护士鞋。袜子均以浅色、肉色为宜；袜口一定不能露在裙摆外，结合整体更可以给人以利索俊美之感。

2. 医生及其他医务人员的着装礼仪

一般医务工作中，医生及其他医务人员穿着白大褂，在手术室、传染科时，要求穿手术服、隔离服、防护服等，并按照严格的操作流程和要求进行穿脱。医生及其他医务人员着装应保持清洁、平整、合身，衣扣扣好。胸前佩戴胸卡，表面要保持干净，避免药液水迹沾染，胸卡上不可吊坠或粘贴他物。必要时，应配用圆筒式工作帽和口罩，而不能佩戴有碍于医疗操作的饰品，也不能过分装饰。

总之，医务人员以美好的职业形象、特殊的职业技能和规范的服务艺术相结合，可赢得病人的信任，得到社会的认可。

（四）饰品佩戴礼仪

饰品，是指能够对人们着装起到装饰点缀作用的物件。按其功能可分为装饰性的首饰和实用性的饰物，前者包括戒指、胸花、项链、耳环、手镯等，后者包括帽子、手套、眼镜、围巾等。饰物佩戴的主要目的是为了提升气质，增加美感，达到"锦上添花"的效果。但饰物的佩戴并非具有随意性，是有约定俗成的意义和讲究的。因此，医务人员佩戴饰品，追求高雅美丽的同时，又合乎于礼仪规范，应该遵循的原则主要有以下几方面。

（1）不妨碍工作的原则。上班族佩戴饰品不仅要讲究美观，而且要考虑饰品的存在是否会影响别人。在工作时，医务人员所戴的饰品应以实用性的饰物为主，如佩戴发卡、头花、网套、口罩、怀表、胸卡等，不宜过多佩戴装饰性的首饰，尤其不宜戴在手部。如果医务人员戴上手镯、手链、戒指、指环，会划伤病人、划破手套、脱落污染，易交叉感染；如果佩戴手套或者太长的项链等，不便于手的清洁消毒，将会妨碍正常的医疗护理操作。为了更好地为患者进行查体、换药、护理等医疗操作，提供优质的医疗服务，医务人员在佩戴饰品时应该以不妨碍工作为前提。

（2）以少为佳的原则。佩戴饰品越少越好，种类不超过3种，每一种饰品最多不应超出一对。医务人员在工作岗位上，饰品要少而精，达到画龙点睛之效即可。若同时佩戴过多的饰物，不仅没有任何美感，反而给人以杂乱无章、俗气平庸的感觉。

（3）同质同色的原则。佩戴2件或2件以上的饰品，在质地上应力求同质，色彩应同色或与主色调一致，千万不要打扮得花里胡哨。在工作场合，色彩过于鲜艳亮丽、造型新潮夸张的饰品容易使人产生不信任感。

（4）协调适宜的原则。佩戴饰物不能只追求个人爱好，还需要考虑人、服饰风格、环境等诸多因素，力求整体搭配。

首先，与佩戴者的年龄吻合、体型相配、身份协调，力求人物两美。

其次，与服饰配套，力求完整。比如带坠子的耳环忌与工作服搭配。

再次，与环境和谐，力求人境互融。上班场合，医务人员所戴的饰品应简单而不引人注意，应精致而传统，以显示信誉。若医务人员的饰品在工作时会发出声音，不仅影响患者的休养，而且有损医务工作者的职业形象。

最后，与时间同步，力求合时宜。饰品佩戴应考虑一年四季有别。春秋季可选戴耳钉、别针；夏季可佩戴项链或工艺仿制品；冬季因衣服过多而显得臃肿，饰品过多反而不佳。

总之，医务人员不宜佩戴饰品或过分装饰，应该做到三类不戴：一类是妨碍工作的首饰不能戴，如戒指、手镯；二类是炫耀自己财富的首饰不能戴，如珠宝；三类是展现女性魅力的首饰不能戴，如手链、脚链和耳环。

三、行为举止礼仪

医务人员在工作中的一举一动备受患者的关注。医务人员应该站姿挺拔、坐姿端庄、走姿从容、蹲姿文明，手姿优雅。

（一）站 姿

站姿即站相是医务人员工作中最基本的举止之一。医务人员正确健美的站姿应自然、文明、稳重、敬人、亲切，给人庄重大方、精力充沛、信心十足、积极向上的印象。

1. 基本要领

站姿的基本要领是平、直、高。平即头平、肩平、眼平；直指腰直、腿直、背直；高指重心上拔、身体挺拔。正式场合的常用站姿有两种：

（1）肃立：身体直立，双手置于身体两侧，双腿自然并拢，脚跟靠紧，脚掌分开呈"V"字行。常用于升国旗、追悼会等庄重场合。

（2）直立：身体直立，双臂下垂或置于腹部。女性将右手搭握在左手四指，四指前后不要露出，两脚成"V"字形或"丁字步"；男性右手握住左手腕，贴在腹部，两脚可分开平行站立，但不能超过肩宽。

医务人员在日常工作中，常采用直立站姿。在迎送病人时，向病人微欠身躯表示谦虚恭敬。若较长时间的站立，可作适当的调整和稍息，一腿支撑，另一腿稍放松，但必须保持自然随和、精神饱满并随时可以提供医疗服务的姿势。

2. 禁 忌

医务人员站立时，切忌无精打采、自由散漫、随便地倚在病人床旁、身体抖动或晃动、两脚分得太开、交叉而站、双脚随意乱动、一肩高一肩低、将手插在裤袋里或交叉在胸前甚至有下意识的小动作。否则，给人以敷衍、轻蔑、漫不经心、懒散懈怠的感觉，会被视为不雅或失礼。

（二）坐 姿

医务人员学习、会议、坐诊等很多工作都是坐着完成的。医务人员正确的坐姿应该端正安稳，表现安详、庄重、优雅的风度，要随时表现出服务意识。

1. 基本要领

坐姿包括就座的姿势和坐定的姿势，基本要领是轻、平、直。轻即落座、起身要轻；平即头平、肩平；直指上身正直。就座的姿势具体要求为：

（1）入座。从入座顺序看，如果与他人一起入座，应讲究先后顺序，礼让尊长；入座方位看，不论是从正面、侧面还是背面走向座位，都应左进左出。

（2）落座。落座应轻而缓，切忌发出响声。背对座位，轻轻坐下或右脚后撤半步，待腿部接触座位边缘后，再轻坐下。女士着裙装要先轻拢裙摆，而后入座以显得端庄娴雅。

（3）离座。应请身份高者先离开。起立时，双腿往回收半步或右脚向后收半步而后起立，从座位的左侧离开，站好再走，保持体态轻盈、稳重。

坐定的姿势具体要求为：上身保持挺直，头部端正，目光平视前方或交谈对象；谈话时，可以侧坐，此时上体与腿同时转向一侧。在正式场合有位尊者在座，不能坐满座位，一般只坐座位的 2/3。男士两腿自然分开，两膝平行，间距一般不要超过肩宽，小腿与地面垂直，两脚平落地面，双手掌心向下，分别半握放于膝上；女士常采用双腿垂直式即双腿并拢，脚尖对向前方，双手叠放于大腿之上。非正式场合，坐定后，女士允许采用双腿叠放式和双腿斜放式，即双腿叠放或斜放，力求做到膝部以上并拢。

2. 禁 忌

在正式场合，医务人员不可仰头靠在座位背上或低着头注视地面；身体不可前俯后仰，或歪向一侧，或把腿架在椅子扶手上；双手不应有多余的动作；双腿不宜敞开过大，也不要把小腿搁在大腿上，更不要把两腿直伸开去，或反复不断地抖动；不可猛起猛坐，弄得座椅乱响。与人谈话时，勿将上身往前倾或以手支撑着下巴。女士尤其应注意，不能露出衬裙。这些都是缺乏教养和不雅观的表现。

（三）走 姿

医务人员正确而自信的走姿应该是：轻松、矫健、优美、匀速、稳健大方、步履自然；男士刚健有力、稳重豪迈；女士轻盈飘逸。这将让患者感到医务人员忙而不乱，产生更多的安全感和信赖感。

1. 基本要领

走姿的基本要领是挺、直、正。挺即挺胸收腹；直即腰背笔直，两臂自然摆动；正即走得正。具体要求为：

（1）全身伸直、昂首挺胸：面朝前方、双眼平视、身体形成一条直线；

（2）起步前倾、重心在前：膝盖伸直、步态优美；

（3）脚尖前伸、步幅适中：前脚跟与后脚尖相距一脚长；

（4）直线行进、自始至终：身体不要左摇右摆、直线形态移动；

（5）双肩平稳、两臂摆动：摆动幅度以30°为佳，不要横摆、同向摆；

（6）全身协调、匀速行进：举止协调。巡视病房时应柔步无声、轻盈稳健，显出成熟自信。即便有紧急抢救或病房传出呼唤时，也严禁慌乱奔跑，可轻盈机敏地加快步速，表现出一名职业护士急病人之所急，工作紧张有序，忙而不乱，从而使病人增加安全感。

2. 禁　忌

医务人员行走时应该切忌体不正直、摇头晃肩、摆幅太大或左右摆动、瞻前顾后、东张西望、八字步态；在病房重步而行、慌张急迫或步态懒散拖曳、无所用心；多人一起行走时，不要排成横队，不勾肩搭背。

（四）蹲　姿

医务人员在拾捡东西、帮助他人、低平面操作时，弯腰、俯首、撅臀皆不雅观且失礼，应该采用蹲姿。蹲姿应迅速、自然、得体、美观、大方。

1. 基本要领

蹲姿的基本要领是上身直立稍前倾，屈膝蹲下，双腿合力支撑身躯，避免滑倒或摔倒，臀部向下，左右手各放于膝盖附近，抬头，目视前方。下蹲时的高度以双目保持与他人双目等高为佳，应使头、胸、膝关节在一个角度上，使蹲姿优美。女士应要两腿靠紧，臀部向下，着裙装时，下蹲前须整理裙摆，穿旗袍或短裙时需更加留意，以免尴尬。

医务人员常用单膝点地式和双腿高低式两种蹲姿，单膝点地式即下蹲后一腿弯曲，另一条腿跪着；双腿高低式蹲姿即下蹲后双腿一高一低，互为倚靠。若用右手捡东西，可以先走到东西的左边，右脚向后退半步后再蹲下来。脊背保持挺直，臀部一定要蹲下来，避免弯腰翘臀的姿势。

2. 禁　忌

医务人员在公共场合时，禁忌面对他人、背对他人、双腿平行交叉、臀部向后撅起而蹲下，下蹲时注意整理衣衫。

（五）手　姿

手势作为一种交流符号，具有模拟物状、抽象意念、传递情感、指示等多种功能。在医务工作中，医务人员得体的手姿具有十分重要的意义。

1. 基本要领

医务人员在工作中，常用垂放、背手、持物、指示、鼓掌、夸奖等手姿，基本要领分别为：

（1）垂放：双手自然下垂，掌心向内，叠放或相握于腹前，或分别贴放于大腿两侧。这分别是正式场合标准站姿和坐姿时的手姿。

（2）背手：双臂伸到身后，双手相握。这是男士常用的手姿。

（3）持物：用手拿物品。

（4）鼓掌：双手有节奏地掌心对拍或右手掌心向下，有节奏地拍击掌心向上的左掌，必要时，应起身站立，表示欢迎、祝贺和支持。常用于会议、演出或迎宾等。

（5）夸奖：竖起右手大拇指，指尖向上，指腹面向被称道者。

（6）指示：右手或左手抬至一定高度，五指并拢，若对方地位高，掌心向上，若地位相当，手心斜侧；以肘部为轴，朝向目标伸出手臂。常见的指示手姿有：① 横摆式，即手臂向外侧横向摆动，指尖指向被引导或指示的方向，适用于指示方向时；② 直臂式，即手臂向外侧横向摆动，指尖指向前方，手臂抬至肩高，适用于指示物品所在；③ 曲臂式，即手臂弯曲，由体侧向体前摆动，手臂高度在胸以下，适用于请人进门时；④ 斜臂式，即手臂由上向下斜伸摆动，适用于请人入座时。

2. 禁　忌

医务人员禁忌使用易于使人误解的手姿和不稳重、失敬于人的手势。

总之，医务人员的举止要尊重病人、尊重习俗、遵循礼仪、尊重自我，做到站立有相、落座有姿、行走有态、下蹲有度、举手有礼。禁忌当众打哈欠、擤鼻涕、挖耳朵、修剪指甲、打饱嗝、打喷嚏、剔牙、化妆、撮泥垢、整理衣饰、乱丢果皮纸屑等不文明的举止。

【案　例】

有一名护士，在向病人家属介绍病情时，斜着身子，两手插在口袋中，显得高傲不凡，家属当即表示不信任，去找领导，非要亲自陪护不可。

思考：护士为什么得不到家属的信任？护士正确的做法应该是怎样的？

四、言语礼仪

古希腊著名的医生希波克拉底曾说："能治病的有两种东西，一是药物，二是语言。"医务人员的言语运用恰当与否，直接影响医疗效果和医患关系的好与坏。医务人员言语礼仪的缺失已成为当今医疗纠纷的直接原因之一。因此，医务人员应该提高言语的艺术性，掌握"来有迎声，问有答声，去有送声"等在医疗服务中特有的言语礼仪要求。

（一）医务人员言语礼仪的基本要求

1. 语言规范，礼貌谦虚

准确规范、礼貌谦虚的语言，不仅表达了对患者的尊重，还能达到医患交流的目的。首先，医务人员应该使用文雅词语，杜绝不雅之词；力求谦和、恭敬、高雅、脱俗，避免说粗话、脏话、黑话、荤话、怪话、气话等。其次，医务人员要准确地把握患者的理解能力，应当避免三种常见的错误倾向：一是滥用外语；二是只讲方言；三是过多医学专业用语。

2. 称呼得体，表达清晰

医务工作中，医务人员对领导、同事和患者的称呼应得体；语言表达应清楚，发音准确，语速适度，声音要平和，内容简明扼要；积极反馈，让交流对象听明白，才能提高医疗护理的质量。

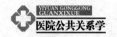

3. 富于情感，注意保密

亲善是医务人员语言的情感风格，是患者对医务人员的心理诉求。因此，医务人员言谈时应态度真诚，神情要专注，伴随亲切、善良和和气，才能引起患者情感上的共鸣，达到语言交流的预期目的。

保密是医务人员言语的职业要求，包括三方面：一是对患者的隐私保密。不得泄露患者隐私，不得主动打听与诊断、治疗和护理无关的个人隐私；二是对必要的医疗保密，出于对患者的心理的保护，一些病症如癌症在没有得到家属许可的时，不得随便透露给患者；三是对同事的隐私保密。不得随便议论同事的私生活。

（二）称呼礼仪

正确、恰当的称呼，既反映自身的教养，又体现对他人的重视。在医院日常工作中，常见的有以职业、职务、职称、学位、辈分、姓名等相称的称谓。

以职业相称是以姓氏加职业，如张医生、李老师。

以职务相称是以姓氏加职务，如张院长、李主任。

以职称相称是以姓氏加职称，如张教授。

以学位相称是以姓氏加学位，如张院士、李博士。

以辈分相称是以姓氏加辈分或辈分，如张大爷、李大妈之类带亲缘性的称呼，显得更为亲切温馨。

以姓名相称：其一，连名带姓称呼（单字名的另当别论），显得比较生硬，只在开会等少数场合使用；其二，只呼其姓，并在姓前加上"老""小"等前缀，而"王老""林公"之类则尊敬有加，只能对德高望重者；其三，只呼其名，比较亲切，常用于长辈称呼晚辈，在同事之间可使用。

以床号相称，如一床、二床、三床。

另外，对未知其姓名职务身份者，可用泛尊称。"先生、女士、小姐、同志、师傅、老板、大伯、大娘、大哥、大姐、叔叔、阿姨"等。

禁忌使用错误的称呼；使用过时的称呼；使用不通行的称呼；使用不当的行业称呼；使用庸俗低级的称呼；使用绰号作为称呼。

总之，医务人员在工作中，一定要注意关系和场合。对于上级领导、同事或者公务活动中交往对象的多重身份，应该"就高不就低"，以示身份有别、尊敬有加。对于患者，与其直呼其名或直呼床号，不如采用生活中的亲缘称呼或者敬称，更显得尊重和亲切。对于多人称呼，应该注意主次关系和事情的轻重缓急，一般情况下应以年长为先、上级为先、关系远为先；对待患者，应该以病情严重或急诊的病人为先。

（三）问候礼仪

见面问候虽然只是打招呼、寒暄或是简单的三言两语，却代表着医务人员对他人的尊重、礼貌和关心。

问候的态度。问候是敬意的一种表现，医务人员问候的态度一定要主动、热情、大方，千万不要摆出一副高不可攀的样子。

问候的次序。在正式场合，若两人之间的问候，通常是"位低者先问候"；若一个向多人问候，既可以笼统地加以问候，也可以逐个加以问候；当一个人逐一问候多人时，既可以由"尊"而"卑"、由"长"而"幼"、由"近"而"远"，依次而行；若在病房，问候顺序可根据床号或者病情而定。

问候的内容。由于医务人员身份和工作的特殊性，对于不同的对象，问候内容有不同的要求。

对于公务活动的交往对象或与领导、老师、同事、学生的问候，如若初次见面，最标准的说法是"你好""大家好""早上好""很高兴认识您""见到您非常荣幸"等；若对方是有名望的人，也可以说"久仰""幸会"。若与熟人相见，用语可以亲切、具体一些，如"可见着你了""最近过得怎样""忙什么呢""您去哪里""吃过饭了吗"等，这一类问候语并不表示提问，只是见面时交谈开始的媒介语，并不需要回答。

对于患者及其家属，问候应以健康作为问候的话题，体现关怀、亲切、温暖，如"您好""请问有什么需要我帮忙吗""你气色不错"等，让病人感到温暖。切忌"很高兴认识你""欢迎光临"这类的问候，否则会弄巧成拙。

（四）交谈礼仪

1. 医务人员常用礼貌用语

"良言一句三冬暖，恶语伤人六月寒。"礼貌用语就属于良言之列，是友好关系的敲门砖。医务人员在工作中，多用使用礼貌用语，不仅表示对别人尊重的待人处世态度，还表明自己有修养，使人产生高雅、温和、爽心、脱俗之感，更利于医患双方气氛融洽。

"您好，请，对不起，谢谢，再见"这十个字是社交中最常用的礼貌用语。在医院这一特殊的场合，医务人员对礼貌用语应因时、因地、因具体情境恰当灵活地加以运用，做到有分寸、有礼节、有教养、有学识，才能为医患交流"锦上添花"。具体如下：

问候语："您好""早上好""下午好""晚上好"等。

请托语："请进""请坐""请问""请走好""请稍等"等。

感谢语："谢谢您的合作""让您费心了"等。

致歉语："对不起""请原谅""很抱歉""请多包涵"等。

接受对方致谢致歉时："别客气""不用谢""没关系"等。

安慰语："您别担心""您多保重""请节哀"等。

常用的赞美语："很好""不错""太棒了""真了不起"等。

推托婉转语："对不起，我不能接受您这么贵重的礼物""多谢您的好意，但是礼物我不能收""十分感谢，但是我不能接受""很遗憾，不能帮您的忙"等。

告别语："告辞""祝您一路平安""请慢走""请多保重"等。

2. 言谈的态度

与人交谈，谈话的态度与谈话的内容一样重要。医务人员要善于交谈，恰到好处地利用表情、手势和抑扬顿挫的声调来强调自己的思想和见解。

（1）声调。医务人员谈话时的声音要柔和、悦耳、有节奏。要避免高亢、尖锐、嘶喊、粗声大笑等不悦耳的声音。

（2）表情和手势。谈话时，适当的脸部表情和手势可以使谈话富有生气，如笑一笑，竖一竖眉毛，耸耸肩等。但这些要做得自然，否则，不如不做。医务人员的表情应随谈话内容的改变而有所变化，手势也不能过多，动作幅度不能过大，还要避免一些不良手势。

（3）姿态。除了要注意正确的坐或站的姿势外，还要注意交谈双方的距离。双方距离一般在 50～100 厘米之间。太远显得有些冷淡，太近会让人感到窘迫，除特殊病情的患者除外。

（4）眼神。医务人员交谈时的眼神应是自然、温和、亲切的。在交谈过程中，谈话时眼睛一般看着对方，倾听时眼睛可以看着对方，也可以望着别处，但不能左顾右盼。交谈过程中若出现四目对视时，不必慌忙移开，可以自然对视 1～3 秒钟后，慢慢移开。

3. 交谈的话题

善选言谈话题有助于活跃气氛，拉近彼此距离，取得预期效果。医务人员与患者的交流中，应以与健康有关的或者愉悦心情的话题为宜。为综合诊断患者的疾病，医务人员需要收集患者的相关资料如个人史、家族史、情史和病史等，此过程中，医务人员需要与患者讲解疾病的相关知识、治疗方案和健康指导。同时，可以适当选择中性、轻松、娱乐的主题，以缩短与患者的心理距离，将医患关系升华为朋友关系。

选择话题时，应注意不选择他人无法参与的话题；不谈不愉快的事情；不选择容易引起争论的话题；不选择黄色淫秽和荒诞离奇的话题；不提有关别人隐私或对方难以回答的问题。

【案　例】

某护士给一患者抽血，扎了好多针才找到血管。随后，她说道："没事长那么多肉干嘛？考技术呀？"结果患者气冲冲的向医务科投诉，说护士骂人，服务态度恶劣。

思考：护士错在哪里？

4. 聆听的礼节

谚语道："用十秒钟的时间讲，用十分钟的时间听。"善于倾听比善于交谈更重要。在与患者的交流过程中，医务人员的认真倾听不仅是一种诊疗手段，还是人性化服务的表现。

医务人员要使自己成为一名好的倾听者，首先在倾听过程中集中注意力，给对方流出讲话的时间，不轻易打断对方的谈话和转变话题。要主动、积极，不时作出反应，为表示倾听可用"点头""嗯"等表示你已接受对方内容，了解对方意见，以鼓励对方继续说下去。其次，仔细体会"弦外音"，以了解对方的主要意思和真实内容。再次，当没有完全听明白对方的意思时，不要轻易作归纳，下结论。为了核对你的理解是否准确，与对方所表达的是否一致，可对其内容进行核实和总结，并做好准备，以便给对方以反馈。这有助于让患者感受到医务人员的"人情味"，就能使他们信任、接受，更配合医务人员的治疗。

5. 医务人员言语禁忌

很多患者下意识地通过医生的言谈举止来揣测病情严重程度和寻找安全感。医务人员与患者交谈时，要语言和气亲切，用鼓励、愉快的声音，配合适当表情表示对患者的关注和安慰，建立相互理解、信任、支持的医患关系。

医务人员的言辞应该注意有所禁忌和避讳。要避讳使用与"死"有关事物的词，如"棺材"说"寿材""长生板"等；避讳谈话对方及有关人员生理缺陷的词，如"残疾人"是比较文雅的避讳语。要禁忌用粗俗、鲁莽的不文明语言；禁忌自负、自大的言辞如"在我这儿看，包你的病能好。""您这病，我看不了，估计别人也够呛"；禁忌口无遮拦，道听途说，议论别人的品行，恶意中伤别人。

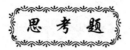

思 考 题

1. 简述医院公共关系礼仪的原则。
2. 医院日常公共关系礼仪有哪些？
3. 医务人员常用公共关系礼仪有哪些？

【案 例】 "你会坐吗？"——一次公关部长聘任考试

一家民营医院准备聘用一名公关部长，经笔试筛选后，只剩8名应试者在等待面试。面试限定他们每人在两分钟内对主考官的提问作出回答。当每位应试者进入考场时，主考官说的是同一句话："请您把大衣放好，在我面前坐下。"

然而，在进行面试的房间中，除了主考官使用的一张桌子和一把椅子外，什么东西也没有。

有两名应试者听到主考官的话以后，不知所措，另有两名急得直掉眼泪；还有一名听到提问后，脱下自己的大衣，搁在主考官的桌子上，然后说了句："还有什么问题？"结果，这五名应试者全部被淘汰了。

剩下的三名应试者，一名听到主考官发问后，先是一愣，旋即脱下大衣，往右手上一搭，躬身致礼，轻轻地说道："这里没有椅子，我可以站着回答您的问话吗？"公司对这个人的评语是："有一定的应变能力，但创新开拓不足。彬彬有礼，能适应严格的管理制度，可用于财务和秘书部门。"另一名应试者听到问题后，马上回答道："既然没有椅子，就不用坐了。谢谢您的关心，我愿听候下一个问题。"公司对此人的评语是："守中略有攻，可先培养用于对内，然后再对外。"最后一名考生的反应是，听到主考官的发问后，他眼睛一眨，随即出门去，把候考时坐过的椅子搬进来，放在离主考官侧前约1米处，然后脱下自己的大衣，折好后放在椅子背后，自己就在椅子上端坐着。当"时间到"的铃声一响，他马上站起来，欠身一礼，说了声"谢谢"，便退出考试房间，把门轻轻地关上，医院对此人的评语是："不着一词而巧妙地回答了问题；性格富有开拓精神，加上笔试成绩佳，可以录用为公关部长。"

（资料来源：中华品牌管理网 http：//www.cnbm.net.cn/member/do29145615.html）

思考：假如你是应试者，你准备怎样放置大衣、怎样坐下？

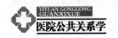

参考文献

[1] 李东. 公共关系实务[M]. 北京：北京大学出版社，2012.

[2] 周朝霞. 公共关系理论与实务[M]. 北京：高等教育出版社，2011.

[3] 牛海鹏. 公共关系[M]. 北京：中国人民大学出版社，2011.

[4] 迪恩·库克勃格. 公共关系本质[M]. 上海：复旦大学出版社，2011.

[5] [美]道·纽森等. 公共关系案例[M]. 上海：复旦大学出版社，2011.

[6] 李道平等. 公共关系学[M]. 4版. 北京：经济科学出版社，2011.

[7] 陈洁. 医院管理学：经营管理分册[M]. 2版. 北京：人民卫生出版社，2011.

[8] 廖为建. 公共危机传播管理[M]. 广州：中山大学出版社，2011.

[9] 陈向阳. 第九届最佳公共关系案例[M]. 北京：企业管理出版社，2010.

[10] 赵世鸿. 医院公共关系学[M]. 北京：科学出版社，2010.

[11] 关晓光. 公共关系学[M]. 北京：中国中医药出版社，2010.

[12] 陶应虎. 公共关系原理与实务[M]. 北京：清华大学出版社，2010.

[13] 荣晓华. 公共关系——理论、实务、案例、实训[M]. 北京：高等教育出版社，2010.

[14] 金正昆. 服务礼仪教程[M]. 3版. 北京：中国人民大学出版社，2010.

[15] 周安华等. 公共关系——理论、实务与技巧[M]. 2版. 北京：中国人民大学出版社，2010.

[16] 兰迎春等. 公共关系学[M]. 济南：山东人民出版社，2010.

[17] 周朝霞. 企业形象策划实务[M]. 2版. 北京：机械工业出版社，2010.

[18] 朱丽莎. 卫生公共关系学[M]. 武汉：武汉大学出版社，2009.

[19] 齐小华，等. 公共关系案例研究[M]. 武汉：武汉大学出版社，2009.

[20] 方鹏骞. 医疗服务营销与市场学[M]. 北京：科学出版社，2010.

[21] 程荣尧. 医院文化新论[M]. 成都：四川大学出版社，2009.

[22] 段文杰. 公共关系实例与运作[M]. 北京：高等教育出版社，2008.

[23] 金正昆. 职场礼仪[M]. 1版. 北京：中国人民大学出版社，2008.

[24] 蒋明军. 公共关系策划[M]. 上海：上海中医药大学出版社，2008.

[25] 桂永浩等. 医院形象与危机公关[M]. 上海：复旦大学出版社，2007.

[26] [美]菲利普·科特勒，凯文·莱恩·凯勒. 营销管理[M]. 梅清豪，译. 上海：世纪出版集团，上海人民出版社，2006.

[27] 潘习龙等. 医院服务营销与服务管理[M]. 北京：中国人民大学出版社，2006.

[28] 张岩松. 公共关系案例精选精析[M]. 北京：中国社会科学出版社，2006.

[29] 陈洁. 医院管理学[M]. 北京：人民卫生出版社，2005.

[30]　谢红霞等. 中国新公关：组织形象塑造[M]. 北京：经济管理出版社，2004.

[31]　（美）加里·阿姆斯特朗，菲利普·科特勒，著. 科特勒市场营销教程[M]. 余利军，译. 北京：华夏出版社，2004.

[32]　余健儿等. 现代医院形象策划[M]. 广州：广东人民出版社，2004.

[33]　（美）罗伯特·希斯. 危机管理[M]. 王成，宋炳辉，金瑛，译. 北京：中信出版社，2004.

[34]　朱恒鑫. 医院经营策略——医院一对一营销学[M]. 北京：清华大学出版社，2003.

[35]　李道魁. 公共关系教程[M]. 成都：西南财经大学出版社，2003.

[36]　范铨远，张晓舟，贺玲. 公共关系学[M]. 成都：四川大学出版社，2003.

[37]　张威. 医院公共关系概论[M]. 郑州：河南医科大学出版社，1996.

[38]　秦启文. 现代公共关系学[M]. 重庆：西南师范大学出版社，1995.

[39]　郭惠民. 当代国际公共关系（海外公关译丛）[M]. 上海：复旦大学出版社，1995.

[40]　王乐夫. 公共关系学概论[M]. 北京：高等教育出版社，1994.

[41]　王均乐. 实用医院公共关系学[M]. 北京：经济管理出版社，1991.

[42]　（美）斯科特·卡特李普，等. 有效公共关系[M]. 北京：中国财经经济出版社，1988.

[43]　吴友富. 中国公共关系发展报告（2006—2010）新鲜出炉[J]. 新闻与写作，2012（1）.

[44]　艾维·李和他的公关时代[J]. 国际公关，2012（1）.

[45]　徐丽丽等. 我院门诊药房公共关系危机管理初探[J]. 中国药房，2011（45）.

[46]　潘苏君. 构建和谐医院之办公室三大公共关系[J]. 医学信息：上旬刊，2011（23）.

[47]　熊苏平. 医院危机公共关系探析[J]. 现代商贸工业，2011（22）.

[48]　何娇. 医院办公室工作与公共关系[J]. 健康必读：下半月刊，2011（12）.

[49]　刘菁，沈洋等. 医疗暴力事件频发反映纠纷解决机制不畅[J]. 瞭望，2011（10）.

[50]　柯明等. 浅谈公共关系学与成功的医院管理之间的关系[J]. 新疆医学，2011（9）.

[51]　郭惠民. 一部公关实践断代史——中国最佳公关案例大赛[J]. 国际公关，2011（5）.

[52]　张瑞华等.《医院公共关系学》课程实践型教学模式探索[J]. 四川省干部函授学院学报，2011（2）.

[53]　陈健等. 现代化危机管理体系建立之初探[J]. 江苏卫生事业管理：2011（1）.

[54]　赵成文等. 哲学视野下的医院营销环境分析[J]. 中国卫生质量管理，2010（17）.

[55]　周琳等. 浅谈医院危机管理[J]. 解放军医院管理杂志，2010（12）.

[56]　宋晓彬等. 三甲医院不缺技术，缺人性化服务——从患者角度审视医院服务[J]. 中华现代医院管理杂志，2010（8）.

[57]　华英. 公共关系理论在患者满意度提升中的应用[J]. 中国卫生资源，2010（6）。

[58]　黄叶等. 一位患者就医的经历看医患关系的改善[J]. 中国医学伦理学，2010（4）.

[59]　秦美娇. 医院形象识别系统实施的现状调研[J]. 卫生经济研究，2010（2）.

[60]　阮芳. 我国医院公共关系危机管理初探[J]. 中国医学伦理学，2009（22）.

[61]　陈丽鸿. 医院办公室工作与公共关系[J]. 中华现代医院管理杂志，2009（7）.

[62]　黄孟芳. 美国当代公共关系论发展研究[J]. 新闻界，2009（6）.

[63]　李珊珊. 医院危机管理综述[J]. 管理观察，2009（8）.

[64]　王跃平. 从现代公共关系角度探索医院和谐度指标体系的构建[J]. 中国医院管理，2009（4）.

[65]　朱弘等. 医院公共关系研究进展综述[J]. 中国卫生人才，2009（1）.

[66] 苏宝锋. 医院危机管理策略[J]. 中国卫生资源，2009（1）.

[67] 王传江等. 当前社会环境下医院公关策略的研究[J]. 中国卫生质量管理，2008（5）.

[68] 赵成文. 哲学视野下的医疗市场细分[J]. 中国卫生质量管理，2008（15）.

[69] 赵成文. 哲学视野下的医院营销组合[J]. 卫生软科学，2008（6）.

[70] 赵成文. 哲学视野下的医院营销观念演变[J]. 当代医学，2007（8）.

[71] 郑会琼等. 论医院形象的构成与作用[J]. 中国农村卫生事业管理，2007（4）.

[72] 任毅. 从医患关系谈医院的公共关系建设[J]. 医学信息，2007（20）.

[73] 谭一笑. 医院公共关系的职能[J]. 中国卫生事业管理，2006（8）.

[74] 赵飞等. 发言人制度的建立与医院危机管理[J]. 医院管理论坛，2006（8）.

[75] 武兴民. 医院危机公关对策和防范[J]. 中国民康医学，2006（7）.

[76] 吴修荣. "天价医疗"事件与医院危机管理[J]. 医院管理论坛，2006（7）.

[77] 时淑娟等. 危机管理在现代医院管理中的应用[J]. 中国卫生事业管理，2006（4）.

[78] 刘文华. 21世纪医院的公关艺术[J]. 中华现代医院管理杂志，2005（8）.

[79] 和新颖等. 现代公共关系视角下和谐医院的构建[J]. 中国医学伦理学. 2005（4）.

[80] 邓周等. 论医院公共关系危机及其处理[J]. 现代医院，2005（5）.

[81] 舒咏平. 公共关系"和谐度"指标的失落与回归[J]. 国际关系学院学报，2004（5）.

[82] 兰迎春等. 公共关系：现代医院管理的新领域[J]. 卫生经济研究，2004（10）.

[83] 黄玉妍. 论医院视觉形象的建立[J]. 现代医院，2003（6）.

[84] 袁维祥等. 浅谈实施《医疗事故处理条例》后医院的公共关系[J]. 中国基层医药，2003（2）.

[85] 刘牧樵. 现代医院形象设计指南[J/OL]. 东西现代医院管理资讯网.

[86] 乔玉槐. 医疗纠纷的原因与防范[J]. 成都军区医院学报，2002（2）.

[87] 徐冲等. 浅谈医院建筑的色彩[J]. 中华医院管理杂志，2002（1）.

[88] 何春晖. 中国公共关系的回顾与瞻望[J]. 中国传媒报告，2007（2）.

[89] 卫五名. 中国公共关系发展探析[D]. 暨南大学，2002.

[90] 朱伟红. 认识医患关系的公共关系属性维护医院良好形象和声誉[J]. 中国医学伦理学，2000（2）.

[91] Dennis L. Wilcox，Phillip H. Ault，Warren K. Agee: Public relations:strategies and tactics[M]. New York: Harper&Row Pubilishers，1986.